Diagnostik von Suizidalität

Kompendien Psychologische Diagnostik
Band 14

Diagnostik von Suizidalität

PD Dr. Thomas Forkmann, Dr. Tobias Teismann,
PD Dr. Heide Glaesmer

Herausgeber der Reihe:

Prof. Dr. Franz Petermann, Prof. Dr. Heinz Holling

Thomas Forkmann
Tobias Teismann
Heide Glaesmer

Diagnostik von Suizidalität

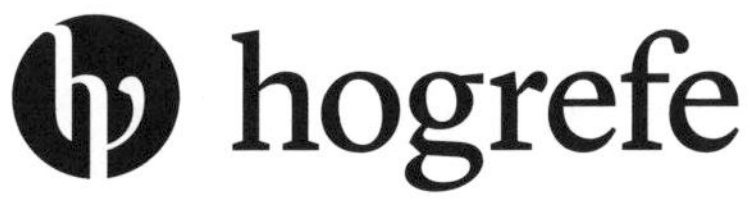

PD Dr. Thomas Forkmann, geb. 1979. 2000–2005 Studium der Psychologie in Göttingen. Psychologischer Psychotherapeut (Verhaltenstherapie). 2005–2006 wissenschaftlicher Mitarbeiter in der Abteilung für Klinische Psychologie und Psychotherapie an der Georg-August-Universität Göttingen. Seit 2006 wissenschaftlicher Mitarbeiter am Institut für Medizinische Psychologie und Medizinische Soziologie der RWTH Aachen. 2008 Promotion. 2013 Habilitation. Forschungsschwerpunkte: Diagnostik und Identifikation von Prädiktoren suizidalen Verhaltens und suizidaler Gedanken, angewandte Psychometrie, Depressionsdiagnostik, adaptives Testen, Metakognition und Emotionsregulation bei depressiven Störungen.

Dr. Tobias Teismann, geb. 1975. 1996–2002 Studium der Psychologie in Mainz und Bochum. Psychologischer Psychotherapeut (Verhaltenstherapie). Seit 2004 wissenschaftlicher Mitarbeiter in der Arbeitseinheit für Klinische Psychologie und Psychotherapie der Ruhr-Universität Bochum. 2009 Promotion. Seit 2012 Geschäftsführender Leiter des Zentrums für Psychotherapie der Ruhr-Universität Bochum. Arbeitsschwerpunkte: Arbeit mit Ressourcen in der Psychotherapie, Depression und depressives Grübeln, Suizidalität und Suizidprävention.

PD Dr. Heide Glaesmer, geb. 1973. 1992–1999 Studium der Psychologie in Leipzig. Psychologische Psychotherapeutin (Verhaltenstherapie). 1999–2002 Stipendiatin am DFG-Graduiertenkolleg „Kostengünstige und bedarfsgerechte Versorgung im Gesundheitswesen" von TU, FU und HU Berlin. 2004 Promotion. 2002–2005 Leiterin eines Versorgungsforschungsprojektes (www.detect-studie.de) an der Abteilung für Klinische Psychologie und Psychotherapie der TU Dresden. Seit 2007 wissenschaftliche Mitarbeiterin der Abteilung für Medizinische Psychologie und Medizinische Soziologie der Universität Leipzig, seit 2014 stellvertretende Leiterin der Abteilung. 2012 Habilitation. Forschungsschwerpunkte: Entwicklung und Validierung psychometrischer Instrumente; deskriptive und analytische Epidemiologie und Versorgungsforschung; Psychotraumatologie.

Bibliografische Information der Deutschen Nationalbibliothek

Die Deutsche Nationalbibliothek verzeichnet diese Publikation in der Deutschen Nationalbibliografie; detaillierte bibliografische Daten sind im Internet über http://dnb.dnb.de abrufbar.

Hogrefe Verlag GmbH & Co. KG
Merkelstraße 3
37085 Göttingen
Tel.: +49 551 99950 0
Fax: +49 551 99950 111
E-Mail: verlag@hogrefe.de
Internet: www.hogrefe.de

Satz: ARThür Grafik-Design & Kunst, Weimar
Druck: Hubert & Co, Göttingen
Printed in Germany
Auf säurefreiem Papier gedruckt

1. Auflage 2016

(E-Book-ISBN [PDF] 978-3-8409-2639-6; E-Book-ISBN [EPUB] 978-3-8444-2639-7)
ISBN 978-3-8017-2639-3
http://doi.org/10.1026/02639-000

Vorwort der Herausgeber

Die Methoden der Psychologischen Diagnostik dienen der Erhebung und Aufbereitung von Informationen, um begründete Entscheidungen zu treffen. Heute bietet die Psychologische Diagnostik ein großes Spektrum an Erhebungsverfahren, das von systematischen Ansätzen zur Befragung und Beobachtung bis zum Einsatz psychometrischer Tests und physiologischer Methoden reicht. Immer schwieriger wird die gezielte Auswahl geeigneter Verfahren und die Kombination verschiedener Ansätze im Rahmen einer ökonomischen Diagnosestrategie.

Unsere Buchreihe möchte aktuelles Wissen über diagnostische Verfahren und Prozeduren zur Weiterentwicklung der Psychologischen Diagnostik zusammenstellen. Wir als Herausgeber der Buchreihe erwarten, dass zukünftig die Kompetenzen der Psychologischen Diagnostik verstärkt nachgefragt werden. Es handelt sich hierbei um Basiskompetenzen psychologischen Handelns, denen in den letzten beiden Jahrzehnten im deutschen Sprachraum vermehrt Aufmerksamkeit geschenkt wurde. Zukünftig sollten Problemanalysen und Problemlösungen noch stärker auf dieses gut fundierte Fachwissen der Psychologie zurückgreifen.

Die einzelnen Bände dieser Reihe konzentrieren sich jeweils auf spezifische psychologische Themengebiete wie zum Beispiel Rechenstörungen oder aggressives Verhalten. Durch diese Spezifikation können diagnostische Fragen im Rahmen der einzelnen Themen intensiver als in der Standardliteratur abgehandelt werden. Zudem kann eine engere Verbindung zwischen theoretischen Grundlagen und den diagnostischen Fragestellungen erfolgen.

Diese Reihe möchte dem Praktiker eine Orientierung und Vorgehensweisen vermitteln, um in der Praxis eine optimale Diagnosestrategie zu entwickeln. Kurzgefasste Übersichten über die aktuellen Trends, praxisnahe Verfahrensbeschreibungen und Fallbeispiele erleichtern auf verschiedenen Ebenen den Zugang zum Thema. Ziel der Reihe ist es somit, die diagnostische Kompetenz im Alltag zu erhöhen. Dies bedeutet vor allem

- diagnostische Entscheidungen zu verbessern,
- Interventionsplanungen besser zu begründen und
- in allen Phasen der Informationsgewinnung die Praxiskontrolle zu optimieren.

Unser Anspruch besteht darin, bestehende Routinen der Psychologischen Diagnostik kritisch zu durchleuchten, Bewährtes zu festigen und neue Wege der Diagnostik, zum Beispiel im Rahmen computerunterstützter Vorgehensweisen und neuerer testtheoretischer Ansätze, zu etablieren.

Mit unserer Buchreihe möchten wir schrittweise und systematisch verschiedene Anwendungsbereiche der Psychologischen Diagnostik bearbeiten. Pro Jahr sollen zwei Bände publiziert werden, wobei jeder Band etwa 120 bis 180 Druckseiten haben soll. Folgende Bände sind in Vorbereitung:

Familienrechtliche Diagnostik
Diagnostik von Traumafolgestörungen

Wir wünschen uns hierzu einen intensiven Austausch mit unseren Lesern.

Bremen und Münster, im Juli 2015

Franz Petermann
und *Heinz Holling*

Inhaltsverzeichnis

1 Einleitung

1.1 Herausforderung Suizidalitätsdiagnostik

Suizidales Erleben ist breit gefächert

Suizidalität ist kein Alles-oder-Nichts-Phänomen. Der Begriff umfasst vielmehr die ganze Bandbreite von passiven Suizidgedanken und Suizidwünschen, über aktive Suizidgedanken und konkrete Suizidabsichten bis hin zu Suizidversuchen und Suiziden. Suizidales Erleben ist aber nicht nur breit gefächert, sondern unterliegt überdies auch schnellen Intensitätswechseln: Der Wunsch zu sterben, wie auch die Umsetzung entsprechender Wünsche, kann innerhalb von Minuten aufkommen bzw. vollzogen werden (Simon, Swann, Powell, Potter, Kresnow & O'Carroll, 2001), ebenso schnell können suizidale Krisen aber auch wieder abklingen. Und schließlich unterliegt nicht nur die Intensität suizidalen Erlebens, sondern auch die Intentionsstärke, mit der selbstverletzende Handlungen geplant und ausgeführt werden, starken Wechseln.

Die skizzierten Punkte verweisen unmittelbar auf einige der Schwierigkeiten, denen sich die Diagnostik von suizidalem Erleben und Verhalten gegenübersieht. Versteht man das Ziel einer sorgfältigen Suizidalitätsdiagnostik vorrangig in der Abschätzung des akuten Gefährdungspotenzials einer Person und in der Prävention von Suizidversuchen und Suiziden, so resultieren weitere Schwierigkeiten: Die Kenntnis einer Vielzahl unterschiedlichster Risiko- und Schutzfaktoren steht einem unzureichenden Wissen über deren Zusammenwirken und ihrer Generalisierbarkeit auf unterschiedliche Personengruppen und den Einzelfall gegenüber. Eine sichere Vorhersage suizidalen Verhaltens gilt – auch über kurze Zeiträume hinweg – als schlicht unmöglich (Simon, 2006). Ein Faktum, das grundsätzlich auf die Vorhersage von Ereignissen mit einer geringen Basisrate zutrifft.

Die verschiedenen Schwierigkeiten sollen nun keineswegs einem diagnostischen Nihilismus das Wort sprechen, vielmehr verweisen sie auf die besondere Bedeutung, die der Entwicklung und Nutzung reliabler und valider Messinstrumente in Forschung und klinischer Praxis zukommt. Während im angloamerikanischen Raum eine Vielzahl an suizidbezogenen Messinstrumenten entwickelt und validiert wurde (Brown, 2000; Goldston, 2000) ist die Verfügbarkeit und Verwendung ebendieser Instrumente im deutschsprachigen Raum bislang gering – und dies obwohl deren Nutzen auf der Hand liegt:

Vorteile der Verwendung suizidbezogener Messinstrumente

1. Screeninginstrumente sind ökonomisch einsetzbar und können den Weg zu einer ausführlicheren Risikoabschätzung bahnen.
2. Selbstbeurteilungsinstrumente können die Risikoabschätzung ergänzen, insbesondere da es manchem Betroffenen leichter fallen mag, suizidale Erlebensweisen zunächst auf Papier zu offenbaren und nicht im unmittelbaren Gespräch.
3. Interviewverfahren und Fremdbeurteilungsinstrumente können sicherstellen, dass – insbesondere bei therapeutenseitigen Ängsten im Umgang mit Suizidalität – keine zentralen Informationen übersehen werden.
4. Messinstrumente können für die Verlaufskontrolle und die Dokumentation genutzt werden und bieten damit auch unter Haftungsgesichtspunkten einen Mehrwert.
5. Die Verwendung reliabler und valider Messinstrumente bildet die Basis jeglicher Forschungsaktivität.

Für eine multiperspektivische Suizidalitätsdiagnostik bzw. Risikoabschätzung spricht schließlich, dass selbstberichtete und fremdbeurteilte Suizidalität nur in geringem Maße miteinander korrelieren (Jobes, Jacoby, Cimbolic & Hustead, 1997). Der Einsatz von diagnostischen Instrumenten entbindet den Praktiker aber natürlich nicht davon, eine enge therapeutische Beziehung zum suizidalen Patienten aufzubauen und zu halten. Zudem sollte der Einsatz entsprechender Instrumente einen nicht dazu verleiten, die rasche Dynamik suizidaler Krisen aus dem Blick zu verlieren. Das direkte Besprechen von und Fragen nach suizidalem Erleben und Verhalten kann durch die Nutzung diagnostischer Instrumente nur ergänzt, nicht aber ersetzt werden.

1.2 Zur Konzeption dieses Buches

Zur Beurteilung des Schweregrads suizidaler Krisen, zur Dokumentation des Verlaufs bzw. der Veränderungen suizidalen Erlebens und Verhaltens und zur Diagnostik mit Suizidalität assoziierter Merkmale stehen diverse valide und reliable Messinstrumente zur Verfügung. In diesem Buch wird einleitend zunächst ein Überblick über Definitionen suizidalen Verhaltens und Erlebens, epidemiologische Daten, Risiko- und Schutzfaktoren und ausgewählte Ätiologiemodelle gegeben. In den folgenden Kapiteln wird eine Auswahl verschiedener Messinstrumente und diagnostischer Vorgehensweisen vorgestellt. Kapitel 2 geht auf Screeninginstrumente und Checklisten ein, die zur initialen Risikoabschätzung genutzt werden können. In Kapitel 3 werden Interviewverfahren und in Kapitel 4 Vorgehensweisen zur Verhaltensdiagnostik bei suizidalem Verhalten beschrieben. Kapitel 5 und 6 beschreiben eine Auswahl bedeutsamer Selbst- und Fremdbeurteilungsverfahren zur Erfassung suizidalen Erlebens und Verhaltens, während Kapitel 7 ergänzende diagnostische Instrumente vorstellt. Hierunter sind vor allem Instrumente zur Erfassung von Prädiktoren und Korrelaten suizidalen Erlebens und Verhaltens zu verstehen. Kapitel 8 stellt schließlich eine Auswahl an Instrumenten für spezifische Altersgruppen vor, bevor in Kapitel 9 ein Ausblick auf aktuelle und zukünftige Entwicklungen in der klinisch-psychologischen Diagnostik, die von Relevanz für die Suizidalitätsdiagnostik sind oder sein können, gegeben wird.

Die Zuordnung der Instrumente zu den jeweiligen Kapiteln ist, insbesondere was die Abgrenzung zwischen Checklisten, Fremdbeurteilungsinstrumenten und Interviews angeht, nicht immer ganz einfach. Wir haben die Zuordnung wie folgt vorgenommen:

Zuordnung der Instrumente zu den Kapiteln

- *Checklisten:* Instrumente, die üblicherweise keine dimensionale Auswertung ermöglichen, sondern lediglich eine Liste weitgehend unverbunden nebeneinanderstehender Risikofaktoren beinhalten. Für einige in diesen Listen typischerweise zu beurteilende Risikofaktoren ist keine klinische Expertise notwendig (z. B. Alter, Geschlecht, Partnerschaftsstatus).
- *Fremdbeurteilungsinstrumente:* Instrumente, die eine dimensionale Auswertung vorsehen bzw. ermöglichen. Die Bearbeitung erfordert klinische Expertise. Dem Beurteiler stehen Anleitungen zur Verfügung, welche Datenquellen er in seine Einschätzung mit einfließen lassen soll (z. B. Äußerungen des Patienten, Verhalten des Patienten, Informationen von Angehörigen und Pflegepersonal). Üblicherweise werden keine konkreten Fragen an den Patienten oder Formulierungsvorschläge für die Gesprächsführung vorgegeben.
- *Interviews:* Instrumente, die klinische Expertise erfordern und dem Interviewer üblicherweise konkrete Fragenformulierungen vorschlagen. Häufig existieren zudem Regeln zur Gesprächsführung, zum Sprung zwischen Fragen in Abhängigkeit von den Antworten des Patienten sowie Entscheidungs- und Auswertungsrichtlinien.

Das Ziel der Instrumentenbeschreibungen in diesem Buch ist es, dem interessierten Wissenschaftler und Kliniker einen Überblick über die wichtigsten verfügbaren Instrumente zu geben, ihm einen Eindruck ihrer Stärken und Schwächen sowie ihrer Einsatzmöglichkeiten zu vermitteln und ihm damit die Auswahl eines für seine Belange adäquaten Instrumentes zu erleichtern. Wir erhoffen uns auch, dass hierdurch insgesamt der Erfassung suizidalen Erlebens und Verhaltens in Forschung und psychosozialer Versorgung eine größere Aufmerksamkeit zuteil wird.

Bei der Auswahl der Verfahren für die einzelnen Kapitel wurden folgenden Aspekte berücksichtigt (vgl. Brown, 2000; Range & Knott, 1997):

Auswahlkriterien für die beschriebenen Instrumente

- *Verbreitung:* Ist das Instrument national und/oder international verbreitet?
- *Psychometrische Qualität:* Liegen wissenschaftlich seriöse Validierungsstudien für das Instrument vor und liefern diese Hinweise auf eine vertretbare psychometrische Qualität?

- *Verfügbarkeit:* Vor allem in den Fällen, in denen eine Vielzahl hochwertiger Instrumente (international) zur Verfügung steht, wurden die Instrumente für dieses Buch ausgewählt, die im deutschen Sprachraum leicht verfügbar sind. Hierbei wurde auch berücksichtigt, inwieweit das Instrument als lizenzfreie Open-Access-Ressource zur Verfügung steht.
- *Relevanz:* Misst das Instrument ein wichtiges Konstrukt im Rahmen einer Theorie oder einen etablierten Prädiktor für Suizidalität?

Sofern möglich, wird bei den einzelnen vorgestellten Instrumenten die Bezugsquelle der deutschsprachigen Version genannt. Insgesamt stehen allerdings bisher nur wenige validierte deutsche Versionen der Instrumente zur Verfügung, was den weiteren Forschungs- und Entwicklungsbedarf in diesem Bereich noch einmal verdeutlicht. Einige deutsche Versionen der in diesem Buch vorgestellten Instrumente sind bereits als Open-Access-Ressource lizenzfrei unter www.psychometrikon.de verfügbar. Psychometrikon ist ein Open-Access-Testportal zur Publikation psychologisch-medizinischer Testverfahren. Alle dort publizierten Instrumente sind für angemeldete Nutzer kostenfrei verfügbar, Manuale und Testmaterialien können als PDF-Dokumente heruntergeladen werden (Forkmann & Gauggel, 2013). Es ist geplant, weitere deutsche Versionen der hier vorgestellten Instrumente zu entwickeln; auch diese werden dann über das Testportal Psychometrikon zur Verfügung gestellt werden.

2 Suizidalität

2.1 Definition und Klassifikation suizidalen Erlebens und Verhaltens

Eine einheitliche, international gebräuchliche Nomenklatur und Klassifikation suizidbezogener Gedanken und Verhaltensweisen existiert bislang nicht. Im amerikanischen Raum findet jedoch das Klassifikationssystem des Center for Disease Control and Prevention (CDC; Crosby, Ortega & Melanson, 2011) mittlerweile weitreichende Beachtung. Im Rahmen dieses Klassifikationssystems werden unter dem Oberbegriff „Selbstverletzendes Verhalten" drei Klassen von Verhaltensmustern differenziert: (1) nicht suizidales selbstverletzendes Verhalten, (2) unbestimmtes selbstverletzendes Verhalten und (3) suizidales Verhalten. Die Differenzierung der drei Verhaltensklassen erfolgt auf Basis der dem Verhalten zugrundeliegenden Intention. Innerhalb der Gruppe des suizidalen Verhaltens wird weiter differenziert in vorbereitendes Verhalten, abgebrochene Suizidversuche, unterbrochene Suizidversuche, Suizidversuche und Suizide (vgl. Abb. 1).

CDC-Klassifikation

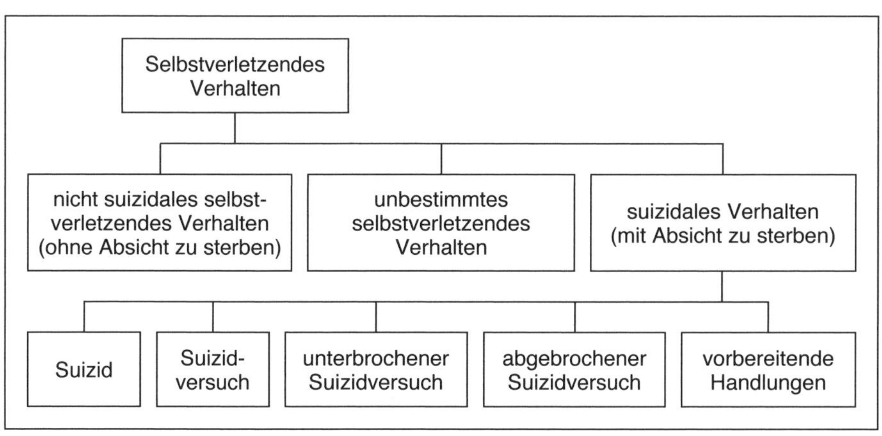

Abbildung 1: Klassifikation selbstverletzenden Verhaltens

Die verschiedenen Begriffe werden wie folgt definiert und charakterisiert (Crosby et al., 2011; Posner, Brodsky, Yershova, Buchanan & Mann, 2014):

Begriffs-definitionen

- *Suizid:* Tod aufgrund eines intentionalen, selbstschädigenden Verhaltens, das mit einem gewissen Maß an Absicht zu sterben assoziiert war. Drei Bestimmungsmerkmale gelten als zentral: (1) Die Person ist tot. (2) Das Verhalten der Person selbst führte zum Tod. (Die Person muss die tödliche Handlung allerdings nicht selber ausgeführt haben – sie muss sie lediglich selbst initiiert haben.) (3) Die Person hatte (in gewissem Ausmaß) die Absicht, ihren eigenen Tod herbeizuführen.
- *Suizidversuch:* Auf die eigene Person gerichtetes, potenziell selbstverletzendes Verhalten, das nicht zum Tod führte, aber mit einem gewissen Maß an Absicht zu sterben assoziiert war. Wiederum gelten drei Bestimmungsstücke als zentral: (1) Die Person hatte (in gewissem Ausmaß) die Absicht, ihren eigenen Tod herbeizuführen. (2) Es wurde ein Verhalten gezeigt, das das Potenzial zur Selbstschädigung hatte bzw. von dem die Person dachte, dass es dieses Potenzial hat. (3) Eine Verletzung oder Schädigung muss nicht tatsächlich aufgetreten sein.
- *Unterbrochener Suizidversuch (interrupted suicide attempt):* Die Ausführung eines auf die eigene Person gerichteten, potenziell selbstverletzenden Verhaltens, das mit einem gewissen Maß an Absicht zu sterben assoziiert ist, wird durch eine andere Person unterbrochen/verhindert, bevor es zu einer Schädigung oder einer potenziellen Schädigung gekommen ist. Zwei Merkmale sind entscheidend, um von einem unterbrochenen Suizidversuch zu sprechen: (1) Ohne die Unterbrechung wäre es zum Suizidversuch gekommen. (2) Es ist zu keiner Verletzung gekommen. (In dem Moment, in dem eine erste Tablette eingenommen oder ein erster Schnitt gesetzt wurde, handelt es sich somit um einen Suizidversuch.)
- *Abgebrochener Suizidversuch (aborted suicide attempt):* Die Ausführung eines auf die eigene Person gerichteten, potenziell selbstverletzenden Verhaltens, das mit einem gewissen Maß an Absicht zu sterben assoziiert ist, wird vorbereitet, die Person selbst stoppt ihr Verhalten jedoch, unmittelbar bevor es zu einer Schädigung oder einer potenziellen Schädigung gekommen ist. Wie beim unterbrochenen Suizidversuch gilt auch hier: (1) Ohne die Unterbrechung wäre es zum Suizidversuch gekommen. (2) Es ist zu keiner Verletzung gekommen. (In dem Moment, in dem eine erste Tablette eingenommen oder ein erster Schnitt gesetzt wurde, handelt es sich somit um einen Suizidversuch.)
- *Vorbereitende Handlungen bzw. vorbereitendes Verhalten (preparatory acts or behavior):* Vorbereitungen zur Durchführung eines Suizidversuchs. Hierzu zählt beispielsweise das Schreiben eines Abschiedsbriefes, das Verfassen eines Testamentes, der Erwerb einer Waffe bzw. das Sammeln von Medikamenten. Suizidgedanken oder Verbalisierungen derselben gelten nicht als vorbereitendes Verhalten.

Im vorgestellten CDC-Klassifikationssystem, wie auch in anderen entsprechenden Vorschlägen (Posner, Oquendo, Gould, Stanley & Davies, 2007; Silverman, Berman, Sanddal, O'Carroll & Joiner, 2007), besitzt die Intention, mit der eine selbstverletzende Handlung ausgeführt wird, entscheidende differenzialdiagnostische Relevanz. Um von einer suizidalen Handlung sprechen zu können, muss ein gewisses Ausmaß an Absicht, durch die Handlung zu sterben – im Englischen als *nonzero intent to die* bezeichnet –, eruierbar sein; andernfalls handelt es sich um nicht suizidales oder unbestimmbares selbstverletzendes Verhalten. Die Bestimmung des Ausmaßes an Intentionalität erfolgt nun entweder durch Selbstauskunft des Betroffenen oder durch die Berücksichtigung der Umstände des Suizidversuchs bzw. Suizids. Als Indikatoren für intentionales Handeln gelten u. a. folgende Merkmale: (a) das suizidale Verhalten wurde (zeitlich/räumlich) so ausgeführt, dass eine Rettung unwahrscheinlich war, (b) die Person hat Vorkehrungen gegen den Abbruch der suizidalen Handlung getroffen (beispielsweise indem sie sich an Zugschienen oder unter Wasser festgekettet hat), (c) die Person hat nach der Durchführung der suizidalen Handlung kein hilfesuchendes Verhalten gezeigt, (d) Vorbereitungshandlungen, wie das Schreiben eines Abschiedsbriefes, wurden getroffen (Beck, Shuyler & Herman, 1974a).

Intention für selbstverletzende Handlung hat entscheidende differenzialdiagnostische Relevanz

Grundsätzlich muss man sich allerdings darüber im Klaren sein, dass die Erfassung der Intention, die selbstverletzenden Handlungen zugrunde liegt, stark fehleranfällig ist: Selbstberichtete Intentionalität kann durch den Kontext, in dem sie erfragt wird, und durch potenzielle Konsequenzen der Offenbarung von suizidaler bzw. nicht suizidaler Intention beeinflusst werden. Überdies können sowohl Intoxikationszustände zum Zeitpunkt der suizidalen Handlung als auch impulsives Handeln und ambivalentes Erleben eine klare Benennung der eigenen Intentionen unmöglich machen. Die Umstände eines selbstverletzenden Verhaltens können schließlich so arrangiert werden, dass es nach einem Suizidversuch aussieht, ohne tatsächlich einer zu sein; wie auch der umgekehrte Fall, in dem ein tatsächlicher Suizidversuch den Anschein eines Unfalls vermittelt, denkbar ist (Freedenthal, 2007). Schlussendlich bietet auch die Letalität einer verwendeten Methode keinen sicheren Indikator für das Ausmaß an suizidaler Absichtsbildung: Viele Betroffene haben eher ungenaue Vorstellungen über das Gefährdungspotenzial unterschiedlicher Substanzen und Methoden. Die Einnahme einer unbedeutenden Menge giftiger Substanzen kann also gleichermaßen mit einer starken Absicht zu sterben einhergehen, wie die Einnahme einer hochtoxischen Substanz mit einer nur geringen Absicht zu sterben assoziiert sein kann. Enge Zusammenhänge zwischen Absicht und Methodenwahl finden sich nur bei solchen Personen, die genaues Wissen über das Tötungspotenzial verschiedener Methoden haben (Brown, Henriques, Sosdjan & Beck, 2004). Im Einzelfall ist die Bestimmung der Intentionalität also mit diversen Schwierigkeiten behaftet.

Erfassung der Intention ist schwierig

Suizidgedanken werden in der CDC-Klassifikation nicht weiter definiert und charakterisiert. Wenzel, Brown und Beck (2009) verstehen unter Sui-

Suizidgedanken

zidgedanken *(suicidal ideation)* alle Gedanken, Vorstellungen, Überzeugungen, Stimmen (d. h. akustische Halluzinationen) oder andere Kognitionen, die eine Person hinsichtlich der absichtlichen Beendigung ihres eigenen Lebens hat. Silverman et al. (2007) differenzieren suizidbezogene Gedanken des Weiteren nach dem Ausmaß an Absichtsbildung (ohne suizidale Absicht, mit unklarer suizidaler Absicht, mit suizidaler Absicht), nach der Häufigkeit ihres Auftretens (gelegentlich, vorübergehend, anhaltend) und nach dem Ausmaß des mit ihnen verbundenen Handlungsdrucks (passiv, aktiv).

Wurden Suizidgedanken und -versuche im DSM-IV-TR (Saß, Wittchen, Zaudig & Houben, 2003) ausschließlich als Symptome im Rahmen einer Major Depression oder einer Borderline Persönlichkeitsstörung aufgeführt, so wird suizidales Verhalten im DSM-5 (APA, 2015) erstmals auf Störungsebene definiert. Im Rahmen der Forschungskriterien wurde eine suizidale Verhaltensstörung *(suicidal behavior disorder)* in den Kanon der weiter zu

Kasten 1: Diagnostische Kriterien für die Suizidale Verhaltensstörung nach DSM-5 (Abdruck erfolgt mit Genehmigung aus der deutschen Ausgabe des Diagnostic and Statistical Manual of Mental Disorders, Fifth Edition © 2013, Dt. Ausgabe: © 2015, American Psychiatric Association. Alle Rechte vorbehalten)

Suizidale Verhaltensstörung nach DSM-5

A. Die Person hat innerhalb der letzten 24 Monate einen Suizidversuch unternommen.
Beachte: Ein Suizidversuch ist ein selbstinitiierter Verhaltensablauf einer Person, die zum Zeitpunkt der Initiierung annimmt, dass der Ablauf der Handlung zu ihrem eigenen Tod führt. Der „Zeitpunkt der Initiierung" ist der Zeitpunkt, an dem das Verhalten eingetreten ist, das die Anwendung der Methode beinhaltet.
B. Die Tat erfüllt nicht die Kriterien für Nichtsuizidale Selbstverletzungen – d. h. sie beinhaltet keine Selbstverletzungen, die der Körperoberfläche zum Zweck der Entlastung von negativen Gefühlen, von einem kognitiven Zustand oder zur Herbeiführung eines positiven Gefühls zugefügt werden.
C. Die Diagnose bezieht sich nicht auf Suizidgedanken oder Suizidvorbereitungen.
D. Die Tat wurde nicht während eines Delirs oder eines Zustandes der Verwirrtheit initiiert.
E. Die Tat wurde nicht ausschließlich aufgrund eines politischen oder religiösen Ziels ausgeführt.

Bestimme ob:
Aktuell: Nicht mehr als 12 Monate seit dem letzten Versuch.
Frühremittiert: 12 bis 24 Monate seit dem letzten Versuch.

erforschenden Störungen aufgenommen (vgl. Kasten 1). Kern des Störungsbildes ist die Durchführung eines Suizidversuchs. Im Sinne der CDC-Klassifikation wird im DSM-5 des Weiteren unterschieden zwischen der suizidalen Verhaltensstörung und nicht suizidalem selbstverletzenden Verhalten (vgl. Kasten 2).

Kasten 2: Diagnostische Kriterien für Nichtsuizidale Selbstverletzungen nach DSM-5 (Abdruck erfolgt mit Genehmigung aus der deutschen Ausgabe des Diagnostic and Statistical Manual of Mental Disorders, Fifth Edition © 2013, Dt. Ausgabe: © 2015, American Psychiatric Association. Alle Rechte vorbehalten)

Nichtsuizidale Selbstverletzungen nach DSM-5

A. Die Person hat sich im letzten Jahr an fünf oder mehr Tagen absichtlich selbst Schaden an der Körperoberfläche in einer Weise zugefügt, dass dies zu Blutungen, Blutergüssen oder Schmerz (z. B. durch Schneiden, Brennen, Stechen, Hauen, starkes Reiben) geführt hat. Dies ist in der Erwartung geschehen, dass die Verletzung nur zu geringem oder mäßigem körperlichen Schaden führt (d. h. es bestand keine suizidale Absicht).
Beachte: Das Nichtvorhandensein einer Suizidabsicht wurde entweder durch die Person bestätigt oder kann daraus geschlossen werden, dass die Person wiederholt selbstschädigende Verhaltensweisen zeigt, von denen sie weiß oder gelernt hat, dass sie wahrscheinlich nicht zum Tod führen.

B. Die Person führt das selbstverletzende Verhalten mit mindestens einer der folgenden Erwartungen aus:
   1. Um Entlastung von negativen Gefühlen oder einem negativen kognitiven Zustand zu erleben.
   2. Um zwischenmenschliche Probleme zu lösen.
   3. Um einen positiven Gefühlszustand herbeizuführen.

   Beachte: Die angestrebte Entlastung oder Reaktion wird während oder kurz nach der Selbstverletzung erlebt. Das Verhaltensmuster der Person kann eine Abhängigkeit von der wiederholten Ausführung des selbstverletzenden Verhaltens nahelegen.

C. Die absichtliche Selbstverletzung wird von mindestens einem der folgenden Merkmale begleitet:
   1. Zwischenmenschliche Probleme oder negative Gefühle oder Gedanken wie Depression, Angst, Anspannung, Ärger, generalisiertes subjektives Leiden oder Selbstkritik unmittelbar vor dem selbstverletzenden Verhalten.
   2. Vor der Einleitung des Verhaltens besteht eine Phase des gedanklichen Verhaftetseins mit dem beabsichtigten Verhalten, welches schwer kontrolliert werden kann.
   3. Häufige Gedanken an Selbstverletzungen, die sich nicht im Verhalten niederschlagen müssen.

D. Das Verhalten ist nicht sozial sanktioniert (z. B. Body-Piercing, Tattoos, Teil eines religiösen oder kulturellen Rituals) und beschränkt sich nicht auf das Aufkratzen von Schorf oder das Beißen von Nägeln.
E. Das Verhalten oder dessen Folgen verursachen in klinisch bedeutsamer Weise Leiden oder Beeinträchtigungen in sozialen, ausbildungsrelevanten oder anderen wichtigen Funktionsbereichen.
F. Das Verhalten tritt nicht ausschließlich während psychotischer Episoden, eines Delirs, einer Substanzintoxikation oder eines Substanzentzugs auf. Bei Personen mit einer Störung der neuronalen und mentalen Entwicklung tritt das Verhalten nicht als Teil eines Musters repetitiver Stereotypien auf. Das Verhalten kann nicht besser durch eine andere psychische Störung oder einen medizinischen Krankheitsfaktor erklärt werden (z. B. psychotische Störung, Autismus-Spektrum-Störung, Intellektuelle Beeinträchtigung, Lesch-Nyhan-Syndrom, Stereotype Bewegungsstörung mit selbstverletzendem Verhalten, Trichotillomanie [Pathologisches Haareausreißen], Dermatillomanie [Pathologisches Hautzupfen/-quetschen]).

Im Folgenden werden die Begriffe in der hier definierten Form verwendet. Abweichende Begrifflichkeiten, wie sie in einzelnen diagnostischen Instrumenten verwendet werden, werden als solche kenntlich gemacht.

2.2 Epidemiologie

Fast 10.000 Menschen sterben in Deutschland jährlich durch einen Suizid

Im Jahr 2012 starben in der Bundesrepublik Deutschland 9.890 Menschen durch einen *Suizid*, und zwar 7.287 Männer und 2.603 Frauen (Statistisches Bundesamt, 2014). Weltweit kamen im gleichen Jahr etwa 804.000 Menschen durch einen Suizid ums Leben (WHO, 2014). Bezieht man die Zahl der Gestorbenen auf 100.000 Personen der Bevölkerung, so resultiert eine Suizidrate von 12.1 für Deutschland und eine Suizidrate von 11.4 weltweit. Suizide machen weltweit 1.4 % aller Todesfälle aus – wobei die Häufigkeit in Abhängigkeit von Alter und Staatseinkommen deutlich variiert. In Industrienationen stellen Suizide beispielsweise 17.6 % aller Todesfälle der 15- bis 29-Jährigen dar und sind damit die häufigste Todesursache in dieser Altersgruppe. Weltweit sind 56 % aller gewalttätigen Todesfälle Suizide; in Industrienationen sind es sogar 81 % (WHO, 2014). Im internationalen Vergleich liegt die Suizidrate in Deutschland – genauso wie in Australien und den USA – im mittleren Bereich (9 bis 15). Die höchsten Suizidraten weltweit (≥ 30) finden sich in Litauen, Süd- und Nordkorea und die niedrigsten Suizidraten (≤ 2) in verschiedenen Karibikstaaten sowie in verschiedenen arabischen Ländern (WHO, 2014).

In Deutschland nimmt die Suizidrate bzw. das Suizidrisiko – wie in den meisten Ländern weltweit – mit dem Lebensalter zu: Betrug die deutsche Suizidrate im Jahr 2012 für Männer im Alter von 20 bis 25 Jahren 11.9 (Frauen: 3.2) lag sie bei den 85- bis 90-jährigen Männern bei 73.2 (Frauen: 15.1). Das durchschnittliche Suizidalter lag im Jahr 2012 bei Männern bei 57 Lebensjahren und bei Frauen bei 59 Lebensjahren. Bis zur Pubertät sind Suizide vergleichsweise selten: 20 Kinder (≤ 14 Jahre) starben im Jahr 2012 in Deutschland durch einen Suizid (Statistisches Bundesamt, 2014). Über alle Altersgruppen hinweg werden Suizide in Industrienationen drei- bis fünfmal häufiger von Männern als von Frauen begangen, was vor allem darauf zurückgeführt wird, dass Frauen sanftere Methoden zum Vollzug eines Suizids heranziehen als Männer und daher eine höhere Überlebenschance haben (siehe auch Cibis et al., 2012). In diversen asiatischen Ländern findet sich hingegen ein ausgeglichenes bzw. umgekehrtes Geschlechterverhältnis (WHO, 2014).

Die Suizidrate nimmt mit dem Lebensalter zu

Suizide werden häufiger von Frauen als von Männern begangen

Die meisten Suizide wurden in Deutschland 2012 geschlechterübergreifend durch Erhängen vollzogen (N=4.446; davon 3.649 Männer und 797 Frauen). Mit N=1.323 Gestorbenen stellt die vorsätzliche Selbstvergiftung mit Medikamenten die zweithäufigste Suizidmethode dar. Es folgen als Methoden: Sturz aus der Höhe (N=996), Legen vor ein sich bewegendes Objekt (N=718) und Gebrauch von Schusswaffen (N=690). Letzteres wird dabei nahezu ausschließlich von Männern als Suizidmethode verwendet (668 Männer, 22 Frauen). Erhängen stellt auch international die am häufigsten gewählte Suizidmethode bei Männern und Frauen dar (WHO, 2014).

Suizidmethoden

Die Rate von *Suizidversuchen* übersteigt die Rate der vollzogenen Suizide um ein Vielfaches – eine genaue Abschätzung der Häufigkeit von Suizidversuchen wird allerdings dadurch erschwert, dass es in keinem Land der Welt eine offizielle Erfassung von Suizidversuchen gibt. Im Rahmen des WHO World Mental Health Survey, einer multinationalen epidemiologischen Untersuchung in 10 Industrienationen (inklusive Deutschland) und 11 Schwellen- bzw. Entwicklungsländern, wurde die Häufigkeit von Suizidgedanken, Suizidplänen und Suizidversuchen jedoch systematisch an einer Stichprobe von 109.377 erwachsenen Personen erhoben (Nock, Borges & Ono, 2014). Die Schätzung der 12-Monats-Prävalenz von Suizidversuchen belief sich auf 0.3 % in Industrienationen und 0.4 % in Schwellen- und Entwicklungsländern. Die Lebenszeitprävalenz von Suizidversuchen lag länderübergreifend bei 2.7 % (Range: 0.5 bis 5.0 %; Deutschland = 1.7 %). Suizidversuche werden häufiger von Frauen als von Männern und häufiger in der Adoleszenz und dem jungen Erwachsenenalter als im höheren Lebensalter durchgeführt.

Prävalenz von Suizidversuchen

Exkurs: Suizidgesten

Im Rahmen einer repräsentativen amerikanischen Studie gaben knapp 40 % der Personen, die einen Suizidversuch unternommen haben, an, dass sie nur durch Glück überlebten, während 13 % angaben, dass sie zwar ernsthaft suizidal waren, gleichzeitig jedoch wussten, dass sie keine sichere Suizidmethode verwendeten. 47 % berichteten, dass ihr Suizidversuch ein Ruf nach Hilfe war und sie nicht ernsthaft hatten sterben wollen (Nock & Kessler, 2006). Letzteres wird auch als „appelativer Suizidversuch“ bzw. als Suizidgeste bezeichnet. Suizidgesten werden häufiger von Frauen als von Männern berichtet.

Ernsthafte *Suizidgedanken* während der vergangenen 2 Wochen berichteten in einer deutschen Repräsentativuntersuchung 8 % der Befragten (Forkmann, Brähler, Gauggel & Glaesmer, 2012). Die Lebenszeitprävalenz von Suizidgedanken und Suizidplänen beläuft sich in Deutschland auf 9.7 % bzw. 2.2 % (Nock et al., 2014). Höhere Prävalenzangaben finden sich bei Jugendlichen: Evans, Hawton, Rodham und Deeks (2005) berichten für jugendliche Stichproben beispielsweise eine gemittelte Lebenszeitprävalenz suizidaler Gedanken von 29.9 % und eine 12-Monats-Prävalenz von 19.3 %. Zusammenfassend lässt sich festhalten, dass Suizidgedanken sehr verbreitet sind. Die stark divergierenden Prävalenzangaben von Suizidgedanken, Suizidversuchen und vollendeten Suiziden machen jedoch deutlich, dass die wenigsten Personen, die einen Suizid erwägen, tatsächlich einen solchen versuchen bzw. vollziehen.

Suizidgedanken sind sehr verbreitet

2.3 Risikofaktoren

Bei den Risikofaktoren bzw. Schutzfaktoren, die Einfluss auf die Auftretenswahrscheinlichkeit suizidalen Erlebens und Verhaltens haben können, lässt sich differenzieren zwischen: (a) demografischen Faktoren, (b) krankheitsbezogenen, (c) psychosozialen und (d) biologischen Variablen sowie (e) Aspekten der suizidbezogenen Vorgeschichte einer Person. Schließlich lassen sich distale und proximale Faktoren unterscheiden (vgl. Abb. 2).

Demografische Risikofaktoren

Demografische Faktoren: Wie bereits dargestellt, steigt das Suizidrisiko mit höherem Lebensalter an und ist bei Männern höher als bei Frauen. Geschlechterübergreifend weisen verwitwete, geschiedene und getrennt lebende Personen eine höhere Suizidrate auf als verheiratete Personen (Moscicki, 2014). Homosexualität ist ein weiterer Risikofaktor für suizidales Erleben und Verhalten – ob homosexuelle Personen häufiger einen Suizid vollziehen, ist bislang jedoch unklar (Sherman, D’Orio, Rhodes, Johnson & Kaslow, 2014). Arbeitslosigkeit und ein niedriger sozioökonomischer

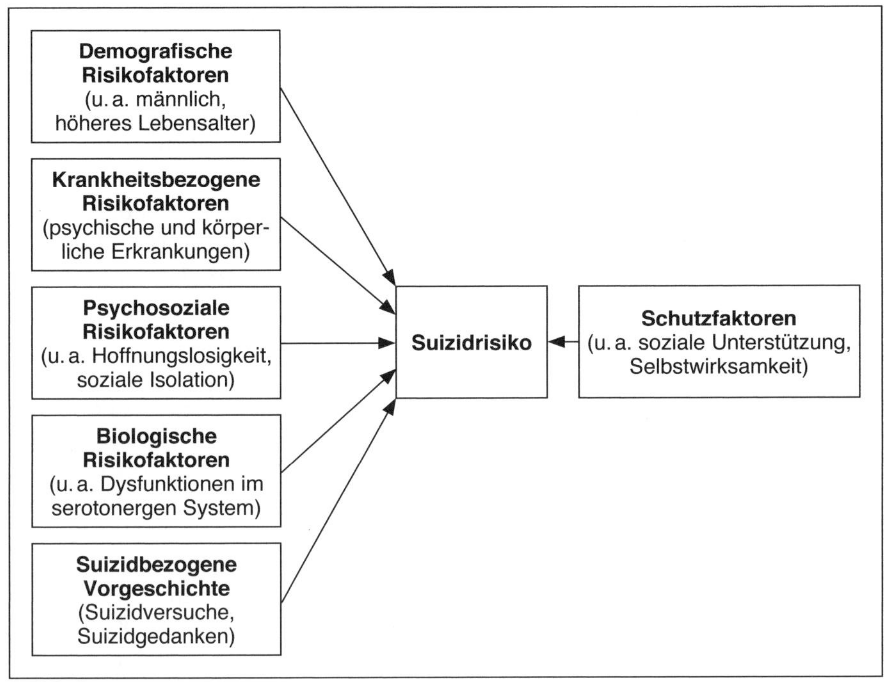

Abbildung 2: Bereiche der Risikoabschätzung

Status stehen mit einer erhöhten Suizidrate in Verbindung. Die Zusammenhänge scheinen aber durch methodische Faktoren und diverse Drittvariablen (z. B. Vorhandensein von Arbeitsmarktprogrammen) moderiert zu werden (Rehkopf & Buka, 2005).

Krankheitsbezogene Risikofaktoren

Krankheitsbezogene Faktoren: Epidemiologische, klinische und psychologische Autopsiestudien verweisen durchgängig darauf, dass *psychische Erkrankungen* mit einem erhöhten Suizidrisiko einhergehen. Psychologische Autopsiestudien legen nahe, dass bei knapp 90 % der Suizidenten im Vorfeld des Suizids eine psychische Erkrankung vorgelegen hat (Arsenault-Lapierre, Kim & Turecki, 2004): Besonders häufig werden dabei affektive Störungen diagnostiziert (43 %), gefolgt von substanzbezogenen Störungen (26 %, insbesondere Alkoholabhängigkeit), Persönlichkeitsstörungen (16 %) und psychotischen Störungen (9 %). Weitere Studien verweisen darauf, dass insbesondere unipolare und bipolare affektive Störungen, Schizophrenie, Suchtmittelabhängigkeit, Anorexia Nervosa und die Borderline-Persönlichkeitsstörung mit einem stark erhöhten Suizidrisiko assoziiert sind (Joiner, Van Orden, Witte & Rudd, 2009). Die Suizidmortalität wird bei diesen Störungen auf 2 bis 7 % geschätzt – wobei das Suizidrisiko in hochbelasteten Subgruppen zum Teil deutlich höher liegt. Die Symptomschwere und das

Vorliegen komorbider psychischer Störungen sind störungsübergreifende Prädiktoren für vollendete Suizide.

Im Rahmen des WHO World Mental Health Survey zeigte sich, dass in Industrieländern insbesondere bipolare und unipolare affektive Störungen sowie das Vorliegen einer Posttraumatischen Belastungsstörung mit einem erhöhten Suizidversuchsrisiko assoziiert waren. In Schwellen- und Entwicklungsländern fanden sich hingegen enge Zusammenhänge vor allem zwischen Posttraumatischen Belastungsstörungen, Drogenmissbrauch und -abhängigkeit sowie Störungen des Sozialverhaltens und Suizidversuchen (Nock et al., 2009).

Körperliche Erkrankungen sind assoziiert mit erhöhtem Suizidrisiko

Neben psychischen Erkrankungen sind auch *körperliche Erkrankungen* mit einem erhöhten Suizidrisiko verbunden. Insbesondere Krebs, chronische Schmerzen und schwerwiegende neurologische Erkrankungen (z.B. Chorea Huntington, Epilepsie) sind dabei mit einem erhöhten Suizidrisiko assoziiert (Juurlink, Herrmann, Szalai, Kopp & Redelmeier, 2004; Marzuk, 1994; Yousaf, Christensen, Engholm & Storm, 2005). Im Rahmen psychologischer Autopsiestudien litten 30 bis 40% der Suizidenten unter einer körperlichen Erkrankung im Vorfeld des Suizids (Hughes & Kleespies, 2001). Es wird vermutet, dass Faktoren wie Depression, Hoffnungslosigkeit und Substanzmissbrauch den Zusammenhang zwischen körperlichen Erkrankungen und Suizid (teilweise) mediieren. Epilepsie, Krebserkrankungen, chronischer Schmerz, Herzinfarkte und Schlaganfälle zeigten sich im WHO World Mental Health Survey auch mit Suizidversuchen assoziiert. Die Assoziation zwischen körperlichen Erkrankungen und Suizidalität ist in jüngeren Alterskohorten stärker als in älteren Kohorten (Scott et al., 2014).

Psychosoziale Risikofaktoren

Psychosoziale Faktoren: Eine große Zahl an psychosozialen Variablen wurde mit einem erhöhten Suizidrisiko in Verbindung gebracht. Hoffnungslosigkeit und soziale Isolation/Einsamkeit gelten dabei alters- und störungsübergreifend als zentrale Risikofaktoren. Darüber hinaus konnte in diversen Studien eine prädiktive Bedeutung von negativer Affektivität, insbesondere Depressivität, Neurotizismus, der Wahrnehmung, eine Last für andere zu sein, Impulsivität, familiären Konflikten und Perfektionismus nachgewiesen werden (O'Connor & Nock, 2014; Van Orden et al., 2010).

Missbrauchserfahrungen und Suizidalität

Im Sinne eines biografischen Faktors zeigte sich wiederholt, dass eine Geschichte kindlicher Missbrauchserfahrungen mit vermehrter Suizidalität (Brodsky & Stanley, 2008) assoziiert ist – vor allem körperliche und sexuelle Misshandlungen gehen dabei mit einem erhöhten Risiko für suizidales Verhalten einher. So berichten knapp 30% der Personen, die einen Suizidversuch unternommen haben, von körperlichem Missbrauch und 14.5% von sexuellem Missbrauch (Bruffaerts, Demyttenaere, Andrade, Borges, Chiu, de Graaf et al., 2014). Schließlich ist ein biografischer Hintergrund familiärer Suizide assoziiert mit einem erhöhten Suizidrisiko (Brent & Mann, 2005).

Biologische Risikofaktoren

Biologische Faktoren: Von der Vielzahl untersuchter neurobiologischer Auffälligkeiten ließen sich insbesondere Zusammenhänge zwischen Dysfunktionen im serotonergen System und suizidalem Verhalten gut dokumentieren. Sehr konsistent zeigte sich hierbei, dass geringe Konzentrationen des Serotonin-Metaboliten 5-Hydroxyindolessigsäure (5-HIAA) im zerebrospinalen Liquor mit dem störungsübergreifenden Auftreten von Suizidversuchen und Suiziden assoziiert sind: Personen mit niedrigerem 5-HIAA-Spiegel nutzen zudem Methoden höherer Letalität bei der Umsetzung von Suizidversuchen und Suiziden (Åsberg, 1997; Lester, 1995). In einer Metaanalyse prospektiver Studien zeigte sich des Weiteren, dass geringe 5-HIAA-Konzentrationen nicht nur querschnittlich mit suizidalem Verhalten assoziiert sind, sondern prädiktive Bedeutung für den Vollzug von Suiziden besitzen (Mann et al., 2006).

Überdies verweisen Untersuchungen mit dem Dexamethason-Suppressionstest konsistent auf die Bedeutung einer Hyperaktivität der Hypothalamus-Hypophysen-Nebennierenrinden-(HHN) Achse für suizidales Verhalten. Beim Dexamethason-Suppressionstest wird das externe Glucocorticoid Dexamethason verabreicht, worauf es bei Gesunden zu einem signifikanten Abfall des Cortisol-Blutspiegels kommt. Das Ausbleiben dieser Cortisol-Suppression erwies sich in einer Reihe von prospektiven Studien hingegen als prädiktiv für vollendete Suizide (Mann et al., 2006). Frühes und chronisches Stresserleben konnte vielfach mit einer solchen Hyperaktivität der HHN-Achse in Verbindung gebracht werden. Untersuchungen verweisen zudem darauf, dass einige der Dysregulationen im serotenergen System durch die Hyperaktivität der HHN-Achse mediiert oder moderiert werden (Mann & Currier, 2011).

Vorgeschichte suizidalen Verhaltens: zentraler Risikofaktor

Vorgeschichte suizidalen Verhaltens: Frühere Suizidversuche gelten als *der* zentrale Risikofaktor für Suizidversuche und Suizide. Für die Wiederholung von Suizidversuchen konnten beispielsweise Gibb, Beautrais und Fergusson (2005) zeigen, dass 28 % derer, die wegen eines Suizidversuchs stationär behandelt wurden, in den folgenden 10 Jahren mindestens einen weiteren Suizidversuch unternommen haben und 4.6 % durch einen Suizid starben. Das Risiko, erneut wegen eines Suizidversuchs behandelt zu werden bzw. an einem Suizid zu sterben, war in den ersten zwei Jahren des Untersuchungszeitraums am höchsten. In weiteren Studien erwiesen sich auch unterbrochene Suizidversuche als assoziiert mit späteren Suiziden (Steer, Beck, Garrison & Lester, 1988) bzw. Suizidversuchen (Barber, Marzuk, Leon & Portera, 1998). Und schließlich sind Vorbereitungshandlungen, genauso wie nicht suizidale Selbstverletzungen (Klonsky, May & Glenn,

2013), prädiktiv für Suizidversuche bzw. Suizide. Wurden bei einem früheren Suizidversuch Vorkehrungen dagegen getroffen, aufgefunden zu werden, so erwies sich dieser Umstand schließlich als besonders bedeutsam für die Vorhersage eines späteren Suizids (Wenzel et al., 2011). In einer Studienreihe konnten Joiner et al. (2005) zeigen, dass der enge Zusammenhang zwischen früheren und späteren Suizidversuchen *nicht* durch fortbestehende Drittvariablen, wie u. a. das Vorliegen psychischer Erkrankungen, Suchtmittelgebrauch, Alter, Ehestatus, Problemlösekompetenz und Hoffnungslosigkeit erklärt wird. Es scheint vielmehr so, dass suizidales Verhalten sich mit der Zeit funktional verselbstständigt, d. h. unabhängig von anderen psychischen Störungen auftritt.

Suizidgedanken sagen Suizidversuche und Suizide vorher

Neben suizidalem Verhalten ist auch das Vorliegen von Suizidgedanken prädiktiv für Suizidversuche und Suizide (Beck, Brown, Steer, Dahlsgaard & Grisham, 1999; Brown, Beck, Steer & Grisham, 2000; Posner et al., 2011). Bereits passive Suizidgedanken, wie der „Wunsch zu sterben“, gingen in einer Studie von Brown, Steer, Henriques und Beck (2005) mit einem sechsfach erhöhten Suizidrisiko einher. Analysen des WHO World Mental Health Survey verweisen darauf, dass etwa 30 % derjenigen, die jemals Suizidgedanken erlebt haben, auch einen Suizidplan gefasst haben und/oder einen Suizidversuch unternahmen. 56 % derjenigen, die sowohl Suizidgedanken als auch einen Suizidplan berichteten, haben auch einen Suizidversuch unternommen. Dabei erfolgen 60 % der Übergänge von Suizidgedanken hin zu einem Suizidversuch innerhalb des ersten Jahres nach Auftreten der Suizidgedanken (Nock, Borges, Bromet, Cha, Kessler & Lee, 2008) – es scheint sich hierbei also um ein besonders risikobehaftetes Zeitfenster zu handeln. Borges et al. (2010) konnten darüber hinaus zeigen, dass Personen, die zu einem früheren Zeitpunkt schon einmal unter Suizidgedanken gelitten haben, *ohne* dass sie einen Suizidversuch unternommen haben, ein *reduziertes Risiko* aufweisen, aktuelle Suizidgedanken in Suizidhandlungen umzusetzen.

Proximale Faktoren: mögliche unmittelbare Auslöser suizidalen Verhaltens

Proximale Faktoren: Bei den bislang beschriebenen Risikofaktoren handelt es sich – mit Ausnahme der verschiedenen psychosozialen Variablen – größtenteils um distale Faktoren, die nicht zwingend als unmittelbare Auslöser suizidalen Verhaltens zu verstehen sind. Als proximale Faktoren gelten hingegen solche Faktoren, die vor dem Hintergrund bestehender distaler Risikofaktoren das unmittelbare Risiko suizidaler Handlungen erhöhen. In einer repräsentativen finnischen Studie zeigte sich, dass 80 % der Personen, die einen Suizid begingen, in den 3 Monaten vor ihrem Tod vermehrt stressreichen Lebensereignissen ausgesetzt waren: Neben beruflichen Problemen (28 %), familiären Konflikten (23 %) und körperlichen Erkrankungen (22 %) spielten finanzielle Schwierigkeiten (13 %), Arbeitslosigkeit (16 %) und Trennungen (14 %) eine bedeutsame Rolle (Heikkinen, Aro & Lönqvist, 1994). Sowohl für Männer als auch für Frauen geht der Tod eines Kindes mit einer stark erhöhten Suizidrate – insbesondere im Folgemonat des Todesfalls – einher (Qin & Mortensen, 2003). Inhaftierungen und Obdachlosigkeit gelten als weitere Stressoren, die ein erhöhtes Suizidrisiko mit sich bringen (Moscicki, 2014). Schließlich stellen die Verfügbarkeit einer potenziell tödlichen Suizidmethode (Kellermann & Reay, 1986), Entlassung aus stationär-psychiatrischer Behandlung (Qin & Nordentoft, 2005) und akute Intoxikation (insbesondere mit Alkohol; Cherpitel, Borges & Wilcox, 2004) proximale Risikofaktoren dar.

Übererregungszustände mit Facetten wie Agitiertheit, Schlaflosigkeit, Alpträumen, Angst- und Panikzuständen gelten schließlich als Warnhinweise für unmittelbar drohendes suizidales Verhalten (Ribeiro, Bender, Selby,

Tabelle 1: Risiko- und Protektivfaktoren für suizidales Verhalten

Übersicht über Risiko- und Protektivfaktoren

Distale Risikofaktoren	Proximale Risikofaktoren	Protektivfaktoren
– männliches Geschlecht – höheres Lebensalter – Arbeitslosigkeit – niedriger sozioökonomischer Status – sexuelle Orientierung – psychische Erkrankungen – Substanzmittelabhängigkeit – Komorbidität – körperliche Erkrankungen – Hoffnungslosigkeit (trait) – soziale Isolation – Depressivität – Neurotizismus – Wahrnehmung eine Last für andere zu sein (trait) – Impulsivität – Perfektionismus – Familiäre Konflikte – Familiäre Suizide – körperlicher/sexueller Missbrauch – Serotonerge Dysfunktionen – Dysregulationen der Hypothalamus-Hypophysen-Nebennierenrinden-Achse – Suizidgedanken/Suizidversuche – Selbstverletzungen	– akute Stressoren/Lebensereignisse (u. a. Tod einer nahestehenden Person, Inhaftierung, Trennungen, Demütigungen) – Entlassung aus stationärer Behandlung – Intoxikation – Zugang zu letalen Methoden – Hoffnungslosigkeit (state) – Wahrnehmung, eine Last für andere zu sein (state) – Agitiertheit – Schlafprobleme	– soziale Unterstützung – soziale Einbindung – zu versorgende Kinder im Haushalt – Schwangerschaft – Religiosität – aktive Therapiebeteiligung – Problemlösefertigkeiten – positiver Attributionsstil – Selbstwirksamkeit – Selbstwert – Angst vor Tod und Sterben

Hames & Joiner, 2011; Ribeiro, Pease, Gutierrez, Silva, Bernert, Rudd & Joiner, 2012b; Yaseen et al., 2012).

Schutzfaktoren sind wenig untersucht

Schutzfaktoren: Im Gegensatz zur großen Fülle an Untersuchungen zu Risikofaktoren suizidalen Verhaltens haben sich bislang erst vergleichsweise wenige Studien mit Protektivfaktoren, also solchen Variablen, die mit einem reduzierten Suizidrisiko einhergehen, beschäftigt. Relativ durchgängig zeigte sich, dass verschiedene Indizes sozialer Eingebundenheit, wie z. B. das Leben in einer Ehe und/oder mit Kindern, mit einem reduzierten Suizidrisiko assoziiert sind (Moscicki, 2014). Darüber hinaus scheinen religiöse Überzeugungen, ein positiver Attributionsstil, Selbstwirksamkeitserleben, Problemlösefertigkeiten, soziale Unterstützung und Selbstwerterleben protektiv zu wirken (Johnson, Wood, Gooding, Taylor & Tarrier, 2011).

Eine Übersicht über die verschiedenen Risiko- und Schutzfaktoren für suizidales Verhalten findet sich in Tabelle 1. Das Wissen um die verschiedenen Risikofaktoren sollte dafür sensibilisieren, bei Menschen mit den entsprechenden Merkmalen an die Möglichkeit suizidalen Erlebens und Verhaltens zu denken und dieses abzuklären.

2.4 Ätiologiemodelle

In den vergangenen Jahrzehnten ist es zur Ausarbeitung und empirischen Überprüfung einer ganzen Reihe von psychologischen Modellen zum Verständnis suizidalen Erlebens und Verhaltens gekommen (O'Connor & Nock, 2014; Selby, Joiner & Ribeiro, 2014). Die Modelle beleuchten das Zusammenspiel der vielfältigen Risikofaktoren, benennen zentrale Bewertungsmuster und informieren auf diese Weise die Diagnostik, Risikoabschätzung und Behandlung suizidaler Krisen. Im Folgenden werden vier aktuelle Ätiologiemodelle vorgestellt: Im Einzelnen wird auf das kognitive Modell suizidaler Handlungen (Wenzel & Beck, 2008), das Cry of Pain Modell (Williams, 2001), die Interpersonale Theorie suizidalen Verhaltens (Joiner, 2005) und das integrative motivational-volitionale Modell suizidalen Verhaltens (O'Connor, 2011) eingegangen. Messinstrumente zur Erfassung der jeweiligen Kernkonstrukte werden im Kapitel 8 ausführlich dargestellt.

2.4.1 Kognitives Modell suizidaler Handlungen

Dysfunktionale Kognitionen und kognitive Prozesse gelten im kognitiven Modell von Wenzel und Beck (2008) als zentrale Risikofaktoren für suizidales Verhalten. Die Autoren betonen dabei insbesondere die Bedeutung habitueller Hoffnungslosigkeit (*trait hopelessness:* „Mein Leben wird sich nie zum Guten wenden.“) und der Überzeugung, vorhandene Belastungen nicht länger ertragen zu können (*unbearability:* „Ich kann diesen Zustand nicht länger aushalten.“) für die Entwicklung von Suizidgedanken und suizidalem Verhalten. Während Hoffnungslosigkeit vor allem im Rahmen geplanten suizidalen Verhaltens von Bedeutung sein soll, vermuten die Autoren, dass Unaushaltbarkeitsüberzeugungen im Kontext von impulsiv umgesetzten Suizidversuchen und Suiziden von Bedeutung sind. Im Sinne eines Diathese-Stress-Modells gehen die Autoren des Weiteren davon aus, dass dispositionelle Vulnerabilitätsfaktoren – wie Impulsivität, Problemlösedefizite und Perfektionismus – allein oder in Interaktion mit externen Stressoren bzw. psychischen Erkrankungen zur Aktivierung entsprechender suizidrelevanter Schemata führen.

Hoffnungslosigkeit ist mit geplantem, Unaushaltbarkeitsüberzeugungen sind mit impulsivem Suizidverhalten assoziiert

Ist es einmal zur Aktivierung suizidrelevanter Schemata gekommen, vermuten Wenzel und Beck (2008) einen wechselseitigen Aufschaukelungsprozess von (a) akuter Hoffnungslosigkeit *(state hopelessness)*, (b) selektiver Aufmerksamkeit für suizidrelevante Stimuli, (c) Schwierigkeiten suizidrelevante Stimuli zu inhibieren und (d) einer zugespitzten Sicht auf einen Suizid als einziger Lösung für bestehende Probleme (attentionale Fixierung). Infolge zunehmender Hoffnungslosigkeit würden suizidale Gedanken immer wahrscheinlicher und in Abhängigkeit von Dauer, Schwere und Intensität dieser Gedanken komme es – nach Überschreiten eines individuellen Schwellenwertes – zu suizidalen Handlungen (vgl. Abb. 3). Grundsätzlich gehen die Autoren davon aus, dass es für die Aktivierung suizidbezogener Schemata zunehmend geringerer interner oder externer Auslöser bedarf.

Kognitiver Aufschaukelungsprozess

Das kognitive Modell spezifiziert die kognitiven Inhalte und Prozesse, die suizidalem Erleben und Verhalten unmittelbar vorausgehen. Es eignet sich damit sehr gut als Grundlage für die Durchführung von situativen Mikroanalysen (vgl. Kap. 5). Die zentrale Bedeutung von Hoffnungslosigkeit für suizidales Erleben und Verhalten konnte überdies in einer Vielzahl von Untersuchungen bestätigt werden (McMillan, Gilbody, Beresford & Neilly, 2007): So zeigte sich beispielsweise, dass das Ausmaß habitueller Hoffnungslosigkeit die Suizidwahrscheinlichkeit in den folgenden 20 Jahren vorherzusagen vermag (Brown et al., 2000). Auffälligkeiten in der Aufmerksamkeitsallokation bzw. aufmerksamkeitsbezogene Inhibitionsdefizite wurden bislang kaum untersucht – einzelne Studien verweisen allerdings auf potenzielle Auffälligkeiten im Sinne der theoretischen Annahmen (Wenzel & Spokas, 2014). Untersuchungen zum Zusammenspiel der verschiedenen Modellkomponenten stehen bislang aus.

Modell gut geeignet für situative Mikroanalysen

Zur Erfassung von Hoffnungslosigkeit wird in der Regel die Beck Hopelessness Scale (vgl. Kap. 8.1) herangezogen. Unaushaltbarkeitsüberzeugungen lassen sich u. a. mit Hilfe der Suicide Cognitions Scale (vgl. Kap. 8.15) erfassen.

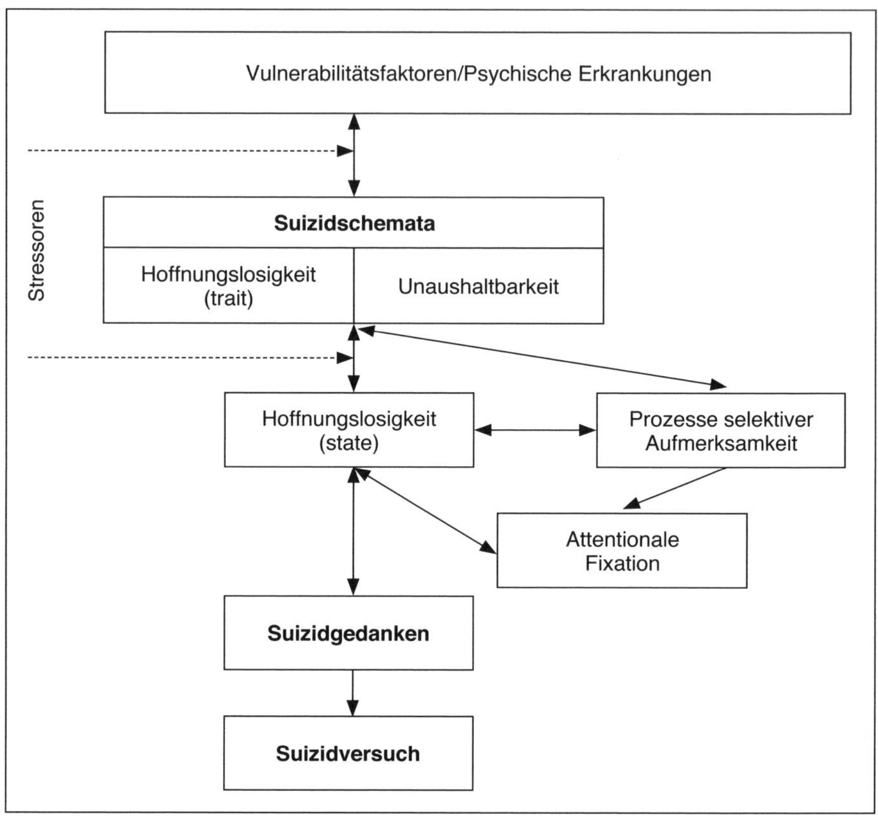

Abbildung 3: Das kognitive Modell suizidaler Handlungen

2.4.2 Cry of Pain-Modell

Im Cry of Pain-Modell geht Williams (2001) davon aus, dass es dann zu Suizidgedanken und suizidalem Verhalten kommt, wenn Personen negativen Lebensereignissen ausgesetzt sind, die sie

Defeat und Entrapment

a) als niederschmetternd/vernichtend und/oder demütigend erleben *(defeat)*, in denen sie
b) keine Handlungs-, Rettungs- oder Fluchtmöglichkeiten ausmachen können, sie sich
c) daher in einer ausweglosen Situation gefangen *(entrapment)* und
d) zunehmend hilflos und hoffnungslos fühlen.

Die suizidale Handlung wird schlussendlich als einziger Ausweg gesehen, belastenden Lebensumständen, Erlebensweisen und Empfindungen zu entkommen. Williams (2001) versteht suizidale Handlungen entsprechend als

Ausdruck von unerträglichem Schmerz- und Belastungserleben *(cry of pain)* und dezidiert nicht als Hilferuf *(cry for help)*. Die Einschätzung, einer Situation hilflos ausgeliefert zu sein, wird Williams (2001) zufolge in starkem Maße von den Problemlösekompetenzen einer Person und ihrer Fähigkeit, positive Zukunftsszenarien zu generieren, moderiert. Überdies spielt die Verfügbarkeit sozialer Unterstützung eine entscheidende Rolle.

Die theoretischen Annahmen des Cry of Pain-Modells bauen auf den Suizid- und Depressionstheorien von Baumeister (1990) und Gilbert und Allan (1998) auf und bilden den Kern aktueller theoretischer Weiterentwicklungen (O'Connor, 2011; Tarrier, Gooding, Pratt, Kelly, Awenat & Maxwell, 2013). Wie im Modell von Wenzel und Beck (2008) wird auch im Modell von Williams (2001) die zentrale Rolle von Hoffnungslosigkeit betont. Beide Modelle heben zudem die Rolle von Problemlösedefiziten für die Entwicklung suizidaler Intentionen hervor. Gleichzeitig spezifiziert das Modell zwei Bewertungsmuster, die als besonders relevant für die Entwicklung suizidaler Intentionen gesehen werden. Die Bedeutung dieser beiden theoriespezifischen Konstrukte, *defeat* und *entrapment,* wird durch eine zunehmende Zahl an Studien gestützt (Taylor, Gooding, Wood & Tarrier, 2011a). Es zeigte sich beispielsweise, dass das Erleben von *defeat* und *entrapment* den Zusammenhang sowohl zwischen psychotischer Symptomatik und Suizidgedanken (Taylor, Gooding, Wood, Johnson, Pratt & Tarrier, 2010) als auch zwischen den Symptomen einer Posttraumatischen Belastungsstörung und suizidalem Verhalten (Panagioti, Gooding, Taylor & Tarrier, 2013) mediiert. Im Sinne der theoretischen Annahmen vermittelt *entrapment* überdies den Zusammenhang zwischen Defeat-Erleben und Suizidgedanken (Rasmussen, Fraser, Gotz, MacHale, Mackie, Masterton et al., 2010). In ersten prospektiven Studien erwies sich das Erleben von *defeat* und *entrapment* schließlich als prädiktiv für Suizidgedanken, Selbstverletzungen und Suizidversuche (O'Connor, Smyth, Ferguson, Ryan & Williams, 2013; Slade, Edelmann, Worrall & Bray, 2012) – und dies unter statistischer Kontrolle diverser Risikofaktoren wie Depressivität, Hoffnungslosigkeit und der Anzahl vorangegangener Selbstverletzungen bzw. Suizidversuche.

Die Bedeutung von Defeat und Entrapment wird empirisch gestützt

Zur Erfassung der beiden Kernkonstrukte liegen die Defeat Scale (vgl. Kap. 8.10) und die Entrapment Scale (vgl. Kap. 8.11) vor.

2.4.3 Interpersonale Theorie suizidalen Verhaltens

In der Interpersonalen Theorie suizidalen Verhaltens postuliert Joiner (2005), dass die Wahrnehmung, nicht Teil einer wertgeschätzten Gruppe zu sein *(thwarted belongingness)*, und der Eindruck, für andere eine Belastung darzustellen *(perceived burdensomeness)*, Suizidgedanken und Suizidwünsche bedingen. Zu suizidalen Handlungen soll es aber erst dann kommen, wenn

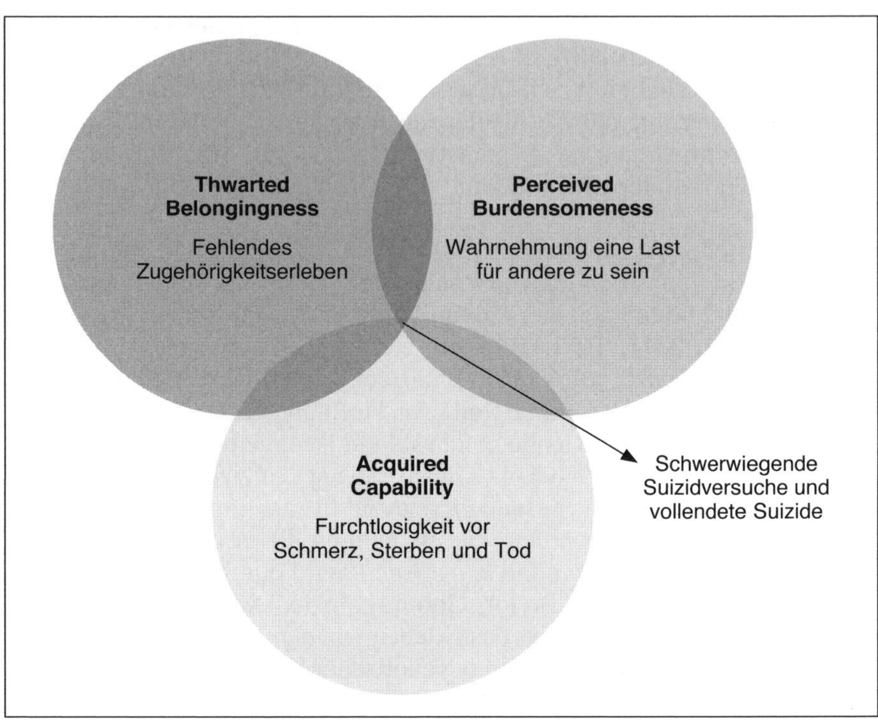

Abbildung 4: Die Interpersonale Theorie suizidalen Verhaltens

der Wunsch zu sterben mit der erworbenen Befähigung *(acquired capability)*, sich zu töten, einhergeht (vgl. Abb. 4).

Perceived burdensomeness

Perceived burdensomeness bezieht sich auf die subjektive Überzeugung, dass die eigene Existenz für Familie, Freunde und/oder die Gesellschaft eine Belastung darstellt und dass der eigene Tod eine (erwünschte) Erleichterung für das Umfeld darstellen würde (z. B. „Meiner Familie wird es besser gehen, wenn es mich nicht mehr gibt"; „Ich bin nutzlos und überflüssig").

Thwarted belongingness

Thwarted belongingness meint hingegen den Eindruck, von anderen entfremdet zu sein, nicht Teil einer wertgeschätzten Gruppe, einer Familie und/oder eines Freundeskreises zu sein (z. B. „Ich bin isoliert von anderen"; „Ich habe niemanden, an den ich mich wenden kann"). Van Orden et al. (2010) postulieren, dass *thwarted belongingness* und *perceived burdensomeness* für sich genommen proximale und hinreichende Ursache *passiver* Suizidwünsche (z. B. „Ich wünschte, ich wäre tot") sind. *Aktive* Suizidwünsche (z. B. „Ich möchte mich umbringen") sollen sich hingegen dann entwickeln, wenn die Überzeugung, eine Last für andere zu sein, und der Eindruck fehlender Zugehörigkeit gleichzeitig auftreten (und die Person einer Veränderung dieser Zustände hoffnungslos gegenübersteht).

Van Orden et al. (2010) postulieren des Weiteren, dass nur diejenigen, die eine erhöhte Toleranz für physischen Schmerz und eine herabgesetzte Angst vor dem Tod erworben haben *(acquired capability)*, in der Lage sind, einen Suizidwunsch auch in die Tat umzusetzen. Das Zusammentreffen eines Suizidwunsches mit einer reduzierten Furcht vor dem Tod soll dabei die Suizidabsicht bedingen, während das Ausmaß an Schmerztoleranz über die Letalität der gewählten Suizidmethode entscheidet. Joiner (2005) nimmt an, dass sich Furchtlosigkeit vor Schmerz und Tod durch Habituationserfahrungen im Kontext wiederholter Exposition mit schmerzhaften und/oder angsteinflößenden Ereignissen entwickelt. Den direktesten Weg zum Erwerb von *aquired capability* sieht er dabei in der wiederholten Durchführung von suizidalen und selbstverletzenden Verhaltensweisen. Daneben wird auch Erfahrungen wie körperlichem und sexuellem Missbrauch, Kriegseinsätzen sowie anderen schmerzhaften und/oder angstaktivierenden Ereignissen (z. B. nicht suizidale Selbstverletzung, intravenöser Drogengebrauch) eine Bedeutung hinsichtlich des Erwerbs von *acquired capability* beigemessen.

Acquired capability: Voraussetzung für suizidales Verhalten

Die Annahmen der Interpersonalen Theorie suizidalen Verhaltens konnten mittlerweile in einer ganzen Reihe von Studien gestützt werden. So zeigte sich in diversen Untersuchungen, dass Suizidgedanken und Suizidversuche mit Ausmaß und Zusammenwirken von *perceived burdensomeness*, *thwarted belongingness* und *acquired capability* assoziiert sind – und dies in verschiedenen Stichproben, unter Anwendung verschiedener Messverfahren und unter statistischer Kontrolle relevanter Risikofaktoren wie Alter, Geschlecht, früheren Suizidversuchen, Vorliegen psychischer Erkrankungen, Depressivität und Hoffnungslosigkeit (Wachtel & Teismann, 2013). In ersten prospektiven Studien zeigte sich, dass *perceived burdensomeness* und *thwarted belongingness* das Ausmaß an Suizidgedanken vorhersagen (Kleiman, Law & Anestis, 2014a; Kleiman, Liu & Riskind, 2014b; Van Orden, Cukrowicz, Witte & Joiner, 2012).

Empirische Studien stützen die Annahmen der Interpersonalen Theorie suizidalen Verhaltens

Zur Erfassung der Konstrukte *perceived burdensomeness* und *thwarted belongingness* liegt der Interpersonal Needs Questionnaire vor (vgl. Kap. 8.6). Das Ausmaß an *acquired capability* kann mit der Acquired Capability for Suicide Scale (vgl. Kap. 8.7) oder dem German Capability for Suicide Questionnaire (vgl. Kap. 8.8) erfasst werden. Ereignisse, die relevant sein sollen für die Entwicklung von *acquired capability*, können mit der Painful and Provocative Events Scale (vgl. Kap. 8.9) erhoben werden.

2.4.4 Integratives motivational-volitionales Modell suizidalen Verhaltens

Im integrativen motivational-volitionalen Modell suizidalen Verhaltens geht O'Connor (2011), davon aus, dass es dann zu Suizidgedanken und suizidalem Verhalten kommt, wenn Personen infolge von niederschmetternden und/

Das integrative motivational-volitionale Modell integriert verschiedene Annahmen anderer Theorien

oder demütigenden Geschehnissen sich selbst als hilflos und gefangen in einer nicht auflösbaren Lebenssituation erleben. Entscheidend für das Modell ist die Annahme, dass die Übergänge von (a) der Bewertung eines Erlebnisses als niederschmetternd/demütigend zum Eindruck des Gefangenseins, (b) vom Eindruck des Gefangenseins hin zu Suizidgedanken und (c) von Suizidgedanken hin zu suizidalen Handlungen durch diverse Moderatoren – also Faktoren, die die suizidale Entwicklung hemmen oder fördern – bestimmt werden. Während das Modell in besonderem Maße auf die Kernannahmen des Cry of Pain Modells zurückgreift, schafft die Einbindung verlaufsmoderierender Faktoren einen konzeptionellen Rahmen, innerhalb dessen sich zentrale Annahmen anderer Suizidtheorien und diverse empirische Befundmuster zu einem kohärenten Entwicklungsmodell suizidalen Verhaltens zusammenfügen lassen (vgl. Abb. 5).

Bedrohung des eigenen Selbst

Im Einzelnen nimmt O'Connor (2011) an, dass der Eindruck des Gefangenseins *(entrapment)* nicht zwangsläufige Folge von belastenden und kränkenden Ereignissen sein muss. Vielmehr soll die Entwicklung vom einen zum anderen durch Faktoren moderiert werden, die darüber bestimmen, ob belastende Ereignisse als Bedrohung des eigenen Selbst erlebt werden. Zu

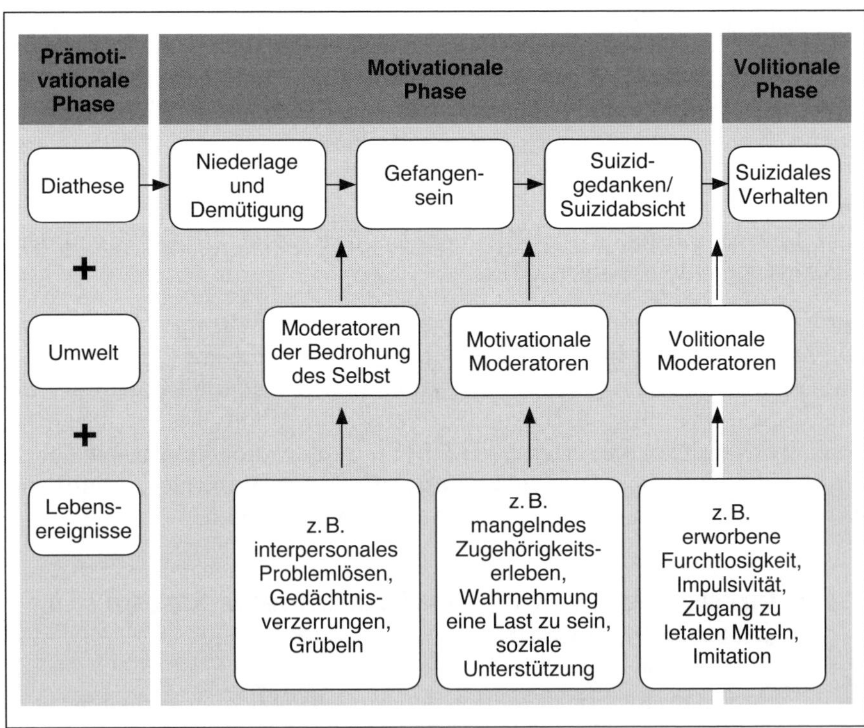

Abbildung 5: Das integrative motivational-volitionale Modell suizidalen Verhaltens

diesen moderierenden Faktoren werden unter anderem fehlende Problemlösefähigkeiten sowie die habituelle Grübelneigung gezählt, d. h. solche Faktoren, die die Wahrscheinlichkeit erhöhen, dass Betroffene keine Lösung für bestehende Probleme entwickeln können und sich zunehmend hilflos und gefangen fühlen.

Motivationale Moderatoren

Als motivationale Moderatoren bezeichnete Faktoren sollen sodann darüber entscheiden, ob sich aus dem Eindruck des Gefangenseins Suizidwünsche, -ideen und -intentionen entwickeln. Unter den motivationalen Moderatoren subsummiert O'Connor (2011) den Eindruck, eine Last für andere zu sein, die Wahrnehmung, nicht Teil einer wertgeschätzten Gruppe zu sein, Hoffnungslosigkeit bzw. das Fehlen positiver Gedanken über die Zukunft, fehlende Beschäftigung mit Zielen und mangelnde soziale Unterstützung. Eingebettet in einen anderen konzeptionellen Rahmen werden hier also zentrale Konstrukte des kognitiven Modells und der Interpersonalen Theorie suizidalen Verhaltens aufgegriffen.

Volitionale Moderatoren

Der Übergang von Suizidgedanken zu suizidalen Handlungen und damit der Übergang von einer motivationalen zu einer volitionalen Handlungsphase sind dem Modell zufolge schließlich abhängig von weiteren moderierenden Bedingungen. Unter Rückgriff auf die Interpersonale Theorie suizidalen Verhaltens nimmt O'Connor (2011) dabei an, dass das Vorliegen von Furchtlosigkeit vor Schmerz, Sterben und Tod eine zentrale Bedingung dafür darstellt, ob Suizidgedanken in suizidale Handlungen umgesetzt werden. Darüber hinaus gelten die Verfügbarkeit von letalen Mitteln, Impulsivität und das Wissen um andere, die sich das Leben genommen haben, als Beispiele für Faktoren, die die Umsetzung von Suizidgedanken erleichtern sollen.

Während das Modell in besonderem Maße die Bedeutung von überwältigenden und/oder demütigenden Erlebnissen und das Gefühl des Gefangenseins für die Entwicklung suizidalen Erlebens und Verhaltens hervorhebt, ist es offen für die Integration diverser psychosozialer und biologischer Risikofaktoren und bietet damit einen hilfreichen Beschreibungs- und Verstehensrahmen suizidaler Krisen. Allerdings fehlt es bislang an theoriegeleiteten Untersuchungen zu den spezifischen Modellannahmen.

Fazit:

Die beschriebenen theoretischen Modelle heben unterschiedliche psychosoziale Variablen hervor, die in der Diagnostik und Risikoabschätzung suizidalen Erlebens und Verhaltens besondere Beachtung erfahren sollten. Während die Bedeutung von Hoffnungslosigkeit in allen Modellen gleichermaßen betont wird, sind die anderen Faktoren – Unbearability-Überzeugung, kognitive Einengung, der Eindruck, demütigenden Erlebnissen ausgesetzt zu sein und keinen Ausweg zu haben, der Eindruck, eine Last für andere zu sein, fehlende Zugehörigkeit zu einer geschätzten Gruppe, Furchtlosigkeit vor Schmerz, Sterben und Tod – spezifisch für die verschiedenen Modelle. Einzig das motivational-volitionale Modell versucht eine erste Integration dieser verschiedenen Modellannahmen. Vor dem Hintergrund der derzeitigen Studienlage und des heterogenen Verlaufs suizidaler Krisen kann keines der Modelle alleinige oder gar absolute Gültigkeit bei der Vorhersage von Suizidalität beanspruchen. Vielmehr definieren alle Modelle relevante Suchräume, die im Einzelfall weiter abgeklärt werden sollten. Der unterstützende Einsatz von Fragebögen bietet sich hierfür an.

2.5 Allgemeine Probleme bei der Diagnostik suizidalen Verhaltens und Erlebens

Es lässt sich grundsätzlich infrage stellen, ob und inwieweit Personen in einer suizidalen Krise valide Auskunft über ihre Lage, ihre Beschwerden und den Verlauf suizidalen Erlebens geben können. Wie eingangs erwähnt, unterliegen suizidale Krisen schnellen zeitlichen Fluktuationen und sind geprägt durch ambivalentes Erleben – der Wunsch zu sterben besteht gleichzeitig zum Wunsch weiterzuleben. Überdies werden viele suizidale Handlungen in intoxikiertem Zustand (Cherpitel et al., 2004) oder raptusartig-impulsiv (Simon et al., 2001) ausgeführt, sodass die Betroffenen ggf. nur in eingeschränktem Maße über ihre Beweggründe berichten können. Schließlich wird die Bereitschaft von Betroffenen, offen über Suizidwünsche, -absichten und -versuche zu berichten, in entscheidendem Maße davon abhängen, welche Konsequenzen sie infolge ihrer Selbstoffenbarung erwarten, wie sie grundsätzlich über Suizidalität denken (z. B. „Suizidalität ist ein Zeichen von Schwäche.“; „Suizidgedanken sind eine Sünde.“) und wie entschieden sie bereit sind zu sterben. Vor dem Hintergrund, dass kein objektiver – von einer verbalen Schilderung unabhängiger – Test suizidalen Erlebens und Verhaltens existiert, ist jede Psychodiagnostik, Risiko- und Schweregradabschätzung gegenüber diesen Störquellen anfällig.

Wichtigkeit multimethodaler Diagnostik und einer positiven therapeutischen Beziehung

Entsprechend betonen verschiedene Autoren einerseits die Notwendigkeit, unterschiedliche diagnostische Zugänge zu nutzen (Jobes, Eyman & Yufit, 1995) und andererseits die Bedeutung der Einbettung des diagnostischen Prozesses in eine positive therapeutische Beziehung, die es den Betroffenen erlaubt, auch schambesetzte und stigmatisierte Inhalte zu offenbaren (Jobes, 2006; Rogers & Oney, 2005). Ein Beispiel für eine entsprechende Gestaltung des diagnostischen Prozesses findet sich in Kapitel 4.1. Zudem müssen gerade im Kontext inkonsistenter Informationen und bei sich stark und schnell wandelnden Problemdarstellungen durch den Betroffenen weitere Quellen für die Risikoabschätzung (u. a. Angehörige, Betreuer, behandelnde Ärzte) herangezogen werden.

3 Screeninginstrumente und Checklisten

Der erste und zunächst auch wichtigste Schritt bei der Diagnostik von Suizidalität ist ein Screening auf das Vorliegen suizidaler Gedanken, Wünsche oder Handlungen. Hierzu bedarf es möglichst kurzer, sensitiver und spezifischer sowie valider und reliabler Instrumente, die mittels weniger Fragen Patienten mit einem erhöhten Suizidrisiko identifizieren können. In diesem Kapitel wird eine Auswahl an Verfahren zum Screening und zur Früherkennung von Suizidalität vorgestellt. Alle ausgewählten Verfahren sind relativ kurz und wurden in Studien und in der klinischen Praxis zu Screeningzwecken eingesetzt. Allerdings sind die meisten verfügbaren Instrumente mit psychometrischen Einschränkungen behaftet; kaum eines vereint alle genannten wünschenswerten Aspekte auf sich. Im zweiten Teil dieses Kapitels wird zudem eine Auswahl international gebräuchlicher Checklisten vorgestellt. Deren Einsatz zur Abschätzung des Suizidrisikos sollte wohlüberlegt sein und das Zurückgreifen auf alternative oder ergänzende diagnostische Zugänge erwogen werden, wie in der zusammenfassenden Beurteilung (vgl. Kap. 3.3) der in diesem Kapitel beschriebenen Instrumente dargelegt wird.

3.1 Screeninginstrumente

3.1.1 Paykel Suicide Items (PSI)

Fünf Fragen aufsteigenden Schweregrades

Die Paykel Suicide Items (PSI; Paykel, Myers, Lindenthal & Tanner, 1974) sind eine Sammlung von fünf Fragen, die, von einem diagnostischen Interviewer gestellt, Suizidalität in aufsteigender Schwere erfassen. Die ersten beiden Fragen erfassen dabei passive Suizidgedanken/Todesgedanken (z. B. Item 1: „Hatten Sie jemals das Gefühl, das Leben sei nicht lebenswert?"), die Fragen 3 und 4 aktive Suizidgedanken (z. B. Item 3: „Haben Sie jemals daran gedacht, sich das Leben zu nehmen, auch wenn Sie es nicht wirklich tun würden?") und Frage 5 vergangene Suizidversuche („Haben Sie jemals versucht, sich das Leben zu nehmen?"). Die fünf hierarchisch organisierten Fragen werden von den Patienten mit „ja" oder „nein" beantwortet und sind ursprünglich nicht als eine gemeinsame Skala konzipiert worden, wenngleich sie vereinzelt bereits in dieser Form eingesetzt wurden (Meneese &

Yutrzenka, 1990). In ihrer ursprünglichen Form beziehen sich die Fragen auf die gesamte Lebenszeit. Es wurden aber auch verschiedentlich andere Bezugszeiträume gewählt, so z. B. der letzte Monat (Nazem et al., 2008). Grundsätzlich sind die Fragen bei allen erwachsenen Personen zu Screeningzwecken einsetzbar und beanspruchen nur wenige Minuten Bearbeitungszeit.

Empirische Erfahrungen bestehen bisher mit amerikanischen Allgemeinbevölkerungsstichproben (Paykel et al., 1974), körperlich erkrankten Patienten (Nazem et al., 2008) sowie insbesondere mit Stichproben des höheren Lebensalters (Maust et al., 2011; Skoog et al., 1996; Van Orden, Simning, Conwell, Skoog & Waern, 2013; Van Orden et al., 2014).

Bisher wurden nur sehr wenige Befunde zur psychometrischen Qualität der PSI veröffentlicht. Die grundsätzliche Validität des Instrumentes stützen Daten aus der initialen Studie von Paykel und Kollegen (1974), die berichten, dass diejenigen Personen aus der Allgemeinbevölkerung, die irgendeiner der fünf Fragen der PSI zugestimmt haben, eher sozial isoliert waren, mehr somatische und psychische Symptome erlebten und mehr negative Lebensereignisse im vergangenen Jahr berichteten, als die Personen, die keiner der fünf Fragen zustimmten. Suizidgedanken, gemessen mit den PSI, wurden bei an Parkinson erkrankten Patienten von dem Ausmaß depressiver Symptome vorhergesagt (Nazem et al., 2008). In einer skandinavischen Studie an 345 Personen, die älter als 85 Jahre waren, fand sich eine deutlich erhöhte Mortalitätsrate bei Frauen, die Suizidgedanken in den PSI angaben, im Vergleich zu denjenigen, die keine Suizidgedanken berichteten (Skoog et al., 1996). Außerdem zeigte eine zweite Analyse der Daten dieser Stichprobe, dass Todesgedanken mit Depressivität und Angst assoziiert waren (Van Orden et al., 2013). Bisher liegen keine Angaben zur prädiktiven Validität der PSI im Hinblick auf einen vollzogenen späteren Suizid sowie zur Reliabilität, Objektivität oder Normierung des Instrumentes vor. Die englischen Originalitems finden sich bei Paykel et al. (1974). Eine deutsche Version der PSI ist derzeit in Vorbereitung.

3.1.2 Beck Depression Inventory (Suizidalitätsitem-BDI)

Häufig wird für Screeningzwecke auf einzelne Items aus umfassenderen Selbstbeurteilungsinstrumenten zur Erfassung von Depressivität zurückgegriffen. Ein häufig verwendetes Item ist z. B. das Suizidalitätsitem des Beck Depression Inventory (BDI), bzw. seiner revidierten und aktualisierten Fassung BDI-II (Beck, Steer & Brown, 1996). Das BDI ist ein 21 Items umfassendes Selbstbeurteilungsinstrument, das Depressivität dimensional bezogen auf die letzte Woche (BDI) bzw. in Anlehnung an DSM-IV bezogen auf die letzten 2 Wochen (BDI-II) erfasst. Ausführliche Informationen zu den deutschsprachigen Versionen dieser Instrumente finden sich bei Hautzinger, Bailer und Hellgard (1995) und bei Hautzinger, Keller und Kühner (2006).

Suizidalitätsitem in BDI und BDI-II identisch

Das Item zur Erfassung von Suizidalität ist in beiden Versionen des BDI identisch. Die Patienten werden gebeten, aus den folgenden vier Antwortalternativen diejenige auszuwählen, die am ehesten auf sie zutrifft: 0 = „Ich denke nie daran, mich umzubringen“, 1 = „Ich habe Selbstmordgedanken, aber ich würde sie nicht ausführen“, 2 = „Ich möchte mich umbringen“ oder 3 = „Ich würde mich umbringen, wenn ich die Möglichkeit hätte“. Das Item erfasst somit Suizidgedanken und -pläne, aber kein suizidales Verhalten.

Das Suizidalitätsitem des BDI bzw. BDI-II wurde sowohl im Jugend- als auch im Erwachsenenalter zur Erfassung von Suizidgedanken eingesetzt. Für das Jugendalter ist eine Retest-Reliabilität über ein Intervall von einem Jahr von *r*=.27 bekannt (Lewinsohn, Rohde & Seeley, 1993), was erwartungsgemäß für eine gewisse Variabilität des mit diesem Item erfassten Merkmals spricht. Über einen Zeitraum von 4 bis 6 Wochen waren die Suizidalitätswerte auf diesem Item bei 40 % der untersuchten Jugendlichen stabil (Larsson, Melin, Breitholtz & Andersson, 1991). Das Suizidalitätsitem des BDI besitzt eine hohe Augenscheinvalidität. Beck und Steer (1991) berichten von moderaten Korrelationen des BDI-Items mit der Beck Scale for Suicidal Ideation (vgl. Kap. 6.1 und Kap. 7.1). Brown (2000) berichtet zudem von Hinweisen auf eine gute prädiktive Validität des Items: Ambulante psychiatrische Patienten, die mindestens eine 2 („Ich würde mich umbringen, wenn ich die Möglichkeit hätte“) auf dem BDI-Item ankreuzten, begingen im Verlauf 6,9-mal häufiger Suizid, als Patienten, die einen niedrigeren Wert als 2 ankreuzten (siehe auch Brown et al., 2000). Allerdings finden sich in der Literatur auch Befunde, die auf eine eingeschränkte konvergente Validität hindeuten. So zeigten z. B. Weitz, Hollon, Kerkhof und Cuijpers (2014) und Forkmann et al. (2014), dass das Suizidalitätsitem des BDI im Vergleich zum Suizidalitätsitem der Hamilton Depression Rating Scale (HAMD; Hamilton, 1960) zu deutlich unterschiedlichen Ergebnissen beim Einsatz zur Evaluation psychotherapeutischer Interventionen zur Reduktion von Suizidalität kommt. Dies kann gegebenenfalls zu einem gewissen Maße auf die unterschiedlichen Erhebungsmodi (Selbst- vs. Fremdbeurteilung) zurückgeführt werden. Es bleibt aber offen, inwieweit diese diskrepanten Ergebnisse auch auf Validitätseinschränkungen des BDI-Items zurückgehen. Generell sollten Screenings mit einzelnen Items immer nur dann erwogen werden, wenn aufgrund knapper Zeit und Ressourcen (etwa im Rahmen umfangreicher bevölkerungsrepräsentativer Erhebungen) keine dimensionalen Skalen verwendet werden können. In allen anderen Fällen sollten psychometrisch vorteilhaftere dimensionale Skalen zum Einsatz kommen. In der klinischen Praxis kann das Suizidalitätsitem des BDI gleichwohl als Ausgangspunkt für eine ausführlichere Abklärung von Suizidalität genutzt werden.

Vorsicht beim Screening mit nur einem einzigen Item!

Alternativen zum BDI-Item

Das BDI-Item wurde hier ausgewählt, weil es zu den am häufigsten verwendeten Einzelitems gehört. Es ist aber wichtig anzumerken, dass auch einzelne Items zur Suizidalität aus anderen Selbstbeurteilungsinstrumenten zur Erfassung von Depressivität zu diesem Zwecke verwendet werden können und auch bereits erfolgreich zum Einsatz kamen. Hier sind z. B. das Suizidalitätsitem aus dem Rasch-basierten Depressionsscreening (DESC; Forkmann et al., 2009; Forkmann, Böcker, Wirtz, Gauggel & Norra, 2011) oder das entsprechende Item aus der Selbstbeurteilungsversion des Inventory of Depressive Symptoms (IDS; Rush, Gullion, Basco, Jarrett & Trivedi, 1996) zu nennen. Diese wurden als solche auch bereits erfolgreich in klinischen Studien eingesetzt (Garlow et al., 2013; Forkmann et al., 2014; Rucci et al., 2011) und haben den Vorteil, dass sie frei verfügbar sind und keine Lizenzgebühren für ihre Verwendung anfallen.

3.1.3 Hamilton Depression Rating Scale (Suizidalitätsitem-HAMD)

Als Ultrakurzscreener können neben Einzelitems aus Selbstbeurteilungsinstrumenten (vgl. Kap. 3.1.2) auch Einzelitems aus Fremdbeurteilungsinstrumenten verwendet werden. Wie bei einzelnen Items aus Selbstbeurteilungsinstrumenten ist auch hier der Verzicht auf dimensionale Skalen sorgfältig abzuwägen und in jedem Fall bei auffälligem Screening eine fundiertere Diagnostik anzuschließen.

Ein Beispiel für ein Einzelitem aus einem Fremdbeurteilungsinstrument, das zu Screeningzwecken verwendet wird, ist das Suizidalitätsitem der Hamilton Depression Rating Scale (HAMD; Hamilton, 1960, 1967), aber auch das Suizidalitätsitem der Montgomery-Åsberg Depression Rating Scale (MADRS; Montgomery & Åsberg, 1979) wird zur Erfassung von Suizidalität gelegentlich eingesetzt (z. B. Demyttenaere, Desaiah, Raskin, Cairns & Brecht, 2014). Die HAMD ist ein seit mehr als 50 Jahren existierendes, weit verbreitetes Fremdbeurteilungsinstrument zur Erfassung von Depressivität und besteht aus 21 Items, die sich auf die vergangene Woche beziehen. Informationen zum Gesamtinstrument finden sich unter anderem im Handbuch zu den Internationalen Skalen für Psychiatrie (CIPS, 2015). Trotz ihrer langjährigen Nutzung und der verbreiteten Ansicht, die HAMD stelle den „Goldstandard“ des Depressionsassessments, etwa in randomisierten kontrollierten Outcome-Studien dar, wird das Instrument, insbesondere seine psychometrische Güte, inzwischen zunehmend kritisch gesehen (für Detailinformationen zur Kritik an der HAMD siehe die folgenden Überblicksarbeiten: Bagby, Ryder, Schuller & Marshall, 2004; Kriston & Wolff, 2011; Zimmerman, Posternak & Chelminski, 2005).

Das Suizidalitätsitem der HAMD ermöglicht ein fünfstufiges Rating: 0 = „keiner“, 1 = „Lebensüberdruss“, 2 = „Todeswunsch, denkt an den eigenen Tod“,

3 = „Suizidgedanken oder entsprechendes Verhalten“ oder 4 = „Suizidversuch (bei jedem ernsten Versuch ist eine 4 anzugeben)“. Bei der Einschätzung sind die Beurteiler aufgefordert, neben ihren eigenen Beobachtungen und den Antworten auf entsprechende Fragen auch andere Beobachtungen und motorische/behaviorale Auffälligkeiten zu berücksichtigen. Kritisch beurteilt wird an der HAMD, dass Versionen mit divergierenden Itemanzahlen und Skalierungen für die Einzelitems verwendet werden. So sind für das Suizidalitätsitem neben der fünfstufigen auch vierstufige Skalierungen (ohne Stufe 4 „Suizidversuch“) in Verwendung.

Kritik am HAMD-Item

Zur psychometrischen Qualität des Suizidalitätsitems der HAMD liegen kaum aktuelle Befunde vor. Ältere Studien berichten von einer hohen Interrater-Reliabilität (r=.92; Reynolds, 1991) und einer allenfalls moderaten Retest-Reliabilität über einen Zeitraum von 3 Tagen (r_{tt}=.64; Williams, 1988; siehe auch Brown, 2000). Bezüglich der konkurrenten bzw. konvergenten Validität fanden sich substanzielle Korrelationen mit dem Adult Suicide Ideation Questionnaire (Reynolds, 1991; vgl. Kap. 6.5), der Beck Scale for Suicidal Ideation (Beck, Brown & Steer, 1997; vgl. Kap. 6.1) und dem Suizidalitätsitem des Beck Depression Inventory (Beck & Steer, 1989; siehe auch Brown, 2000; vgl. Kap. 3.1.2). Die prädiktive Validität wurde von Brown et al. (2000) untersucht. Es zeigte sich, dass bei Patienten mit einem Wert ≥ 2 („Todeswunsch, denkt an den eigenen Tod“) auf dem HAMD-Suizidalitätsitem das Risiko eines späteren Suizids um das 4,9-Fache erhöht war im Vergleich zu Patienten mit einem Wert < 2.

Wenige aktuelle Befunde zur psychometrischen Qualität der HAMD-Items

Das englische Originalitem findet sich bei Hamilton (1960, 1967). Ein Muster der deutschen Items inkl. des Suizidalitätsitems ist in den Internationalen Skalen für Psychiatrie verfügbar (CIPS, 2015).

Zusammenfassend lässt sich festhalten, dass das Suizidalitätsitem der HAMD nur gelegentlich zu Screeningzwecken eingesetzt wird. Eine Empfehlung für seinen Einsatz kann hier nicht ausgesprochen werden. Im Vergleich zum Suizidalitätsitem des BDI ist der Einsatz des HAMD-Suizidalitätsitems deutlich aufwendiger bei gleichzeitig nur eingeschränkter Befundlage zu seiner psychometrischen Qualität. Bei vergleichbarem Aufwand wird daher eher die Verwendung einer dimensionalen Skala empfohlen.

Einsatz kann nicht empfohlen werden

3.1.4 Depressive Symptomatology Index – Suicidality Scale (DSI-SS)

Die Suizidalitätsskala des Depressive Symptomatology Index (DSI-SS) wurde als Teil eines umfassenden Instruments zur Erfassung von Depressivität von Metalsky und Joiner (1997) entwickelt und besteht aus vier Items, die im Selbstbericht bearbeitet werden und in denen die Häufigkeit und

Erfassung von Häufigkeit und Intensität suizidaler Gedanken und Impulse

Intensität von suizidalen Gedanken und Impulsen in den vergangenen 2 Wochen erfasst wird. Suizidales Verhalten wird nicht erfasst. Die Items sind so konstruiert, dass für jedes Item vier verschiedene selbstbezogene Aussagen formuliert wurden, von denen der Proband jeweils eine auswählen soll. Item A befasst sich dabei mit eher passiven Selbstmordgedanken (z. B. „Die meiste Zeit habe ich Selbstmordgedanken"), Item B mit Plänen („Ich habe Selbstmordgedanken und denke über mögliche Wege nach, mich zu töten"), Item C mit der Frage danach, inwieweit subjektive Kontrolle über die Selbstmordgedanken empfunden wird (z. B. „Ich habe Selbstmordgedanken, aber ich habe diese Gedanken einigermaßen unter Kontrolle"), und Item D damit, ob diese Gedanken als intrusiv wahrgenommen werden (z. B. „In manchen Situationen überkommen mich Selbstmordgedanken"). Die Items werden auf vierstufigen Likert-Skalen von 0 bis 3 beantwortet. Der Summenwert des Instrumentes reicht demnach von 0 bis 12, wobei höhere Werte für einen größeren Schweregrad suizidaler Gedanken stehen (Range, 2005). Als Cut-off zur Unterscheidung von Personen mit hohem bzw. niedrigem Suizidrisiko wird ein Wert von ≥ 3 empfohlen (Joiner, Pfaff & Acres, 2002). Die DSI-SS wurde sowohl im Erwachsenenbereich als auch bei Jugendlichen ab 15 Jahren erfolgreich eingesetzt (Joiner et al., 2002).

Einfache Auswertung

Gute psychometrische Eigenschaften

Das Instrument ist als Open-Access-Ressource frei verfügbar und gilt als ein für Screeningzwecke sehr gut geeignetes Verfahren mit guten psychometrischen Eigenschaften (Joiner & Rudd, 1995, 1996; Range, 2005). In einer Studie mit $N = 2.851$ Jugendlichen im Alter von 15 bis 24 Jahren berichten Joiner et al. (2002) eine interne Konsistenz von $\alpha = .90$. Auch in neueren Studien mit erwachsenen Patienten fanden sich hohe Werte für die interne Konsistenz der DSI-SS (Gottfried, Bodell, Carbonell & Joiner, 2014; Ribeiro, Braithwaite, Pfaff & Joiner, 2012a). Die Validität der DSI-SS wird zusätzlich von dem Befund gestützt, dass der Zusammenhang mit Depressivität signifikant größer ausfällt als der mit allgemeiner Belastung (gemessen mit dem General Health Questionnaire; $r = .49$). Dieselbe Studie liefert auch Hinweise darauf, dass bei Jugendlichen und jungen Erwachsenen die Werte der DSI-SS weitgehend unabhängig von Alter und Geschlecht sind. Hinweise auf die faktorielle Validität des Instruments lieferte eine Faktorenanalyse, die eine eindimensionale Lösung für das Instrument bestätigte (Joiner et al., 2002). Diese Struktur konnte in einer späteren Studie an einer Stichprobe von $N = 1.061$ älteren australischen Hausarztpatienten (Alter > 60 Jahre) mittels einer konfirmatorischen Faktorenanalyse bestätigt werden (Ribeiro et al., 2012b). Insgesamt stellt das DSI-SS somit ein ökonomisches und psychometrisch überzeugendes Instrument zur Erfassung suizidaler Gedanken dar. Eine Validierungsstudie zur deutschen Fassung des DSI-SS wird derzeit durchgeführt (von Glischinski, Teismann, Prinz, Gebauer & Hirschfeld, in Vorb.).

3.2 Checklisten

3.2.1 SAD PERSONS Scale

Im englischen Sprachraum ist die SAD PERSONS Scale von Patterson, Dohn, Bird und Patterson (1983) eine häufig eingesetzte Checkliste zur Identifikation suizidgefährdeter Personen. Empfohlen wird der Einsatz der Checkliste vor allem für Notaufnahmen in somatischen bzw. allgemeinmedizinischen Krankenhäusern. Sie verfolgt hierbei den Zweck anzuzeigen, ob eine psychiatrische Konsiliaruntersuchung veranlasst werden sollte oder eine Überweisung in eine psychiatrische Abteilung erwogen werden muss. Der Name der Skala stellt ein Akronym für verschiedene Risikofaktoren dar, deren An- bzw. Abwesenheit durch einen Rater eingeschätzt werden muss.

Items der SAD PERSONS Scale	
Sex:	Männliches Geschlecht = 1
Age:	Alter < 19 oder > 45 = 1
Depression:	Depression = 1
Previous attempt:	Früherer Suizidversuch = 1
Ethanol abuse:	Alkoholmissbrauch, -abhängigkeit = 1
Rational thinking loss:	Psychotisches Erleben: Inhaltliche/formale Denkstörungen = 1
Social supports lack:	Verlust sozialer Unterstützung = 1
Organized Plan:	Vorliegen eines Suizidplans = 1
No Spouse:	Fehlen unterstützender Personen = 1
Sickness:	(terminale bzw. massive) körperliche Erkrankung = 1

Das Vorliegen eines jeden Risikofaktors wird mit 1 kodiert, die Abwesenheit ebendieser Faktoren mit 0. Zur Auswertung wird ein Summenwert gebildet. In Abhängigkeit vom Summenwert unterscheiden Patterson et al. (1983) vier Risikokategorien: 0 bis 2 = sehr geringes Risiko, 3 bis 4 = geringes Risiko, 5 bis 6 = moderates Risiko und 7 bis 10 = hohes Risiko. Die SAD PERSONS Scale gibt es ergänzend sowohl in einer modifizierten Version, in der einzelne Risikofaktoren verändert und eine stärkere Gewichtung der Risikofaktoren vorgenommen wurde (Hockberger & Rothstein, 1988), als auch in einer Version für Kinder (Juhnke, 1996).

Vier Risikokategorien

Anders als die weite Verbreitung der SAD PERSONS Scale erwarten lassen würde, hat sie sich in diversen Untersuchungen jedoch als wenig verlässlich in der Identifikation von Risikopatienten erwiesen. Unter dem Titel „The sad truth about the SAD PERSONS Scale" haben beispielsweise Saunders, Brand, Lascelles und Hawton (2014) eine Studie veröffentlicht, in der sich zeigte, dass 93 % der Personen, die sich nach der Behandlung in einer Notaufnahme erneut Selbstverletzungen zugefügt haben, nicht als Risikopatienten durch die SAD PERSONS Scale identifiziert wurden. Überdies wurden vier von fünf Patienten, die eines stationär-psychiatrischen Aufenthaltes bedurften, nicht richtig klassifiziert. Entsprechend schlussfolgern die Autoren, dass es nicht nur falsch, sondern gefährlich sein kann, sich auf die Klassifizierung der SAD PERSONS Scale zu verlassen. Zu einer vergleichbaren Einschätzung kommen auch Bolton, Spiwak und Sareen (2011), die in einer prospektiven Studie zeigen konnten, dass die SAD PERSONS Scale zukünftige Suizidversuche nicht besser als der Zufall vorhersagen kann (siehe hierzu auch Herman, 2006). Eine Nutzung der Skala kann vor diesem Hintergrund trotz ihrer relativ großen internationalen Verbreitung nicht empfohlen werden.

Skala weit verbreitet, aber nicht zu empfehlen

3.2.2 Suicide Assessment Checklist

Die Suicide Assessment Checklist von Rogers (SAC; Rogers & Alexander, 1994) ist ein Fremdbeurteilungsinstrument, welches aus der Crisis Line Suicide Risk Scale (Rogers & Alexander, 1989) hervorgegangen ist. Insgesamt umfasst die Checkliste 21 Items und untergliedert sich in zwei Teile.

Zweiteiliger Aufbau

Im *ersten Teil* wird mit 12 Items das Vorliegen relevanter demografischer bzw. suizidbezogener Variablen eingeschätzt und gewichtet: Definitiver Plan (ja = 6); Psychiatrische Vorgeschichte (ja = 4); Geplante Methode: Schusswaffe (ja = 10), Hängen (ja = 9), Ersticken (ja = 6) etc.; Methode verfügbar (ja = 5); Suizide im Freundes-/Verwandtenkreis (ja = 6); Alkohol/Drogengebrauch (ja = 5); Frühere Suizidversuche (ja = 6); Männlich und 15 bis 35 oder älter als 64 Jahre (ja = 5); Abschiedsbrief vorhanden (ja = 6); Im Haushalt zu versorgende Kinder (ja = -4); Familienstand: alleinstehend (ja = 3), verheiratet (ja = 2), geschieden (ja = 5), getrennt (ja = 5), verwitwet (ja = 5).

Im *zweiten Teil* erfolgt eine Einschätzung der Intensität von neun psychologischen, psychosozialen und klinischen Faktoren, die wiederholt mit Suizidalität in Verbindung gebracht wurden: Wertlosigkeitserleben, Hoffnungslosigkeitserleben, soziale Isolation, Depression, Impulsivität, Feindseligkeit, Absicht zu sterben, externe Stressoren, Gedanken über die Zukunft. Alle Items werden auf einer fünfstufigen Skala von 0 = „gar nicht" bis 5 = „extrem" bewertet. Das Item zu potenziellen Gedanken bzw. Zukunftsplänen wird invers kodiert.

Ergänzend enthält die Checkliste noch ein Item, mit dem erfragt wird, ob der Patient einen Antisuizidvertrag gemacht hat und ein weiteres Item, mittels dessen – basierend auf den anderen Items des Fragebogens und ggf. zusätzlichen Informationen – das aktuelle Suizidrisiko global eingeschätzt wird. Eine Beschreibung sämtlicher Items bzw. Variablen ist auf der Rückseite der Checkliste abgedruckt. Die Items in Teil 1 sind jeweils mit einem Gewichtungsfaktor versehen, der aus Experteneinschätzungen hervorgegangen ist. Alle Werte in Teil 1 und 2 werden zu einem Gesamtscore aufsummiert. Der Wertebereich geht von 11 bis 108, wobei höhere Werte auf ein größeres Suizidrisiko verweisen.

In zwei unabhängigen Untersuchungen fanden sich hohe Interraterübereinstimmungen ($r \geq .83$) – und dies sowohl bei Ratings, die durch Experten vorgenommen wurden als auch bei Ratings, die von Laien durchgeführt wurden. Überdies erwiesen sich die Einschätzungen als stabil über einen Zeitraum von 4 Wochen ($r_{tt} = .81$). Die interne Konsistenz der Skala ist akzeptabel bis gut (Cronbachs $\alpha = .81$, Rogers & Alexander, 1994; $\alpha = .69$, Kene-Allampalli, Hovey, Meyer & Mihuara, 2010). In einer Stichprobe von knapp $N = 1.969$ Patienten einer psychiatrischen Notfallklinik konnten Rogers, Lewis und Subich (2002) zeigen, dass die SAC zwischen Personen, die wegen eines Suizidversuchs, suizidalen Gedanken oder unabhängig von suizidalem Erleben überwiesen wurden, zu differenzieren vermag.

Moderate Qualität der psychometrischen Studien zur SAC

Die bisherigen Ergebnisse deuten also auf den Nutzen wie auch die gute Handhabbarkeit des Instrumentes hin. Kritisch muss allerdings hervorgehoben werden, dass sämtliche Studien zur SAC von eher moderater methodischer Qualität sind (u. a. Beurteilung von Fallvignetten statt tatsächlichen Patienten, Rater waren informiert über den Aufnahmegrund von Patienten usw.) – entsprechend kann ihr Einsatz daher auch nicht uneingeschränkt empfohlen werden.

3.2.3 Nurses' Global Assessment of Suicide Risk (NGASR)

Speziell für den Einsatz durch Pflegepersonal entwickelt

Das Nurses' Global Assessment of Suicide Risk (NGASR) ist ein Screeninginstrument zur Einschätzung von Suizidalität, das speziell für den Einsatz durch Pflegepersonal entwickelt wurde, z. B. zum Zeitpunkt einer stationären Aufnahme. Das Instrument wurde von Cutcliffe und Barker (2004) entwickelt und besteht im Original aus 15 Items, von denen jedes einen empirisch belegten Risikofaktor für Suizidalität abbildet und jeweils dichotom („ja"/„nein") von der Pflegekraft eingeschätzt wird. Bei der Auswertung werden die mit „ja" beantworteten Items zusammengezählt. Vier Items werden dabei mit 3 gewichtet, da sie nach Auffassung der Autoren Risikofaktoren mit einer höheren prädiktiven Validität darstellen (z. B. Hoffnungslosigkeit). Die von Kozel und Kollegen (Abderhalden, Grieser, Kozel, Seifritz & Rieder, 2005; Kozel, Grieser, Rieder, Seifritz & Abderhalden, 2007) vorgelegte deutsche Version enthält ein zusätzliches Item („Mehrere psychiatrische Hospitalisationen in den letzten Jahren, Wiederaufnahme kurz nach der Entlassung"). Dieses wurde nach Rücksprache mit den Originalautoren sowie auf Basis von Studien, die den prädiktiven Wert dieses Ereignisses nahe legen (Wolfersdorf et al., 2003), in die Skala aufgenommen, sodass der Summenwert der deutschen Version des NGASR bei 26 liegt. Bei einem Summenwert von 0 bis 5 Punkten wird von einem geringen Risiko, bei einem Wert von 6 bis 8 von einem mäßigen Risiko, bei einem Wert von 9 bis 11 von einem hohen Risiko und bei einem Wert ≥ 12 von einem sehr hohen Risiko ausgegangen. Die Kategorie „geringes Risiko" anstelle von „kein Risiko" wurde gewählt, da die Autoren davon ausgehen, dass es niemanden gibt, der gar kein Risiko für eine suizidale Handlung in sich trägt. Die höchste Kategorie „sehr hohes Risiko" soll laut den Autoren für Personen gewählt werden, die einen psychiatrischen Notfall darstellen.

Interpretation mittels Cut-off-Werten

Eine Überprüfung der Interrater-Reliabilität mittels einer Stichprobe von 13 Fachkräften, die 12 Patientenvignetten beurteilten, ergab hinsichtlich der Einstufung in die verschiedenen Risikostufen gute Übereinstimmungswerte ($\kappa = .71$; $ICC = .90$; Kozel et al., 2007), die von einer späteren Studie an anderen Stichproben weitgehend bestätigt werden konnten (van Veen, van Weeghel, Koekkoek & Braam, 2014). Die Autoren betonen aber, dass eine Voraussetzung für eine derart hohe Übereinstimmung eine Schulung der Rater bzgl. der Verwendung des NGASR sowie das Bereitstellen einer Durchführungsanleitung ist. Angaben zur Reliabilität des NGASR finden sich auch bei van Veen et al. (2014), die eine niederländische Version des Instrumentes entwickelten und untersuchten. Die interne Konsistenz der Gesamtskala war unbefriedigend bei $\alpha = .39$.

Beurteilerschulung notwendig

Unklare faktorielle Validität

Die Originalautoren des NGASR berichten von einer hohen Augenschein- und Inhaltsvalidität des Instruments, die sie anhand einer Befragung von Experten ermittelten (Cutcliffe & Barker, 2004). Van Veen et al. (2014) untersuchten die faktorielle Validität der NGASR mithilfe einer explorativen Faktorenanalyse auf Basis einer Stichprobe von $N = 241$ psychiatrischen Patienten. Es fanden sich fünf Faktoren, mit teils schwachen Faktorladungen, Doppelladungen, nur einzelnen Items pro Faktor und teilweise sehr geringer interner Konsistenz ($.30 < \alpha < .68$). In einer koreanischen Stichprobe von 106 Psychiatriepatienten fanden Shin et al. (2012) sechs Faktoren. Konkurrente Validität im Vergleich mit der belgischen Suicide Intent Scale (Diekstra, 1981), die auf der Beck Scale for Suicidal Ideation basiert (Beck, Kovacs & Weissman, 1979), sowie mit einer Suizidalitätsrisikoeinschätzung, basierend auf psychiatrischen Interviews, war gegeben. Die prädiktive Validität des Summenwertes im Hinblick auf suizidale Gedanken, Pläne oder Verhaltensweisen im halbjährigen Follow-up-Zeitraum nach einer stationären Behandlung (Stichprobengröße $N = 68$) war schwach (van Veen et al., 2014). Bei insgesamt nicht befriedigenden psychometrischen Eigenschaften des NGASR wird die Praktikabilität des Instrumentes durch die notwendige Schulung der Pflegekräfte, die einen gewissen Aufwand darstellt, zusätzlich eingeschränkt. Eine deutsche Übersetzung der NGASR findet sich bei Kozel (2014).

3.3 Schlussfolgerung und Empfehlung

Das Screening auf suizidale Gedanken, Wünsche und Verhaltensweisen sollte integraler Bestandteil eines jeden Assessments von Patienten mit psychischen Störungen, aber – bei entsprechendem Vorverdacht – nach Möglichkeit auch in anderen Bereichen des Gesundheitssystems sein. Wenn die Verwendung einer dimensionalen Skala bestehend aus mehreren Items aus (zeit-)ökonomischen Gründen nicht möglich ist, sollte zumindest der Einsatz von Einzelitems erwogen werden. Die gegenwärtige Evidenzlage würde in diesem Fall eher für die Verwendung eines Selbstbeurteilungsitems (z. B. aus dem Beck-Depressions-Inventar siehe Hautzinger et al., 2006; dem Rasch-basierten Depressionsscreening siehe Forkmann et al., 2009, 2011; oder dem Inventory of Depressive Symptoms siehe Rush et al., 1996) als eines Fremdbeurteilungsitems (z. B. das entsprechende HAMD-Item) sprechen. Mit nur geringem zusätzlichem Aufwand könnte allerdings durch den Einsatz der hier empfohlenen Depressive Symptomatology Index – Suicidality Scale (DSI-SS; Metalsky & Joiner, 1997) eine psychometrisch adäquate und klinisch nützliche erste Einschätzung von Suizidgedanken vorgenommen werden. Für die Erfassung von suizidalem Verhalten muss auf andere Instrumente zurückgegriffen werden (vgl. z. B. Kap. 5 und 6). Auf eine (unkritische) Nutzung der SAD PERSONS Scale, wie auch anderer entsprechender Risikochecklisten, sollte im klinischen Alltag verzichtet werden. Die Gefahr erscheint zu groß, dass Behandler sich – durch deren Einsatz – in einer trügerischen Sicherheit über das bestehende Risiko von Patienten wähnen. Zu weiteren in Deutschland gebräuchlichen Checklisten wie der Pöldinger-Skala (Pöldinger, 1968) oder dem Tool for Assessment of Suicide Risk (Chehil & Kutcher, 2012) liegen unseres Erachtens keine hochwertigen Validierungsstudien vor, sodass auf eine Darstellung verzichtet wurde.

DSI-SS ist empfehlenswert

4 Interviewverfahren

Nur wenige strukturierte Interviews zur Erfassung von Suizidalität verfügbar

In der klinischen Praxis stellt die freie, mehr oder weniger systematisierte Befragung die gängige Form der Risikoabschätzung im Rahmen suizidaler Krisen dar (Jobes et al., 1995). Tatsächlich liegen bislang auch nur wenige strukturierte Interviewverfahren zur Risikoabschätzung bzw. zur Diagnostik suizidalen Verhaltens und Erlebens vor. Vier Verfahren, die sich insbesondere im angloamerikanischen Raum zunehmender Verwendung erfreuen, sind die Suicide Status Form von Jobes (2006) zur Einschätzung des akuten Suizidrisikos sowie das Self-Injurious Thoughts and Behaviors Interview von Nock, Holmberg, Photos und Michel (2007), die Columbia-Suicide Severity Rating Scale von Posner et al. (2011) und das Suicide Attempt Self-Injury Interview von Linehan, Comtois, Brown, Heard und Wagner (2006a) zur strukturierten Erfassung lebensgeschichtlicher und aktueller Episoden suizidalen Erlebens und Verhaltens. Interviewverfahren zur Erfassung bestehender Suizidalität ermöglichen eine strukturierte Form der Risikoabschätzung, die sicherstellt, dass auch im Kontext therapeutenseitiger Ängste und Unsicherheiten indikationsrelevante Informationen erhoben werden. Aber auch außerhalb akuter Krisen ergeben sich aus der Durchführung entsprechender Interviews zu Behandlungsbeginn relevante Informationen für die Behandlungsplanung.

4.1 Suicide Status Form (SSF-III)

Collaborative Assessment and Management of Suicidality (CAMS)

Die Suicide Status Form (SSF; Jobes et al., 1997) stellt das zentrale Diagnostikinstrument im Rahmen des von Jobes (2006) entwickelten Verfahrens des Collaborative Assessment and Management of Suicidality (CAMS) dar. In Abkehr von der klassisch-medizinischen Befunderhebung mit einem fragenden Experten und einem antwortenden Betroffenen propagiert Jobes (2006) in diesem Ansatz die gemeinschaftliche Abschätzung der aktuellen Suizidalität und die gemeinschaftliche Behandlungsplanung. Im wörtlichen Sinne empfiehlt er, sich im Rahmen der Risikoabschätzung neben den Patienten zu setzen und gemeinsam die SSF zu bearbeiten. Die Bearbeitung der SSF leitet Jobes (2006) ein, indem er, ausgehend von Hinweisen auf suizidales Erleben, darauf verweist, dass er gerne eine sorgfältige Erhebung

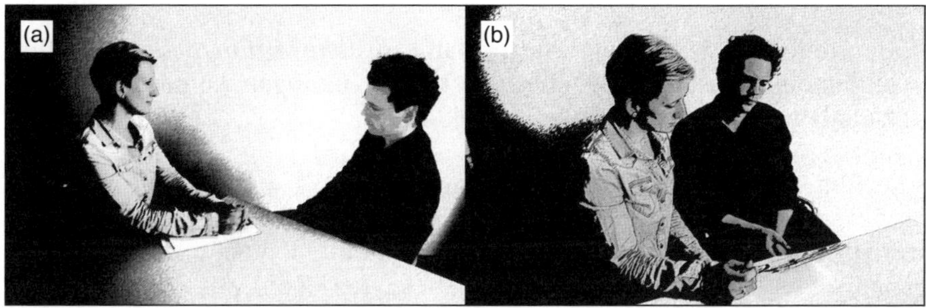

Abbildung 6: Sitzposition (a) normal vs. (b) CAMS

des psychischen Schmerzes und emotionalen Leidens vornehmen würde. Erst danach wird um die Erlaubnis gebeten, sich neben den Patienten zu setzen, um gemeinsam die SSF zu bearbeiten (vgl. Abb. 6).

Die Suicide Status Form liegt inzwischen in einer dritten revidierten und ergänzten Fassung vor und umfasst insgesamt drei sich ergänzende Instrumente: (1) Die SSF-III *Initial Session* zur Abschätzung des Ausmaßes akuter Suizidalität und zur Behandlungsplanung innerhalb der ersten Sitzung, in der ein Patient von suizidalem Erleben und Verhalten berichtet. (2) Die SSF-III *Tracking Form* zur Dokumentation der folgenden Sitzungen und (3) die SSF-III *Tracking Outcome Form* zur Dokumentation des Behandlungsergebnisses. Alle SSF-Bögen kommen im Rahmen des CAMS-Ansatzes zur Anwendung und strukturieren die Patientenkontakte.

SSF-III Initial Session: Sektion A

Der ausführlichste Einschätzungsbogen ist die SSF-III *Initial Session*. Diese untergliedert sich in vier Sektionen zur Abschätzung des gegenwärtigen Suizidrisikos und zur Behandlungsplanung:

Die *Sektion A* umfasst zunächst sechs Fragen, die von Jobes (2006) als Kernbefragung (Core Assessment) bezeichnet werden. Mit fünf der sechs Fragen wird das Vorliegen von zentralen Konstrukten unterschiedlicher Suizidtheorien erfragt:

1. Beurteilen Sie das aktuelle Ausmaß *psychischen Schmerzes* (Gefühl des Verletzung, des Leids, des Elends, nicht jedoch Anspannung und Stress oder körperlicher Schmerz).
2. Beurteilen Sie das Ausmaß des aktuellen *Stresserlebens* (Ihr allgemeines Gefühl, unter Druck zu stehen, von etwas überwältigt zu sein u. Ä.).
3. Beurteilen Sie das Ausmaß innerer *Anspannung und Erregung* (bedrängende Gefühlsinhalte, das Gefühl, Sie müssten irgendetwas tun – ohne jedoch zu wissen was; nicht jedoch Verärgerung).
4. Beurteilen Sie das Ausmaß aktueller *Hoffnungslosigkeit* (Ihre Erwartung, dass sich die Dinge nicht verbessern werden, ganz egal was Sie machen).

5. Beurteilen Sie das aktuelle Ausmaß an *Selbstentwertung/Selbsthass* (Ihre allgemeine Einschätzung, sich selbst nicht zu mögen, keinen Selbstwert zu haben, sich selbst nicht zu respektieren).

Alle fünf Items werden auf fünfstufigen Skalen (1 = „gering ausgeprägt“ bis 5 = „sehr stark ausgeprägt“) eingeschätzt. Zusätzlich zur Quantifizierung werden die Probanden in Bezug auf jedes Item gebeten, anzugeben, was genau sie psychisch als am schmerzhaftesten erleben, was mit dem meisten Stress verbunden ist, in Bezug auf was sie am hoffnungslosesten sind usw. Mit den Items 1 bis 3 rekuriert Jobes (2006) auf das sogenannte Würfelmodell des Suizids, in dem Shneidman (1985) postuliert, dass das gemeinsame Auftreten von massivem psychischen Schmerz (als *psychache* bezeichnet), Stressbelastung und einem Zustand der Agitiertheit (als *pertubation* bezeichnet) suizidale Handlungen erwarten lässt. Item 4 erfasst Hoffnungslosigkeit als Kernkonstrukt des kognitiven Modells suizidaler Handlungen (vgl. Kap. 2.4.1) und Item 5 erfasst Selbsthass, dem in der Escape-Theorie von Baumeister (1990) zentrale Bedeutung beigemessen wird. Das sechste Item der Kernbefragung ist schließlich eine allgemeine Selbsteinschätzung der aktuellen Suizidgefährdung von 1 = „extrem niedrig“ („werde mich nicht umbringen“) bis 5 = „extrem hoch“ („werde mich umbringen“).

Diese sechs Items umfassende Sektion A bildet den Ursprung der SSF (Jobes et al., 1997) und nur zu diesen sechs Items liegen psychometrische Untersuchungen vor (siehe unten). Im Lauf der Zeit wurden jedoch diverse weitere Items ergänzt. So schließen sich an die Kernbefragung zwei Items an, in denen der Patient gebeten wird, anzugeben, (a) inwiefern die Suizidgedanken abhängig sind von Gefühlen und Gedanken über sich selbst und (b) inwiefern die Suizidgedanken abhängig sind von Gefühlen oder Gedanken anderen gegenüber. Zudem wird der Patient gebeten, Gründe/Motive, die für das Leben sprechen und Gründe/Motive, die für den Tod sprechen, aufzulisten und hinsichtlich ihrer Bedeutung von 1 bis 5 zu gewichten. Schließlich werden die Patienten angehalten, auf einer achtstufigen Skala (1 = „überhaupt nicht vorhanden“ bis 8 = „ganz besonders stark“) einzuschätzen, wie ausgeprägt derzeit ihr Wunsch zu leben und ihr Wunsch zu sterben ist. Als letztes Item der Sektion A wird der Patient gebeten, das zu beschreiben, was ihm am meisten helfen würde, nicht mehr an einen Suizid zu denken. Der Therapeut begleitet den Patienten bei der Bearbeitung von Sektion A, indem er Fragen des Patienten beantwortet und durch gezielte Fragen zur Klärung der Patientenangaben beiträgt.

Sektion B: Fremdbeurteilung

In der *Sektion B* führt der Therapeut eine Fremdbeurteilung durch. Hierbei wird zunächst das Vorliegen (ja/nein) verschiedener Aspekte suizidalen Erlebens und Verhaltens erfasst; im Einzelnen sind dies: Suizidplan (inkl. Zugang zu Suizidmitteln), Suizidvorbereitungen, Probehandlungen, Suizidgedanken, Suizidversuche, aktuelle Suizidabsicht. Jede Facette muss beschrieben werden. So müssen beispielsweise die Häufigkeit (pro Tag, pro Woche, pro Monat) und die Dauer (Sekunden, Minuten, Stunden) von Suizidgedanken erfasst und Hinweise auf die akute Suizidabsicht aus subjektiver und objektiver Sicht beschrieben werden. Zusätzlich muss das Vorliegen weiterer Risikofaktoren eingeschätzt und beschrieben werden: Impulsivität, Substanzmissbrauch, bedeutende Verluste, soziale Isolation, Beziehungsschwierigkeiten, gesundheitliche Probleme und Probleme mit dem Gesetz. Während der Einschätzung bleibt der Therapeut neben dem Patienten sitzen und klärt im Gespräch das Vorliegen bzw. die Ausprägung der verschiedenen Risikofaktoren ab. Konkrete Fragen zur Abklärung der verschiedenen Items sind nicht vorgegeben. Im Schnitt dauert die Bearbeitung der Sektionen A und B insgesamt ungefähr 30 Minuten.

Sektion C: Behandlungsziele und Behandlungsplanung

Basierend auf den Antworten in Sektion A und B werden in *Sektion C* mögliche Behandlungsziele, Behandlungsschritte und die für die Teilprobleme einzuplanende Sitzungszahl mit dem Patienten besprochen und festgelegt. Der CAMS-Ansatz ist hierbei keiner therapeutischen Orientierung verpflichtet. Als zentrale Behandlungsstrategien nennt Jobes (2006) schulübergreifend die Sicherstellung letaler Suizidmittel, die Erstellung eines Notfallplans bzw. einer Bewältigungskarte, das Erstellen eines „Hope-Kit" sowie die Förderung sozialer Unterstützung und behavioraler Aktivierung (siehe hierzu Teismann & Dorrmann, 2014). Bevor sowohl der Patient als auch der Therapeut den Behandlungsplan unterschreiben, muss noch beantwortet werden, ob der Patient den Behandlungsplan versteht und sich diesem verpflichtet fühlt und ob sich der Patient in unmittelbarer Suizidgefahr befindet.

Sektion D: Sitzungsdokumentation

Sektion D wird schließlich nach der Sitzung vom Therapeuten allein ausgefüllt. Im Sinne einer sorgfältigen Sitzungsdokumentation werden der psychopathologische Befund, gegenwärtige Störungsdiagnosen, das generelle Suizidrisiko und Bemerkungen zum Fall vermerkt.

SSF-III Tracking Form

Zur Dokumentation der folgenden Sitzungen liegt eine Kurzfassung der SSF, die sogenannte SSF-III *Tracking Form*, vor. Neben einem zu Beginn jeder Folgesitzung vorzunehmenden Rating der sechs Kernitems (psychischer Schmerz, Stress, Anspannung und Erregung, Hoffnungslosigkeit, Selbsthass, Suizidgefährdung) muss der Therapeut auch das Vorliegen von suizidalen Gedanken, Gefühlen und Verhaltensweisen dokumentieren. Insbesondere in der ersten Folgesitzung wird empfohlen, dass sich der Therapeut erneut neben den Patienten setzt, während die Ratings vorgenommen werden. Am Ende jeder der Folgesitzungen wird in und mit der SSF-III *Tracking Form* der weitere Behandlungsplan festgelegt und besprochen. Wurden in drei aufeinanderfolgenden Sitzungen keine Hinweise auf fortbestehende Suizidalität ausgemacht, kann das suizidalitätsbezogene Behandlungsergebnis in der SSF-III *Tracking Outcome Form* dokumentiert werden. In der Outcome Form

SSF-III Tracking Outcome Form

werden erneut die sechs Kernitems beantwortet sowie der psychopathologische Befund, aktuelle Diagnosen und das Suizidrisiko erfasst.

Psychometrische Eigenschaften der Kernitems

Wie bereits gesagt, liegen psychometrische Untersuchungen nur zu den sechs Kernitems der SSF vor, wobei das sechste Item in faktorenanalytischen Auswertungen zumeist ausgeklammert wurde. Die anderen Items teilen sich auf zwei Faktoren auf; die Items Hoffnungslosigkeit, psychischer Schmerz und Selbsthass laden dabei auf einen Faktor und die Items Anspannung und Stresserleben auf den anderen Faktor (Conrad et al., 2009; Jobes et al., 1997). Vor dem Hintergrund niedriger Kommunalitätswerte und geringer Iteminterkorrelationen postuliert Jobes et al. (1997) jedoch, dass die sechs Items unabhängige Aspekte erfassen. Entsprechend erfolgt keine Berechnung von Skalenwerten bzw. eines Gesamtwertes. Die Einschätzung des aktuellen Risikos obliegt damit allein dem jeweiligen Interviewer. Die einzelnen Items korrelieren in erwarteter Weise mit anderen Maßen zur Erfassung von Hoffnungslosigkeit, Stresserleben, Symptombelastung und Impulsivität (Conrad et al., 2009; Jobes et al., 1997). Überdies weisen suizidale Klinikpatienten höhere Werte in allen Items auf als nicht suizidale Klinikpatienten – und dies bei gleicher Symptombelastung (Conrad et al., 2009). Die Retest-Reliabilität fällt bei den stationären Patienten über einen Zeitraum von zwei bis drei Tagen eher moderat aus (r_{tt} = .23–.57), was letztlich wiederum auf den wechselhaften Verlauf suizidaler Krisen verweist.

Zusammenfassend lässt sich schlussfolgern, dass dem Praktiker mit den verschiedenen Versionen der Suicide Status Form ein Instrument vorliegt, das gleichermaßen zur Risikoabschätzung, Behandlungsplanung und Sitzungsdokumentation eingesetzt werden kann. Darüber hinaus hilft die Verwendung der SSF dabei, den therapeutischen Prozess zu strukturieren. Aus einer Forschungsperspektive stellt die Tatsache, dass keine Skalen- bzw. Gesamtwerte gebildet werden können, indessen einen großen Nachteil der SSF-III dar. Schließlich stellt sich zudem die Frage, ob mit den sechs Items der Kernbefragung tatsächlich durchgängig solche Befindlichkeiten erfragt werden, die von entscheidender Bedeutung für das Erleben von Suizidalität sind. So zeigte sich in einer Prädiktionsanalyse, dass ausschließlich das selbsteingeschätzte Suizidrisiko (Item 6) mit dem Verlauf suizidalen Erlebens assoziiert war (Jobes, Kahn-Greene, Greene & Goeke-Morey, 2009). Der gesamte CAMS-Ansatz erwies sich in verschiedenen Studien hingegen als effektiv hinsichtlich der Behandlung suizidalen Erlebens (Comtois et al., 2011; Ellis, Green, Allen, Jobes & Nadorff, 2012) – dies mag als indirekter Beleg dafür gewertet werden, dass die am SSF orientierte therapeutische Arbeit von Patienten gut akzeptiert wird.

Eine deutsche Übersetzung der SSF Initial Session (Sektion A und B) findet sich sowohl bei Gysin-Maillart und Michel (2013) als auch bei Kozel (2014). Eine Validierung der deutschen Fassung steht bislang aus.

4.2 Self-Injurious Thoughts and Behaviors Interview (SITBI)

Das Self-Injurious Thoughts and Behaviors Interview (SITBI; Nock et al., 2007) ist ein strukturiertes Interview, das in einer Langfassung mit 169 Items und einer Kurzfassung mit 72 Items vorliegt. Beide Interviewformen untergliedern sich in sechs Module, innerhalb derer das Vorhandensein, die Frequenz und Charakteristika von sechs Arten selbstverletzender Gedanken bzw. Verhaltensweisen erfasst werden:

Die sechs Module des SITBI

- *Suizidgedanken* („Hatten Sie jemals Gedanken, sich das Leben nehmen zu wollen?"),
- *Suizidplan* („Haben Sie jemals wirklich einen Plan gehabt, sich umzubringen?"),
- *Suizidgesten* („Haben Sie jemals etwas gemacht, um jemand anderen glauben zu lassen, dass Sie sich umbringen wollten, obwohl Sie keinen Wunsch hatten, dies tatsächlich zu tun?"),
- *Suizidversuch* („Haben Sie jemals einen Versuch unternommen, sich umzubringen, bei dem die Absicht bestand zu sterben?"),
- *Gedanken an selbstverletzendes Verhalten* („Hatten Sie jemals Gedanken daran, sich absichtlich selbst zu verletzen, ohne dabei sterben zu wollen?"),
- *Nicht suizidale Selbstverletzung* („Haben Sie sich jemals absichtlich verletzt, ohne dabei sterben zu wollen?").

Screeningfrage zu Beginn jedes Moduls

Jedes Modul beginnt mit einer Screeningfrage (siehe oben), welche danach fragt, ob das Zielverhalten jemals im Leben gezeigt wurde. Wenn die Screeningfrage bejaht wurde, wird das jeweilige Modul im Interview weiter berücksichtigt, andernfalls wird das Modul übersprungen. Neben dem lebenszeitlichen Auftreten wird im SITBI auch die Auftretenshäufigkeit aller Gedanken und Verhaltensmuster im vergangenen Jahr, im vergangenen Monat und in der vergangenen Woche sowie das Alter bei Erstmanifestation erfragt. Darüber hinaus werden die Probanden gebeten auf einer Skala von 0 = „gering/wenig" bis 4 = „sehr viel/stark" einzuschätzen wie schwer ausgeprägt, das jeweilige Erleben bzw. Verhalten im Durchschnitt und zum Zeitpunkt der lebenszeitlichen Maximalausprägung war. Schließlich wird den Betroffenen eine offene Frage zur erwogenen bzw. gewählten Methode gestellt und sie werden gebeten einzuschätzen, wie lange Gedanken an einen Suizid üblicherweise anhalten bzw. wie viel Zeit zwischen Erwägung und Umsetzung lag.

Neben diesen Basisfragen erlaubt insbesondere die Langfassung des SITBI die Erfassung weiterer Aspekte selbstverletzender Verhaltensweisen:

a) Funktion des selbstverletzenden Verhaltens (z. B. „Wie sehr haben Sie einen Suizidversuch unternommen, um aus einer Sache herauszukommen, oder um von anderen loszukommen?"),

b) Bedingungsfaktoren selbstverletzenden Verhaltens (u. a. Familie, Freunde, Beziehungen, Arbeit/Schule, psychischer Zustand; z. B. „Wie sehr haben Probleme mit Ihren Freunden zu einem Suizidversuch geführt?“),
c) Schmerzwahrnehmung während der Selbstverletzung (z. B. „Auf einer Skala von 0 bis 4: Wie viel körperlichen Schmerz hatten Sie, als Sie den Suizidversuch unternommen haben?“),
d) selbstverletzendes Verhalten unter bekannten Gleichaltrigen (z. B. „Bevor Sie jemals einen Suizidversuch unternommen haben, wie viele Ihrer Freunde hatten Ihrem Wissen nach einen Suizidversuch unternommen?“).

Schlussendlich werden die Betroffenen in der Lang- und der Kurzversion gebeten einzuschätzen, für wie wahrscheinlich sie es halten, dass sie in Zukunft erneut selbstverletzende Gedanken und Verhaltensweisen erleben werden („Auf einer Skala von 0 bis 4: Wie groß ist die Wahrscheinlichkeit, dass Sie sich in Zukunft selbst verletzen werden?“).

Fremdanamnestischer Einsatz möglich

Das SITBI kann ab dem Jugendalter eingesetzt werden und hat eine Durchführungszeit von 3 bis 15 Minuten. Es kann auch zur fremdanamnestischen Befragung von Eltern selbstverletzender Jugendlicher eingesetzt werden. Sämtliche Fragen des SITBI sollten wie vorgegeben gestellt werden. Gleichwohl dürfen Zusatzfragen genutzt werden, um einen Sachverhalt genauer abzuklären.

Gute psychometrische Eigenschaften

Im Rahmen einer ersten Validierungsstudie (Nock et al., 2007) fand sich sowohl eine exzellente Interraterübereinstimmung als auch eine hohe Übereinstimmung zwischen unterschiedlichen Informanten (Jugendliche/Eltern). Das SITBI wies überdies eine hohe Retest-Reliabilität hinsichtlich des lebenszeitlichen Auftretens der verschiedenen Zielkriterien über einen Zeitraum von 6 Monaten (κ = .70 bis 1.00) auf. Einzig Suizidgesten wurden im Retest deutlich seltener berichtet als in der Ursprungstestung, sodass die Retest-Reliabilität schwach ausfiel (κ = .25). Über das Vorkommen von Suizidgesten waren auch die verschiedenen Informanten eher uneinig, sodass gegenwärtig davon ausgegangen werden muss, dass sich Suizidgesten nur eingeschränkt mit dem SITBI erfassen lassen. Das SITBI korreliert erwartungsgemäß und signifikant mit anderen Maßen zur Erfassung selbstverletzender Erlebens- und Verhaltensweisen (Nock et al., 2007). Eine deutsche Validierung des Instrumentes wurde kürzlich publiziert (Fischer et al., 2014). Die deutsche Version des Interviews weist dabei eine gute Interraterübereinstimmung, Retest-Reliabilität und Konstruktvalidität auf. Suizidgesten lassen sich jedoch auch mit der deutschen Interviewversion nur eingeschränkt reliabel erfassen (Fischer et al., 2014).

Mit dem SITBI haben Nock und Kollegen (2007) ein Instrument entwickelt, das gleichermaßen in der klinischen Praxis als auch in der Forschung verwendet werden kann. Die gewählten Definitionen suizidalen Verhaltens entsprechen den aktuellen Empfehlungen (vgl. Kap. 2.1) und das Interview lässt sich zeitökonomisch einsetzen. Im Rahmen einer umfassenden Eingangsdiagnostik erlaubt insbesondere die Kurzversion des Interviews – in der ambulanten und stationären Therapie – eine schnelle Erfassung der suizidbezogenen Vorgeschichte und Belastung von Patienten. Zu bedenken ist allerdings, dass das Instrument weniger der umfassenden Einschätzung des gegenwärtigen Suizidrisikos als vielmehr der sorgfältigen Abklärung vergangener Episoden selbstverletzenden Verhaltens dient. Eine deutsche Version des SITBI kann auf der Internetseite des Autors heruntergeladen werden: http://nocklab.fas.harvard.edu/tasks.

4.3 Columbia-Suicide Severity Rating Scale (C-SSRS)

Bei der Columbia-Suicide Severity Rating Scale (C-SSRS; Posner et al., 2011) handelt es sich um einen kurzen Interviewbogen, der in verschiedenen Settings zur Einschätzung von Suizidgedanken und suizidalem Verhalten eingesetzt werden kann. Das Interview liegt in einer Screening- und einer Langversion vor. Zusätzlich gibt es eine Version für den Einsatz bei Kindern und kognitiv eingeschränkten Personen. Alle Varianten des Interviewbogens untergliedern sich in eine Sektion zur Abklärung von Suizidgedanken und eine Sektion zur Abklärung von suizidalem Verhalten. Gefragt wird sowohl nach dem lebenszeitlichen Auftreten von suizidalem Erleben und Verhalten, als auch nach Suizidgedanken im letzten Monat und suizidalem Verhalten in den vergangenen 3 Monaten. Für die Verlaufsdiagnostik gibt es zudem die Möglichkeit, nach dem Auftreten suizidaler Symptome seit der letzten Begegnung zu fragen.

Alle Versionen der C-SSRS beginnen in der *ersten Sektion* mit zwei Screeningfragen zu Suizidgedanken:

Screeningfragen der C-SSRS

1. Haben Sie sich gewünscht, tot zu sein, oder den Wunsch gehabt, Sie könnten einschlafen und müssten nicht mehr aufwachen?
2. Haben Sie tatsächlich daran gedacht, sich umzubringen?

Wird keine der beiden Fragen mit „ja“ beantwortet, so wird unmittelbar zur zweiten Sektion übergegangen. Wird eine der beiden Fragen bejaht, erfolgt eine genauere Abklärung der Art und Intensität der Suizidgedanken. Zum einen wird mit drei Fragen abgeklärt, inwieweit bereits ein spezifischer Suizidplan und eine Suizidabsicht ausgebildet wurden (z. B. „Haben Sie die Einzelheiten, wie Sie sich töten wollen, angefangen auszuarbeiten oder bereits ausgearbeitet?“; „Haben Sie vor, diesen Plan auszuführen?“). Zum anderen werden – im Rahmen der C-SSRS Langversion – die Häufigkeit,

Dauer und Kontrollierbarkeit der Suizidgedanken, wie auch Gründe und Hinderungsgründe für bzw. gegen einen Suizid erfragt.

Fragen nach suizidalem und selbstverletzendem Verhalten

In der *zweiten Sektion* wird nach Suizidversuchen (u. a. „Haben Sie einen Selbstmordversuch unternommen?"), nicht suizidalen Selbstverletzungen, unterbrochenen Suizidversuchen, abgebrochenen Suizidversuchen und vorbereitenden Handlungen/vorbereitendem Verhalten gefragt (vgl. Kap. 2). Berichtet die befragte Person von Suizidversuchen, so wird für den ersten, den letzten und den schwersten Versuch zusätzlich die Letalität (bzw. der körperliche Schaden) beurteilt. Ist es – z. B. aufgrund einer Ladehemmung der verwendeten Waffe – nicht zu einem tatsächlichen körperlichen Schaden gekommen, so wird die *potenzielle* Letalität der ausgeführten Handlung beurteilt. In der Screeningversion wird an dieser Stelle ausschließlich nach Suizidversuchen gefragt.

Die Autoren der C-SSRS weisen ausdrücklich darauf hin, dass es sich bei den Interviewfragen um Vorschläge handelt, dass sie also auch in anderer Form gestellt werden dürfen. Zudem wird betont, dass die Frage, ob tatsächlich Suizidgedanken oder suizidales Verhalten vorliegen, vom Urteil des Interviewers abhängt. Bei seiner Einschätzung kann dieser sich – bei Kenntnis entsprechender Informationen – über die konkrete Antwort des Befragten hinwegsetzen. Im Fall, dass eine Suizidabsicht (mit oder ohne Plan) während des vergangenen Monats oder jedwedes suizidale Verhalten während der vergangenen 3 Monate eruierbar ist, empfehlen die Autoren eine unmittelbare Überweisung an eine psychologische/psychiatrische Einrichtung. In Abhängigkeit vom Ausmaß suizidalen Erlebens und Verhaltens liegt die Bearbeitungszeit des Interviews zwischen 2 und 12 Minuten (Mundt et al., 2010).

Problematische Eigenschaften der C-SSRS

Im Rahmen einer groß angelegten Validierungsstudie (Posner et al., 2011) fanden sich substanzielle Korrelationen der C-SSRS mit anderen Maßen suizidalen Erlebens und Verhaltens. Überdies fand sich eine nahezu hundertprozentige Übereinstimmung hinsichtlich der richtigen Klassifikation von suizidalem Verhalten (in Relation zu einem anderen Instrument bzw. einer unabhängigen Experteneinschätzung). Die C-SSRS erwies sich als änderungssensitiv und mit der C-SSRS erfasste Suizidabsichten waren prädiktiv für (unterbrochene, abgebrochene und vollzogene) Suizidversuche. Die Intensitätsitems der C-SSRS wiesen schlussendlich eine hohe interne Konsistenz auf ($\alpha = .94$).

Elektronische Version verfügbar

Neben der beschriebenen strukturierten Interviewform, liegt die C-SSRS auch in einer standardisierten elektronischen Form vor (eC-SSRS). Diese arbeitet mit einer elektronischen Stimme und wird über das Bedienfeld eines Telefons beantwortet. In ersten Studien fanden sich hohe Übereinstimmungswerte zwischen C-SSRS und eC-SSRS hinsichtlich des Vorliegens von

Suizidgedanken und suizidalem Verhalten. Überdies wurde die Durchführung beider Versionen von den Teilnehmern vergleichbar positiv bewertet (Hesdorffer et al., 2013; Mundt et al., 2010). Im Rahmen einer Sekundäranalyse von 22.000 eC-SSRS-Datensätzen aus verschiedenen klinischen Studien fanden sich schließlich Hinweise auf die prädiktive Bedeutung der eC-SSRS. So zeigte sich, dass eine Geschichte von Suizidabsichten und suizidalen Verhaltensweisen mit einem vier- bis neunfach erhöhten Risiko von suizidalem Verhalten im Rahmen der Behandlung assoziiert ist (Mundt et al., 2010).

Die C-SSRS wurde bereits in mehr als 100 Sprachen übersetzt und wird von einer Vielzahl nationaler und internationaler Organisationen (u. a. US-Army) als Standardinstrument zur Erfassung von Suizidalität verwendet. Die Definitionen suizidalen Erlebens und Verhaltens, welche der C-SRRS zugrunde liegen, wurden vom amerikanischen Center for Disease Control and Prevention als Standarddefinitionen übernommen (vgl. Kap. 2.1). Schließlich diente die C-SSRS als Vorlage für einen Einschätzungsalgorithmus, mit dem die amerikanische Food and Drug Administration retrospektiv potenziell suizidale Verhaltensmuster im Kontext klinischer Studien einschätzen ließ (Posner et al., 2007).

Auf der Homepage zur C-SSRS (www.cssrs.columbia.edu) finden sich diverse Angebote, mit denen der Einsatz des Interviewbogens eingeübt werden kann (u. a. Videos, interaktive Trainings). Die deutsche Fassung der S-SSRS kann auf dieser Seite kostenfrei angefordert werden. Eine Validierung der deutschen C-SSRS Fassung steht bislang aus.

4.4 Suicide Attempt Self-Injury Interview (SASII)

Das Suicide Attempt Self-Injury Interview (SASII) wurde von Linehan et al. (2006a) entwickelt und validiert. Es handelt sich um ein strukturiertes Interview zur Erfassung von Selbstverletzungen, die in suizidaler bzw. nicht suizidaler Absicht vollzogen wurden. Das Interview beginnt mit Screeningfragen, mit denen erfasst wird, ob und wie oft sich die betroffene Person im letzten Jahr (bzw. in ihrem Leben, seit der letzten Erhebung etc.) absichtlich selbstverletzt hat oder versucht hat, sich selbst zu töten. In einer chronologischen Zeitleiste werden die verschiedenen Episoden selbstverletzenden Verhaltens eingetragen. Anzugeben ist an dieser Stelle des Interviews das Datum der Episode, die Methode und ob eine medizinische Behandlung erforderlich wurde. Als Episode gilt dabei (a) ein einmaliges Ereignis, d. h. ein klar erinnerbares Ereignis und/oder eine von anderen Ereignissen abgrenzbare Episode (wie es bei einem Suizidversuch die Regel sein wird) bzw. (b) eine Reihe

Chronologische Erfassung suizidalen und selbstverletzenden Verhaltens

von Ereignissen, d. h. eine sich wiederholende oder habituelle Reihe von gering letalen Handlungen, bei welchen alle Umstände ähnlich waren bzw. eine Reihe von Handlungen, die so schlecht erinnert werden können, dass die Handlungen nicht voneinander unterschieden werden können (wie es bei nicht suizidalen Selbstverletzungen häufig der Fall sein wird).

Für jede Episode werden im weiteren Interview detaillierte Informationen erhoben bzw. eingeschätzt zur

a) verwendeten Methode/Methodenkombination sowie zur potenziellen Letalität der Methode und der konkreten Durchführung,
b) zur Absicht, mit der die Handlung durchgeführt wurde,
c) zur vorausgegangenen Kommunikation über die geplante Selbstverletzung,
d) zur Impulsivität, mit der die Handlung umgesetzt wurde und zur Wahrscheinlichkeit, dass Außenstehende hätten eingreifen können sowie
e) zum körperlichen Zustand nach der Selbstverletzung und dem Ausmaß der medizinischen Nachbehandlung. Zusätzlich können
f) vorausgehende externe und interne Ereignisse/Erlebnisse sowie
g) Konsequenzen der Selbstverletzung erhoben werden.

Durch die zuletzt genannten Aspekte wird es möglich, das Interview auch im Sinne einer Verhaltensanalyse auszuwerten (vgl. Kap. 5).

Kombination unterschiedlicher Fragentypen

Das SASII setzt sich zusammen aus offenen Fragen (z. B. „Bevor wir versuchen, zu verstehen, was zu Ihrem selbstschädigenden Verhalten [Suizidversuch/Selbstverletzung] führte und was diesem folgte, möchte ich erst ganz genau verstehen, was Sie getan haben. Beschreiben Sie mir genau, welche Methode(n) Sie benutzt haben, um zu versuchen, sich zu suizidieren/sich selbst zu verletzen!"), geschlossenen Fragen (z. B. „War die Durchführung der Selbstverletzung absichtlich, ein Unfall oder irgendetwas dazwischen?"), Checklisten-Fragen (z. B. „Haben Sie sich aus einem der folgenden Gründe selbst verletzt bzw. einen Suizidversuch unternommen? Welche?") und Likert-skalierten Fragen (z. B. „Interviewer: Bitte schätzen Sie die Impulsivität der Handlung auf einer Skala von 1 bis 7 ein"). Ein Teil der Items wird durch den Patienten eingeschätzt und beantwortet und ein Teil durch den jeweiligen Interviewer. Zur Beurteilung des medizinischen Mortalitätsrisikos, der Wahrscheinlichkeit, dass jemand vor Durchführung des Suizids hätte intervenieren können, der körperlichen Verfassung und des Grades der medizinischen Versorgung werden dem Interviewer hierbei detaillierte Einschätzungshilfen gegeben. Zusätzlich liegen dem Interview fünf Karten bei, auf denen Antwortalternativen zu verschiedenen Fragen aufgeschrieben sind, sodass diese dem Betroffenen während des Interviews zur Auswahl vorgelegt werden können. Die Standardfassung des Interviews umfasst 42 Fragen, die jedoch durch zahlreiche Zusatzitems ergänzt werden. Die Durchführungsdauer des Interviews ist in starkem Maße abhängig von der Anzahl erfasster Selbstverletzungsepisoden.

Linehan et al. (2006a) unterzogen 13 Items des SASII einer Faktorenanalyse. Ausgeschlossen von der Analyse wurden nominalskalierte Items (z. B. Art der Methode) und Items, die sich nicht auf die Selbstverletzungsepisode selbst, sondern auf vorausgehende und nachfolgende Ereignisse bezogen. 11 der 13 Items verteilten sich auf die vier Faktoren

Psychometrische Eigenschaften des SASII

- Suizidabsicht (4 Items, z. B. „Denken Sie heute, dass es sich bei der Episode um einen Suizidversuch handelte?"),
- Rettungswahrscheinlichkeit (2 Items, z. B. „Interviewer: Bitte schätzen Sie die Wahrscheinlichkeit einer Intervention ein"),
- Suizidkommunikation (2 Items; z. B. „Haben Sie vor dem selbstverletzenden Verhalten/Suizidversuch jemandem direkt oder indirekt gesagt, dass sie über Suizid nachdenken oder wünschten, tot zu sein?") und
- Letalität (3 Items, z. B. „Interviewer: Schätzen Sie den Grad der medizinischen Versorgung ein").

Die interne Konsistenz der verschiedenen Subskalen erwies sich als zufriedenstellend bis gut (Cronbachs $\alpha = .63$ bis .93). Die beiden Items „Haben Sie vor der Selbstverletzung/dem Suizidversuch einen Abschiedsbrief geschrieben?" und „Haben Sie die Selbstverletzung/den Suizidversuch geplant oder war es eine impulsive Handlung?" ließen sich keinem der vier Faktoren zuordnen. Sie wurden gleichwohl als Bestandteil des Interviews beibehalten.

In Analysen der Beobachterübereinstimmung zeigte sich ein weitreichender Konsens in der Einschätzung der Letalität der Methode und der körperlichen Verfassung nach der Selbstverletzung zwischen medizinisch geschulten und ungeschulten Ratern ($ICC = .85$ bzw. .93). Darüber hinaus zeigte sich eine hohe Übereinstimmung zwischen der Anzahl und Häufigkeit von Selbstverletzungen, die mit dem SASI-Interview erfasst wurden und solchen, die in Therapieprotokollen für den gleichen Messzeitraum dokumentiert bzw. mit Hilfe von „Diary Cards" erfasst wurden (Linehan, Comtois, Murray, Brown, Gallop, Heard et al., 2006b). Das SASII wurde bereits in verschiedenen Therapiestudien eingesetzt und erwies sich als änderungssensitiv (u. a. Linehan et al., 2006b).

Abschließend sei darauf hingewiesen, dass die im SASII getroffene Kategorisierung selbstverletzenden Verhaltens nicht mit den aktuell gängigen Klassifizierungen übereinstimmt. So differenzieren Linehan et al. (2006a) zwar zwischen nicht suizidaler Selbstverletzung und Suizidversuchen, in Bezug auf Letzteres wird aber eine weitere Unterteilung getroffen, die eher unüblich ist: ambivalenter Suizidversuch, nicht ambivalenter Suizidversuch und gescheiterter Suizid (der nur zufällig und auf wundersame Weise überlebt wurde). Mit dem Interview werden allerdings so viele Informationen erhoben, dass es unproblematisch ist, eine Auswertung auch im Sinne anderer Klassifikationssysteme vorzunehmen. Eine validierte deutsche Version liegt bislang nicht vor.

4.5 Schlussfolgerung und Empfehlung

Die Durchführung eines strukturierten Interviews zur Erfassung lebensgeschichtlicher und akuter Episoden suizidalen Erlebens und Verhaltens halten wir im stationären und ambulanten therapeutischen Setting für grundsätzlich empfehlenswert. Im Rahmen der klinischen Praxis bietet sich hierfür insbesondere das Self-Injurious Thoughts and Behaviors Interview (SITBI) an. Dieses lässt sich bereits ab dem Jugendalter einsetzen, es beansprucht wenig Zeit, weist sehr positive psychometrische Eigenschaften auf und liegt in einer validierten deutschen Fassung vor (Fischer et al., 2014). Für eine tiefergehende Analyse einzelner suizidaler Episoden eignet sich – insbesondere in einem Forschungskontext – das Suicide Attempt und Self-Injury Interview (SASII). Die Columbia-Suicide Severity Rating Scale (C-SSRS) und die Suicide Status Form (SSF) stellen Interviewverfahren dar, welche in einer konkreten Krisensituation zur Strukturierung der Risikoabschätzung genutzt werden können. Das C-SSRS eignet sich insbesondere für kürzere Screenings in verschiedenen Settings während die SSF an ein therapeutisches Setting gebunden ist und unmittelbar behandlungsrelevante Informationen miterfasst. Allerdings setzt die besondere Form der Beziehungsgestaltung rund um die Anwendung der SSF ein besonderes Training voraus. Eine Erfassung der DSM-5-Forschungsdiagnosen „Suizidale Verhaltensstörung“ und „Nichtsuizidale Selbstverletzung“ wird zukünftig auch mit dem Diagnostischen Interview bei Psychischen Störungen gemäß DSM-5 (Margraf & Schneider, in Vorb.) möglich sein.

Exkurs: Psychologische Autopsie

Unter psychologischer Autopsie wird die retrospektive Analyse der Lebensumstände eines Suizidopfers verstanden. Wurde die psychologische Autopsie zunächst als Methode zur Analyse von Todesfällen unbestimmter Ursache vorgestellt (Shneidman, 1981), so wird sie heute vor allem genutzt, um sich ein Bild von der Lebenssituation, Persönlichkeit, psychischen Gesundheit und von der Behandlungsinanspruchnahme des Suizidopfers zu machen. Insbesondere die Untersuchung des Zusammenhangs zwischen psychischen Erkrankungen und Suizid stellt die bestimmende Forschungsfrage vieler Autopsiestudien dar (Cavanagh, Carson, Sharpe & Lawrie, 2003).

Die Durchführung einer psychologischen Autopsie umfasst zwei Kernelemente: (a) ausführliche Interviews mit Familienmitgliedern (insbesondere Eltern/Partner) des Verstorbenen sowie mit nahestehenden Gleichaltrigen und Freunden (insbesondere bei Jugendlichen) und ggf. behandelnden Ärzten, Therapeuten oder Betreuern; und (b) die Auswertung von Krankenakten, Abschiedsbriefen und anderen relevanten Dokumenten des Verstorbenen. Der ideale Zeitpunkt für die Durchführung der Interviews ist umstritten, Empfehlungen reichen von 2 Monaten bis zu 1 Jahr nach dem Todesfall (Pouliot & DeLeo, 2006). In Abhängigkeit von der speziellen Forschungsfrage unterscheiden sich natürlich auch die in den Interviews erfassten Informationen. Die folgenden Aspekte werden hierbei vielfach berücksichtigt: Details des Todes (Umstände, Methode, Vorbereitungen, Ankündigungen), familiärer Hintergrund (inkl. psychische Erkrankungen in der Familie, suizidales Verhalten), Kindheit/Jugend und Ausbildung des Suizidopfers, Beziehungen (Familie, Freunde, Partner), soziale Unterstützung/Isolation, Wohnverhältnisse, juristische Auseinandersetzungen, Ausbildung und Beruf, körperliche Gesundheit, psychiatrische Erkrankungen, Persönlichkeitsstörungen und -charakteristika, Lebensereignisse, Geschichte suizidalen Verhaltens, Religiosität und Reaktion der Angehörigen auf den Suizid (Hawton et al., 1998).

Die Abklärung, ob eine psychische Störung, insbesondere eine Persönlichkeitsstörung, bei dem Betroffenen vorgelegen hat, stellt dabei ein besonderes diagnostisches Problem dar. Grundsätzlich sollte es als absoluter Standard gelten, dass für die retrospektive Diagnosestellung standardisierte oder strukturierte klinische Interviews verwendet werden. Gleichzeitig muss man sich jedoch darüber im Klaren sein, dass die Validität der gestellten Diagnosen durch die Befragung eines Angehörigen, auch bei Verwendung ebendieser Instrumente, eingeschränkt ist: Diverse Erlebensweisen sind für Außenstehende nicht immer beobachtbar und damit berichtbar. Zudem ist mit retrospektiven Verzerrungen sowie Stimmungseffekten zu rechnen. Schließlich mag der Wunsch, nichts Negatives über den Verstorbenen zu berichten, einer validen Beschreibung des Verstorbenen entgegenstehen. Vor diesem Hintergrund empfehlen Hawton et al. (1998), dass (a) immer mehrere Informanten interviewt werden sollten, (b) Informationen (insbesondere Diagnosen) von mehreren Ratern gewichtet werden sollten und (c) Diagnosen immer durch eine Einschätzung, wie sicher sich der jeweilige Rater in seiner Einschätzung ist, ergänzt werden sollten. Die Beachtung dieser Hinweise, wie auch einer stärkeren Vereinheitlichung der Autopsieprozedur, mag zu einer Erhöhung der Reliabilität und Validität psychologischer Autopsien beitragen – gänzlich überwinden lassen sich die methodischen Probleme jedoch nicht. Gleichwohl ist der Nutzen der psychologischen Autopsie für die Forschung zur Verbesserung des Verständnisses suizidalen Verhaltens weitgehend unbestritten.

5 Verhaltensdiagnostik bei suizidalem Verhalten

Beim Vorliegen suizidalen Erlebens und Verhaltens ist es entscheidend, ein genaues Verständnis des konkreten Ablaufs suizidaler Planungen und Handlungen zu erwerben. Ziel dieser Analysen ist es, therapeutische Ansatzpunkte für die Prävention zukünftiger suizidaler Krisen zu bestimmen. Neben der Identifikation (interner und externer) situativer Auslöser, situationsbezogener und überdauernder Denkmuster sowie emotionaler und behavioraler Reaktionsweisen geht es auch darum, potenziell verstärkend wirkende intra- und interpersonale Konsequenzen suizidalen Verhaltens zu erkennen. Es existieren verschiedene Schemata zur situativen Kognitions-/Verhaltensanalyse suizidalen Verhaltens, welche sich in der Betonung einzelner Aspekte leicht voneinander unterscheiden (Linehan, 1996; Rudd, Joiner & Rajab, 2000; Tarrier et al., 2013; Wenzel et al., 2009). Im Folgenden wird exemplarisch die Kettenanalyse von Wenzel et al. (2009) vorgestellt. Eine Darstellung des zugrunde liegenden Basisschemas findet sich in Abbildung 7.

Kettenanalyse nach Wenzel et al.

Das Analyseschema fokussiert (a) auf Erlebnisse, Gedanken, Gefühle und Verhaltensweisen, die die suizidale Krise angestoßen haben und (b) solche Gedanken, die dem Suizidversuch unmittelbar vorausgegangen sind. In der Exploration bietet es sich an, den Patienten zunächst relativ offen erzählen zu lassen, wie es zu dem Suizidversuch gekommen ist („Was hat zu dem Suizidversuch geführt?"; „Wie ist es zu dem Suizidversuch gekommen?"). Die Erzählung kann am Tag vor dem Suizidversuch beginnen oder Wochen/Monate vorher einsetzen. In der Regel bildet eine externe Situation bzw. eine interne Erlebensweise, welche eine starke emotionale Reaktion nach sich zog (Verlustereignis, Demütigung etc.), den Ausgangspunkt der Be-

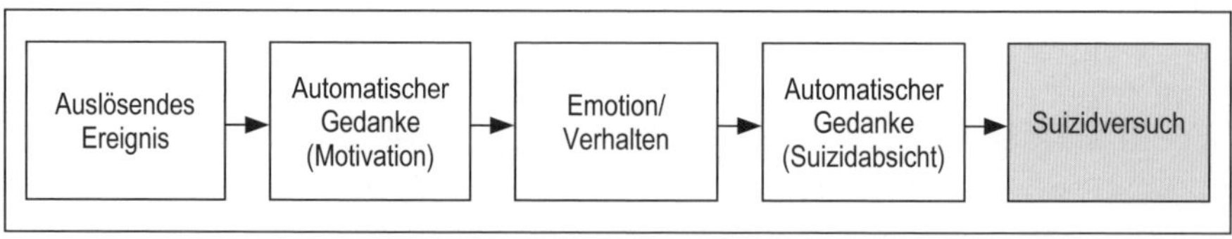

Abbildung 7: Basisschema zur Analyse suizidalen Verhaltens

schreibung. Der Therapeut fordert den Patienten auf, den weiteren Verlauf der Ereignisse sukzessive zu beschreiben und erstellt während der Erzählung eine erste Zeitleiste der Ereignisse und Erlebensweisen. Bei Patienten, die einen Suizidversuch unternommen haben, liegt der Fokus der Analyse dann auf dem Zeitpunkt, zu dem die definitive Entscheidung, sich das Leben zu nehmen, getroffen wurde. An dieser Stelle wird die situative Mikroanalyse verankert. Die abhängige Variable im Rahmen dieser Analyse ist grundsätzlich das selbstverletzende Verhalten. Insbesondere bei sehr lang erwogenen und geplanten Suizidversuchen ist hierauf zu achten.

Abhängige Variable der Mikroanalyse: selbstverletzendes Verhalten

Auslöser. Zunächst geht es darum, genau zu verstehen, welche internen und externen Ereignisse der Entscheidung und Umsetzung unmittelbar vorausgegangen sind. Beispiele für auslösende Ereignisse sind Streitigkeiten oder Konflikte, Anforderungen, die gestellt wurden, Enttäuschungen oder negative Nachrichten genauso wie starke und/oder wiederauftretende Gefühle und Symptome bzw. intrusive Erinnerungen, Flashbacks usw. Vielfach finden sich im Vorfeld der suizidalen Krise diverse externe Belastungsfaktoren. Diese sollten alle notiert werden. Besondere Beachtung wird dann aber dem Ereignis/der Erlebensweise geschenkt, die der Entscheidungsbildung unmittelbar vorausging. Mögliche Fragen sind: „Welches Ereignis hat dann letztendlich den Entschluss zu sterben hervorgerufen?"; „Was ist geschehen, unmittelbar bevor Sie an einen Suizid gedacht haben?"; „Wie sah die Situation genau aus?"; „In welcher Situation verstärkte sich die Idee, dass es besser wäre, tot zu sein?"; „Was hätten andere Leute gesehen, wenn sie die Situation beobachtet hätten?"; „Was genau haben Sie sich vorgestellt, bevor Sie den Entschluss gefasst haben zu sterben?". Zu beachten ist, dass es im Fall wiederholter suizidaler Krisen keiner großen externen Ereignisse mehr bedarf, um suizidales Verhalten und Erleben zu aktivieren (vgl. Williams, Barnhofer, Crane & Beck, 2005).

Suche nach internen und externen Auslösern

Innere Verarbeitung. Im nächsten Schritt stellt sich die Frage, welche Interpretationen und Bewertungen der Person in Reaktion auf diese Erlebnisse durch den Kopf gegangen sind. Wenzel et al. (2009) sprechen hier von automatischen Gedanken, die die Gründe bzw. Motivation für einen Suizid beschreiben (z. B. „Mein Leben wird sich nie zum Besseren wenden – es ist alles sinnlos!"; „Ich bin ohnehin nur noch eine Last – besser ich schaffe mich beiseite."; „Ich kann diese Gefühle nicht länger aushalten."). Zu erwarten sind insbesondere Kognitionen, die sich den Themenfeldern Hoffnungs-, Sinn- und Hilflosigkeit, Belastung anderer, Wertlosigkeit, Einsamkeit, Demütigung und Unaushaltbarkeit zuordnen lassen. Mögliche Fragen sind: „Was ging Ihnen in der Situation durch den Kopf?"; „Was haben Sie in dem Moment zu sich selbst gesagt?"; „Welche Befürchtungen hatten Sie in diesem Moment?"; „Was genau hat Sie in der Situation so wütend/traurig/verzweifelt gemacht?"; „Können Sie erklären, was Sie zu der Entscheidung gebracht hat, sich umzubringen?".

Kognitive Prozesse in Reaktion auf auslösende Ereignisse

Zu einem späteren Zeitpunkt geht es auch darum, im Sinne einer vertikalen Analyse bedingte Annahmen und Überzeugungen zu identifizieren, die diesen motivierenden automatischen Gedanken zugrunde liegen (z. B. „Wenn ich jetzt nicht mit der Schule zurechtkomme, dann werde ich nie mit irgendwas zurechtkommen“; „Wenn ich andere um Hilfe bitte, dann bin ich eine Belastung.“; „Ich bin wertlos.“; „Ich bin so schrecklich, dass sich Leute immer von mir abwenden werden.“). Hierzu kann zurückgegriffen werden auf die so genannte Pfeil-abwärts-Technik (Beck, 1999) mit den Kernfragen: „Lassen Sie uns einmal ganz hypothetisch annehmen, es wäre tatsächlich so wie Sie denken: Was genau wäre schlimm daran?“; „Und wenn das so wäre, was würde es über Sie aussagen?“; „Was wären Sie für jemand, wenn das so wäre?“; „Was würden Sie über sich selber denken?“.

Im Rahmen der ersten Exploration sollte zunächst aber auf horizontaler Ebene geklärt werden, welche Gefühle und Verhaltensweisen durch die motivierenden automatischen Gedanken verursacht wurden. Mögliche Fragen sind: „Wie haben Sie sich in der Situation gefühlt?“; „Mit welchen Empfindungen gingen diese Gedanken einher?“; „Wie stark war das Gefühl?“; „Und wie lange hat es angehalten?“; „Wie hat Ihr Körper reagiert?“; „Was haben Sie körperlich gespürt?“; „Und wie haben Sie sich verhalten?“; „Was haben Sie gemacht?“; „Und wie ging es dann weiter?“.

Identifikation von Aufschaukelungsprozessen

An dieser Stelle der Exploration ist es oft sinnvoll, das Aufschaukeln von weiteren negativen automatischen Gedanken, Gefühlen und Verhaltensweisen, gepaart mit einer zunehmenden Fixierung der Aufmerksamkeit auf suizidrelevante Informationen, herauszuarbeiten (vgl. Abb. 8). Mögliche Fragen sind: „Und als Sie sich so gefühlt haben, was ging Ihnen da noch durch den Kopf?“; „Welche Sorgen haben Sie sich gemacht?“; „Worum drehten sich Ihre Gedanken?“; „Womit haben Sie sich gedanklich beschäftigt?“; „Worauf haben Sie sich konzentriert?“; „Wo waren Sie mit Ihrer Aufmerksamkeit?“; „Und wie hat sich das wiederum auf Ihr Gefühl ausgewirkt?“; „Haben Sie zu dem Zeitpunkt überhaupt noch etwas gefühlt?“; „Was haben Sie dann gemacht?“; Wie lange haben Sie sich mit diesen Grübeleien/Sorgen beschäftigt?“; „Wie lange hat dieser Zustand angehalten?“.

In dem Fall, dass es tatsächlich zum Suizidversuch gekommen ist, stellt sich sodann die Frage, welche Gedanken der Ausführung unmittelbar vorausgingen. Wenzel et al. (2009) sprechen bei diesen Kognitionen von automatischen Gedanken, die den Willen zum Suizid zum Ausdruck bringen („Das war’s. Ich will, dass alles aufhört!“; „Ich halte die Gedanken nicht länger aus!“, „Jetzt werde ich es denen zeigen!“). Mögliche Fragen sind: „Was ging Ihnen durch den Kopf, als Sie sich entschieden haben, den Suizid zu vollziehen?“; „Was ging Ihnen durch den Kopf, unmittelbar bevor Sie die Medikamente eingenommen haben/die Schlinge um den Hals legten/die Pistole entsichert haben?“; „Gibt es so etwas wie „letzte Worte“, die Ihnen

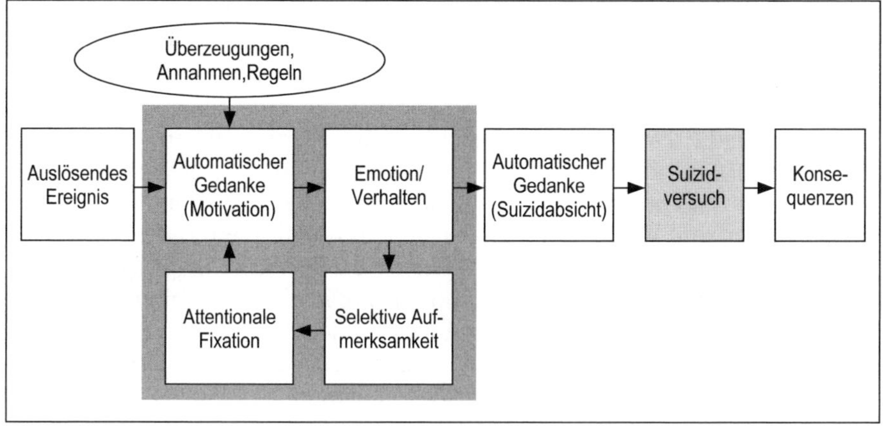

Abbildung 8: Ausführliches Schema zur Analyse suizidalen Verhaltens

Differenzierung motivationaler und volitionaler Gedanken schwierig

zu diesem Zeitpunkt in den Sinn kamen?". Vielfach fällt es Patienten schwer, diese Fragen zu beantworten, und zum Teil lässt sich auch nicht trennscharf zwischen motivierenden und volitionalen Gedanken differenzieren. Schließlich weisen Patienten, die Suizidgedanken berichten, aber keinen Suizidversuch unternommen haben, zumeist nur automatische Gedanken des ersten (motivationalen), nicht aber des zweiten (volitionalen) Typs auf.

Sehr konkrete Verhaltenserfassung

Verhalten. Die Exploration der konkreten Umsetzung des Suizidversuchs schließt sich an. Hier sollte genau geklärt werden, was der Patient wie gemacht hat. Mögliche Fragen sind: „Und was haben Sie dann gemacht?"; „Wie viele Medikamente haben Sie genommen?"; „Welche Medikamente haben Sie genommen?"; „Was haben Sie als Strick verwendet (z. B. Gürtel, Betttuch, Nylonseil ...)?"; „Wo genau haben Sie das Seil festgemacht?"; „Sind Sie mit dem Seil um den Hals irgendwo heruntergesprungen oder haben Sie sich in das Seil eher reinsinken lassen?"; „Womit haben Sie sich geschnitten?"; „Wo genau haben Sie sich geschnitten?"; „Darf ich die Narben einmal sehen?"; „Wie tief haben Sie geschnitten?"; „Wie stark war der Blutverlust?"; „Wo haben Sie die Pistole angesetzt?"; „War das Magazin der Pistole vollständig geladen?"; „Wie lange hat das Ganze gedauert?"; „Haben Sie dann das Bewusstsein verloren?"; „Bevor Sie das Bewusstsein verloren haben, sind Ihnen während der Durchführung noch Gedanken durch den Kopf gegangen?"; „Was haben Sie gedacht?"; „Gab es immer noch eine Art Zwiesprache zwischen einem lebens- und einem todeswilligen Teil?"; „Haben Sie eigentlich Alkohol getrunken oder etwas geraucht bzw. eingenommen, bevor Sie mit dem Suizidversuch begonnen haben?"; „Und da, wo Sie den Suizidversuch unternommen haben, hätte sie da jemand finden können?"; „Hatten Sie vorab zu jemandem gesagt, dass Sie sich das Leben nehmen werden?"; „Wie ging die Situation dann weiter?".

Konsequenzen. Schlussendlich sollte eruiert werden, welche Konsequenzen auf den Suizidversuch folgten. Zum einen interessiert, welche Art und Intensität der medizinischen Behandlung unmittelbar auf den Suizidversuch folgte, und zum anderen, wie sowohl die Person selbst als auch Familienmitglieder und Freunde auf den Suizidversuch reagiert haben. Auswirkungen auf die berufliche und finanzielle Situation sowie die Wohnsituation sollten ergänzend erfragt werden. Insbesondere die Frage nach Reaktionen von Freunden und Veränderungen der Lebenssituation ermöglicht eine Abschätzung, inwieweit positiven bzw. negativen Verstärkungsprozessen eine aufrechterhaltende Funktion wiederholter Suizidversuche beizumessen ist. Mögliche Fragen sind: „Wie wurden Sie gefunden?"; „Wurden Sie anschließend im Krankenhaus behandelt?"; „Wie haben Sie sich anschließend gefühlt?"; „Was ist Ihnen durch den Kopf gegangen?"; „Waren Sie eher erleichtert darüber, gerettet worden zu sein, oder haben Sie sich geärgert, waren Sie enttäuscht?"; „Wie geht es Ihnen, wenn Sie jetzt an den Suizidversuch denken?"; „Wie haben Ihre Freunde/Familienmitglieder reagiert, als sie von dem Suizidversuch erfahren haben?"; „Ist es durch den Suizidversuch zu Veränderungen Ihrer Lebenssituation gekommen?".

Identifikation möglicher aufrechterhaltender Faktoren wiederholter Suizidversuche

Während der gesamten Exploration müssen Therapeuten auf einen empathischen und validierenden Gesprächsstil achtgeben. Die Schilderung von Suizidversuchen ist oft stark schambesetzt und geht zumeist mit einer starken emotionalen und physiologischen Aktivierung einher. Für Patienten besitzt die Exploration daher nicht selten den Charakter einer In-sensu-Konfrontation. Hierauf muss der Therapeut eingestellt sein und den Patienten bestmöglich unterstützen. Mikroanalysen sollten für jegliches suizidale Verhalten während des Therapieprozesses wiederholt werden. Im Fall, dass Patienten wiederholt suizidale Symptome erleben, sollten Gemeinsamkeiten der auslösenden Bedingungen herausgearbeitet und mit Überschriften (z. B. „Trennungen", „Misserfolgserlebnisse") versehen werden.

Ableitung therapeutischer Schlussfolgerungen

Im Anschluss an die Analyse werden Hypothesen und potenzielle therapeutische Ansatzpunkte definiert und bewertet: Liegt das Problem vor allem beim Patienten? Liegt das Problem auch bei anderen Personen (deren Verhalten, Erwartungen) oder der äußeren Situation (körperliche, materielle Rahmenbedingungen)? Sind Kompetenzdefizite (Problemlösedefizite, Impulskontrolle) an der Aufschaukelung beteiligt? Wird das Problem durch nachfolgende Konsequenzen geformt/aufrechterhalten? Welche Annahmen und Überzeugungen steuern das Verhalten? Gibt es einen Schwerpunkt des Problems: Situation, innere Verarbeitung (inkl. Aufmerksamkeitsausrichtung), Konsequenzen? In Abhängigkeit vom jeweiligen Bedingungsmodell ergeben sich die therapeutischen Schlussfolgerungen und Interventionen.

Die kognitive Therapie suizidalen Verhaltens nach Wenzel, Beck und Brown (2009) fokussiert v. a. auf die Modifikation suizidrelevanter Annahmen und

Überzeugungen. Die Förderung der Problemlösekompetenz und der Impulskontrolle stellen weitere Behandlungsbausteine dar. Linehan (1996) betont die Bedeutung von Verstärkungsprozessen für die Aufrechterhaltung chronischer und wiederkehrender Suizidalität und Tarrier et al. (2013) sehen in der Modifikation und Flexibilisierung von Aufmerksamkeitsprozessen einen wichtigen therapeutischen Ansatzpunkt. Neben der Betrachtung situativer Mikroprozesse spielen natürlich auch dispositionelle Aspekte, komorbide Störungen und die individuellen Ziele des Patienten eine zentrale Rolle für die Therapieplanung. Weiterführende Hinweise zur Therapieplanung und -durchführung finden sich bei den genannten Autoren (siehe aber auch Gysin-Maillart & Michel, 2013; Joiner et al., 2009, Kozel, 2014; Rudd et al., 2000; Teismann & Dorrmann, 2014).

6 Selbstbeurteilungsverfahren

6.1 Beck Scale for Suicidal Ideation (BSSI-S)

Selbst- und Fremdbeurteilungsversion verfügbar

Die Beck Scale for Suicidal Ideation (BSSI) wurde in den 1970er Jahren als Fremdbeurteilungsverfahren zur Erfassung einer aktuellen Suizidgefährdung bei psychiatrischen Patienten entwickelt (Beck, Kovacs & Weissman, 1979; vgl. Kap. 7.1). In einem zweiten Schritt ist die Selbstbeurteilungsversion (BSSI-S) dieser Skala entstanden (Beck, Steer & Ranieri, 1988), die zunächst zur Erfassung des Suizidrisikos bei Aufnahme in psychiatrischen Einrichtungen gedacht war und sich auf die zurückliegende Woche bezieht. Sie wird heute sehr breit in Forschung und Klinik eingesetzt. Die BSSI-S besteht aus den gleichen Items wie die Fremdbeurteilungsskala und zeigt grundsätzlich vergleichbare psychometrische Eigenschaften (Winters, Myers & Proud, 2002). Sie besteht aus 19 Items mit jeweils drei Antwortalternativen, die mit 0 bis 2 Punkten bewertet werden. Der Summenwert der Skala variiert somit zwischen 0 (geringe oder keine Suizidgedanken) und 38 (ausgeprägte Suizidgedanken). Mit den 19 Items werden u. a. der Wunsch zu sterben, Intensität und Dauer von Suizidwünschen und -plänen sowie Vorbereitungen für einen Suizidversuch erfasst. Darüber hinaus erfassen die Zusatzitems 20 und 21 zurückliegende Suizidversuche und deren Ernsthaftigkeit. Diese beiden Items gehen nicht in den Gesamtwert ein.

Beispielitems für die BSSI-S

Item 1
0 = „Ich habe einen mäßigen bis starken Wunsch zu leben."
1 = „Ich habe einen schwachen Wunsch zu leben."
2 = „Ich habe keinen Wunsch zu leben."

Item 12
0 = „Ich habe keinen konkreten Plan, wie ich mich umbringe."
1 = „Ich habe mir verschiedene Wege überlegt, mich umzubringen, aber die Details noch nicht ausgearbeitet."
2 = „Ich habe einen konkreten Plan, wie ich mich umbringe."

Werden Item 4 (0 = „Ich habe nicht den Wunsch mich umzubringen.") und 5 (0 = „Ich würde versuchen mein Leben zu retten, wenn ich mich in einer lebensbedrohlichen Situation wiederfinden würde.") mit „0" kodiert, müssen die darauffolgenden 14 Items nicht beantwortet werden, sondern nur die beiden Zusatzitems (20 und 21). Die Items 4 und 5 haben damit eine Screeningfunktion für das aktuelle Vorliegen von Suizidgedanken.

Unklare faktorielle Struktur

Inzwischen ist eine Fülle von Studien zur Dimensionalität der BSSI-S verfügbar, die in Abhängigkeit von der untersuchten Population zu divergierenden Ergebnissen kommen. Während Beck und Kollegen eine dreidimensionale Lösung zeigen konnten (*desire for death*, 5 Items; *preparation for suicide*, 7 Items und *actual suicide desire*, 4 Items; Steer, Rissmiller, Ranieri & Beck, 1993), wurden von anderen Autoren verschiedenste ein- bis vierdimensionale Lösungen gefunden (Ayub, 2008; Holden & DeLisle, 2005). Die interne Konsistenz der Gesamtskala variiert über verschiedene Studien hinweg sehr stark, kann aber überwiegend als gut bis sehr gut betrachtet werden (α=.75 bis .97; Ayub, 2008; Beck et al., 1979, 1988; Chioqueta & Stiles, 2006; Holden & DeLisle, 2005; Steer et al., 1993). Die Retest-Reliabilität über eine Woche liegt im mittleren Bereich (r_{tt}=.54; Beck et al., 1988). Trotz der verschiedenen faktoriellen Lösungen, die aber nicht stabil über verschiedene Studien gefunden werden, wird üblicherweise der Gesamtwert der Skala berechnet und genutzt. Ob mögliche Subskalen einen differenziellen diagnostischen und prädiktiven Wert besitzen, ist nicht abschließend geklärt (Holden & DeLisle, 2005). Die konvergente und diskriminante Validität des Verfahrens wurden in einer Vielzahl von Studien gezeigt. So finden sich Korrelationen zum BDI-Item 9, welches Suizidgedanken erfasst, von r=.41 bis .69 (Beck et al., 1979, 1988; Chioqueta & Stiles, 2006). Darüber hinaus finden sich moderate Zusammenhänge mit der Beck Hopelessness Scale (Chioqueta & Stiles, 2006; Kliem & Brähler, 2015b).

Gute konvergente und diskriminante Validität

Für die deutsche Version liegt die interne Konsistenz bei α=.93. Für die BSSI-S wurde die konvergente Validität in einer Normierungsstichprobe mittels eines Depressionsscreeners, dem Patient Health Questionnaire 2 (PHQ-2, Kroenke, Spitzer & Williams, 2003), einer Kurzform des Fragebogens zur Lebenszufriedenheit (FLZ-M, Henrich & Herschbach, 2000), der Beck Hopelessness Scale (BHS; Kliem & Brähler, 2015a) sowie der Häufigkeit von bereits durchgeführten Suizidversuchen gezeigt (Kliem & Brähler, 2015b).

Die Bearbeitungszeit beträgt etwa 10 Minuten. Die englischsprachige Originalfassung ist als Manual verfügbar (Beck & Steer, 1991). Die deutsche Übersetzung der Skala ist 2014 in einer bevölkerungsrepräsentativen Studie (N=2.527, Alter 14 bis 95 Jahre) normiert worden. Das Verfahren wird mit Handbuch inklusive Prozentrangnormen in Kürze unter dem deutschen Titel „Beck Suizidgedanken Skala (BSS)" publiziert werden (Kliem & Brähler, 2015b).

Die BSSI-S ist ein etabliertes Instrument zur Erfassung des Suizidrisikos in der ambulanten und stationären Versorgung und in der Forschung. Sie gehört nach wie vor zu den Klassikern des Suizidrisiko-Assessments (Ayub, 2008; Range, 2005) und besitzt überwiegend gute bis sehr gute psychometrische Eigenschaften. Kritisch ist die unklare faktorielle Struktur anzumerken. Es wird üblicherweise ein Gesamtwert berechnet. Dieses eher pragmatische Vorgehen löst aber die Problematik der unklaren faktoriellen Struktur nicht. Die BSSI-S kann bei Jugendlichen und Erwachsenen eingesetzt werden.

6.2 Self-Monitoring Suicide Ideation Scale (SMSI)

Aufbauend auf der BSSI (vgl. Kap. 6.1) haben Clum und Curtin die drei Items umfassende Self-Monitoring Suicide Ideation Scale (SMSI) entwickelt (Clum & Curtin, 1993). Die SMSI ist zum täglichen Selbstmonitoring für suizidale Patienten konzipiert, um Veränderungen in deren Suizidgedanken abzubilden. Dieses Vorgehen wurde gewählt, weil es sehr schwer ist, Schwankungen der Suizidgedanken retrospektiv zu erfassen.

Tägliches Selbstmonitoring mit drei Items

Es werden ein Item zur Stärke („Heute beschäftigen mich Gedanken, einen Suizidversuch zu unternehmen", vierstufig von 0 = „überhaupt nicht" bis 3 = „sehr stark") und Dauer von Suizidgedanken („Heute habe ich Gedanken einen aktiven Suizidversuch zu unternehmen", fünfstufig von 0 = „überhaupt nicht" bis 4 = „andauernd") sowie ein Item zum Ausmaß der Kontrolle über die Suizidgedanken („Heute habe ich das Gefühl, dass ich Kontrolle über meine Gedanken, einen Suizidversuch zu unternehmen, habe", vierstufig von 0 = „stark, ohne Zweifeln habe ich heute Kontrolle darüber" bis 3 = „nein, ich habe kein Gefühl von Kontrolle"[1]) aus der BSSI verwendet. Die Skalierung der Items weicht vom dreistufigen Antwortformat der BSSI ab (Clum & Curtin, 1993). Die SMSI wurde in einer klinischen Studie eingesetzt und psychometrisch untersucht. Die drei Items korrelierten mit Werten um $r = .80$ miteinander. Positive Zusammenhänge der drei Items mit verwandten Konstrukten wie Depressivität und Hoffnungslosigkeit, der BSSI (vgl. Kap. 6.1) und der Modified Scale for Suicidal Ideation (MSSI; vgl. Kap. 7.2) konnten gezeigt werden (Clum & Curtin, 1993). In einer randomisierten klinischen Studie konnte die SMSI Veränderungen in den Suizidgedanken abbilden (Patsiokas & Clum, 1985).

Die psychometrischen Befunde zur SMSI beschränken sich auf die hier berichteten Studien. Auch wenn diese einen klinischen Nutzen des Instruments nahe legen, müssen weitere Studien zu psychometrischen Eigenschaften und insbesondere zur prädiktiven Bedeutung und zur Veränderungssensitivität der SMSI durchgeführt werden. Selbstmonitoring findet in verhaltens-

1 Die Items wurden zur Erhöhung der Anschaulichkeit von den Autoren übersetzt.

therapeutischen Interventionen häufig Anwendung und stellt ein nützliches Mittel zur Erhöhung der Reflexionsfähigkeit und der Selbstmanagementkompetenzen der Patienten dar (Jackson, 1999; Korotitsch & Nelson-Gray, 1999). Mit der SMSI wurde ein zeitlich eng getaktetes Monitoring beabsichtigt. Dieses findet heute im ambulatorischen Assessment und in der Nutzung von Apps zur Suizidprävention Anwendung (vgl. Kap. 10.2 und 10.3). Mit diesen zeitgemäßen Anwendungen lässt sich das Selbstmonitoring vermutlich praktischer umsetzen.

Die englischen Items finden sich bei Clum und Curtin (1993). Eine validierte deutsche Fassung steht bislang nicht zur Verfügung.

6.3 Suicide Behaviours Questionnaire-Revised (SBQ-R)

Der Suicide Behaviours Questionnaire-Revised (SBQ-R) basiert auf einem von Linehan entwickelten, ursprünglich 34 Items umfassenden Fragebogen zur Erfassung der Häufigkeit und des Schweregrades suizidalen Verhaltens und zurückliegender Suizidversuche (SBQ). Linehan entwickelte eine aus vier Items bestehende Kurzform des SBQ, die für Screeningzwecke konzipiert wurde (Cotton, Peters & Range, 1995; Linehan, Goodstein, Nielson & Chiles, 1983). In den darauffolgenden Jahren wurden verschiedene Versionen dieses SBQ-Screeninginstrumentes in der Forschung eingesetzt. Osman und Kollegen legten 2001 eine revidierte und psychometrisch untersuchte Fassung des Instrumentes vor (SBQ-R), welche heute üblicherweise eingesetzt wird. Die vier Fragen sind in der Revision identisch geblieben, die Antwortformate wurden leicht verändert (Osman et al., 2001).

Beispielitem für den SBQ-R

Item 1: „Haben Sie je darüber nachgedacht oder versucht sich das Leben zu nehmen?“
1 = „niemals“
2 = „Ich hatte nur einen flüchtigen Gedanken daran.“
3 = „Ich hatte mindestens einmal die Absicht mich selbst zu töten, aber ich habe es nicht versucht.“
4 = „Ich hatte mindestens einmal die Absicht mich selbst zu töten und wollte auch wirklich sterben.“
5 = „Ich habe versucht mich selbst zu töten, aber wollte nicht sterben.“
6 = „Ich habe versucht mich selbst zu töten und wollte auch wirklich sterben.“

Item 1 als Screeningfrage

Item 1 wird meist als Screeningfrage verwendet. Wenn diese mit „niemals“ beantwortet wird, sollen die restlichen Fragen nicht bearbeitet werden. Der

Gesamtwert des SBQ-R bewegt sich zwischen 3 und 18 Punkten. Die weiteren Items erfragen die Häufigkeit von Suizidversuchen innerhalb der letzten 12 Monate, ob man mit jemandem über seine Suizidabsichten gesprochen hat und wie wahrscheinlich es ist, dass man sich eines Tages töten wird.

Gute Sensitivität und Spezifität

Osman und Kollegen untersuchten den SBQ-R an einer stationär-psychiatrischen Stichprobe von Jugendlichen und Erwachsenen sowie einer studentischen Stichprobe. In diesen Stichproben zeigt der SBQ-R moderate interne Konsistenzen (α=.87 und .88) und überzeugende Sensitivitäts- und Spezifitätswerte in Bezug auf zurückliegendes suizidales Verhalten bzw. Suizidversuche. Weiterhin wurden Cut-off-Werte zur Identifikation von Menschen mit Suizidrisiko für Item 1 und den Gesamtwert des Instrumentes mit ROC-Analysen bestimmt. Es wird empfohlen, Personen, die Item 1 mit 1 („niemals") oder 2 („Ich hatte nur einen flüchtigen Gedanken daran") beantworten, als Personen ohne erhöhtes Suizidrisiko einzustufen. Mit diesem Grenzwert wurden sehr hohe Sensitivitäten und Spezifitäten erreicht. Für den Gesamtscore wurde ein Grenzwert von 8 für die beiden klinischen Samples und von 7 für die studentische Stichprobe identifiziert (Osman et al., 2001). Weitere psychometrische Überprüfungen des Instruments, die diese Ergebnisse bestätigen würden, fehlen bislang. Insbesondere die prädiktive Validität des SBQ-R zur Vorhersage von Suizidversuchen ist bislang nicht belegt.

Die englische Version des SBQ-R findet sich im Anhang von Osman et al. (2001). Der SBQ-R wird von verschiedenen deutschen Autoren bereits genutzt (z.B. Wagner, Klinitzke, Braehler & Kersting, 2013). Eine Validierungsstudie zur deutschen Fragebogenfassung läuft derzeit.

6.4 Sheehan Suicidality Tracking Scale (Sheehan-STS) – Selbstbeurteilungsversion

Geeignet für klinische Studien

Die Sheehan Suicidality Tracking Scale (Sheehan-STS) bildet die von der Federal Drugs Administration, der zuständigen Behörde für klinische Studien in den USA, geforderte Einteilung von suizidalem und selbstverletzendem Verhalten (Columbia Classification Algorithm of Suicide Assessment, C-CASA; Posner et al., 2007; vgl. Kap. 1.1) ab und eignet sich damit besonders für den Einsatz in klinischen Studien.

Die Sheehan-STS soll Suizidgedanken und suizidales Verhalten, die unter therapeutischer Behandlung auftreten, erfassen. Sie wurde auf Basis des Suizidalitätsmoduls des MINI International Neuropsychiatric Interview (Sheehan et al., 1998) entwickelt. Zur präzisen Formulierung der Items und der Erhöhung der Akzeptanz wurden Patienten in die Entwicklung einbezogen und insbesondere an der Formulierung der Items beteiligt (Coric, Stock, Pultz, Marcus & Sheehan, 2009). Es existieren verschiedene Versionen der Sheehan-STS. Die ursprünglich publizierte Version der Sheehan-STS besteht aus acht Items, die vom Patienten selbst eingeschätzt werden können (Selbstbeurteilungsversion) oder von einem Kliniker eingeschätzt werden (Fremdbeurteilungsversion, vgl. Kap. 7.4). Die Items besitzen ein fünfstufiges Antwortformat (0 = „überhaupt nicht" bis 4 = „sehr stark"). Diese Version ist bei Coric et al. (2009) abgedruckt.

Beispielitems für die Sheehan-STS[2]

1a. „Hatten Sie in der letzten Woche einen Unfall?" („nein" vs. „ja")
1b. „Wenn ja: In welchem Ausmaß hatten Sie vor, sich selbst zu verletzen (sowohl passiv als auch aktiv)?" (0 = „überhaupt nicht" bis 4 = „sehr stark").

2. „Wie ernsthaft haben Sie in der letzten Woche gedacht, dass es besser wäre tot zu sein oder haben sie sich gewünscht tot zu sein?" (0 = „überhaupt nicht" bis 4 = „sehr stark").

Suizidgedanken- und Suizidverhalten-Subskala

Die Items 2, 3, 4 und 5 (wenn Item 5 einen Wert bis 1 hat) bilden eine Suizidgedanken-Subskala, für die ein Summenwert berechnet werden kann. Die Items 6, 7a, 8 und 5 (wenn Item 5 einen Wert größer 1 hat) bilden eine Suizidverhaltens-Subskala, für die ebenfalls ein Summenwert berechnet werden kann (Coric et al., 2009). In einer Studie an Studierenden, die in Italien durchgeführt wurde, wurde Item 5 immer zur Berechnung der Suizidgedanken-Subskala benutzt (Preti et al., 2013). Inzwischen ist ein Update der Sheehan-STS publiziert, in dem eine aktuelle Version mit 16 Items und ein Überblick über alle Befunde zur Skala verfügbar gemacht wird (Sheehan, Giddens & Sheehan, 2014).

Eine erste psychometrische Überprüfung erfolgte in einer multizentrischen randomisiert-kontrollierten mehrarmigen Studie an $N=82$ weiblichen Patienten mit Generalisierter Angststörung. Die Sheehan-STS wurde zur Baseline und in der 2., 4. und 8. Woche nach Behandlungsbeginn als Selbstbericht eingesetzt, der von einem Kliniker direkt geprüft wurde. Die Sheehan-STS war dem Suizidalitätsitem der Hamilton Depression Rating Scale (HAMD) hinsichtlich Sensitivität deutlich überlegen (63 % vs. 100 %). Das HAMD-Item stufte 7 von 19 Fällen als falsch-negative Fälle ein. Welche Angaben in der Sheehan-STS zu einer Identifikation führten, wird bei Coric et al. (2009) detailliert aufgeführt. Die Studie gibt einen ersten Hinweis auf den Nutzen der Sheehan-STS zur Identifikation von Suizidgedanken, insbesondere in

2 Die Items wurden zur Erhöhung der Anschaulichkeit von den Autoren ins Deutsche übersetzt.

klinischen Studien. Aufgrund der kleinen Fallzahl und insbesondere der relativ selten aufgetretenen Suizidalität bedarf es weiterer Untersuchungen. Die Autoren diskutieren, dass ihre Befunde auch darauf hinweisen, dass Selbstberichte im Vergleich zu Fremdratings möglicherweise eine höhere Sensitivität bei der Erfassung von Suizidgedanken und -handlungen haben (Coric et al., 2009).

Gute interne Konsistenz

Eine weitere psychometrische Untersuchung erfolgte an einer Studierendenstichprobe in Italien ($N=303$). Die Studie zeigte zufriedenstellende interne Konsistenzen, sowohl der Gesamtskala als auch der beiden Subskalen (*Guttmans Lambda*=.88, .86, .82), und gute Retest-Reliabilitäten für die Gesamtskala und die Suizidgedanken-Subskala. Der Gesamtwert der Skala war bei Teilnehmern mit Suizidgedanken in den letzten 4 Wochen höher als bei den anderen Teilnehmern der Studie, was als erster Hinweis auf die Kriteriumsvalidität des Instrumentes interpretiert werden kann. Sowohl der Gesamtwert als auch die beiden Subskalenwerte zeigten einen positiven Zusammenhang mit dem Vorhandensein psychischer Belastungen und negative Zusammenhänge mit Selbstwert und sozialer Unterstützung. Damit sind erste Hinweise auf konvergente und diskriminante Validität erbracht. Eine Faktorenanalyse weist auf eine Eindimensionalität der Sheehan-STS hin (Preti et al., 2013).

Eignung für klinische Studien

Die englische Originalversion ist bei Coric et al. (2009) abgedruckt. Eine validierte deutsche Version liegt bislang nicht vor. Die ersten psychometrischen Befunde zur Sheehan-STS sind vielversprechend, dennoch bedarf es weiterer Analysen, insbesondere auch zur Absicherung dieser Befunde. Es liegen inzwischen Überarbeitungen und Erweiterungen der Sheehan-STS vor, die bei Sheehan et al. (2014) abgedruckt sind. Sheehan et al. (2014) geben auch einen aktuellen Überblick über psychometrische Befunde. Die referierten Befunde beziehen sich jedoch auf verschiedene Skalenversionen. Es fällt schwer, damit eine Aussage für die aktuelle Version der Sheehan-STS zu treffen. Positiv hervorzuheben ist, dass die Sheehan-STS speziell für klinische Studien entwickelt wurde und sehr stark die besonderen Anforderungen an die Diagnostik in diesem Anwendungsfeld berücksichtigt.

6.5 Adult Suicide Ideation Questionnaire (ASIQ)

Ausschließliche Erfassung von Suizidgedanken

Der Adult Suicide Ideation Questionnaire (ASIQ) ist ein Selbstbeurteilungsinstrument zur Erfassung aktueller Suizidgedanken bei Erwachsenen in klinischen und nicht klinischen Settings. Da Suizidgedanken nicht zwangsläufig auch zu Suizidhandlungen führen, soll der ASIQ keine Wahrscheinlichkeitsaussagen zum weiteren Suizidrisiko machen (Reynolds, 1991). Es handelt sich um eine Weiterentwicklung des Suicidal Ideation Questionnaire (SIQ, vgl. Kap. 9.1.3), welcher für den Einsatz bei Jugendlichen und jungen Erwachsenen entwickelt wurde (Reynolds, 1988). Da fünf der 30 Items des SIQ spezifisch für Jugendliche entwickelt wurden und sich für Erwachsene als nicht gut anwendbar erwiesen, sind diese im ASIQ nicht enthalten (Reynolds, 1991).

Der ASIQ besteht aus 25 Items mit einem siebenstufigen Antwortformat (0 = „Ich hatte diesen Gedanken noch nie." bis 6 = „Fast jeden Tag"). Der Gesamtrohwert wird als Summe aus allen Itemwerten gebildet und bewegt sich zwischen 0 und 150. Höhere Werte spiegeln stärkere Suizidgedanken wider.

Beispielitems für den ASIQ
Item 1: „Ich dachte, es besser wäre, wenn ich nicht leben würde."
Item 3: „Ich dachte daran, wie ich mich umbringen würde."

Die Bearbeitung des ASIQ dauert etwa 5 Minuten. Der Fragebogen trägt die Überschrift „Thoughts about my life (Gedanken über mein Leben)". Im Handbuch wird explizit darauf hingewiesen, dass man den Fragebogen nicht als Suizidfragebogen bei den Patienten einführen soll. Es werden sechs „kritische Items" (Item 2, 3, 4, 5, 15, 25) benannt, für die der Auswerter die Antworten noch einmal prüfen soll, weil sie sehr sensitiv für aktuelle Suizidgedanken und -pläne sind. Werden diese mit Werten ≥ 5 beantwortet, wird dies auf dem Antwortblatt gesondert gekennzeichnet. Bei der Auswertung wird die Anzahl dieser Items ebenfalls auf dem Auswertungsblatt notiert. In Anhang A des Handbuches ist eine Normwerttabelle für Erwachsene enthalten, in Anhang B finden sich Normwerte für Studierende/junge Erwachsene. Aus den Tabellen lassen sich Perzentil- und T-Werte entnehmen und in das Auswertungsblatt übertragen. Laut Handbuch sollten nicht mehr als drei Items unbeantwortet sein, um den Fragebogen auswerten zu können; in diesem Fall erfolgt eine Mittelwert-Ersetzung. Zur Interpretation der Befunde werden neben den Normwerten im Handbuch Cut-off-Werte empfohlen. Ab einem Rohwert von 31 wird von einem klinisch relevanten Ausmaß an Suizidgedanken ausgegangen. Dieser Wert dient jedoch nicht dazu, Suizidverhalten vorherzusagen (Reynolds, 1991).

Englische Norm- und Cut-off-Werte verfügbar

Die interne Konsistenz ist sehr hoch (α=.96 bei Erwachsenen und jungen Erwachsenen aus der Bevölkerung, bei psychiatrischen Patienten und bei Personen mit vorangegangenen Suizidversuchen; Reynolds, 1991). Eine Studie an stationär-psychiatrischen Patienten bestätigt diesen Befund (α=.98;

Sehr hohe interne Konsistenz

Osman et al., 1999). Zudem konnten hohe Retest-Reliabilitäten gezeigt werden (r_{tt}=.86 in der Studierendenstichprobe über 2 Wochen, r=.95 bei Erwachsenen über 1 Woche).

Zur Prüfung der Faktorstruktur wurden explorative Faktoranalysen in verschiedenen Samples durchgeführt. Es werden zwei- bzw. dreifaktorielle Lösungen berichtet, die jedoch laut Handbuch deskriptiv zu verstehen sind und keine Unterteilung in Subskalen nach sich ziehen sollten (Reynolds, 1991). Ob es sich um ein ein- oder mehrdimensionales Instrument bzw. Konstrukt handelt, ist damit nicht geklärt. Die Faktoranalysen weisen auf das Vorhandensein mehrerer Subdimensionen hin, die jedoch nicht in allen Stichproben gleichermaßen zu finden sind. Reynolds (1991) beschreibt daraufhin deskriptive Komponenten des ASIQ im Handbuch: (a) Kognitionen bzgl. Suizidplänen und -absichten, (b) mittelgradige Suizidgedanken, (c) Gedanken, die sich auf die Reaktion anderer beziehen und (d) negative Gedanken über den eigenen Selbstwert (Reynolds, 1991). Sollte es sich um nur eine Dimension handeln, stellt sich die Frage, ob man diese tatsächlich mit 25 Items erfassen muss. Sollte es Subdimensionen geben, müssten diese noch besser empirisch abgesichert werden.

Es steht ein ausführliches Manual mit Fragebogen und Auswertungsblatt für den ASIQ in englischer Sprache zur Verfügung (Reynolds, 1991). Eine deutsche Version ist in Vorbereitung und wird in Kürze unter www.psychometrikon.de verfügbar gemacht.

6.6 Suicide Trigger Scale (STS)

Die Suicide Trigger Scale (STS; Yaseen et al., 2010) ist ein Selbstbeurteilungsinstrument zur Erfassung eines akuten kognitiv-emotional-behavioralen Zustands, der nach Ansicht verschiedener Autoren einem Suizidversuch unmittelbar vorangeht. Im Gegensatz zu den meisten anderen Instrumenten zur Erfassung von Suizidalität und Suizidrisiko zielt die STS somit darauf ab, das *akute* Risiko für einen Suizidversuch zu erfassen. Da empirische Studien zeigen, dass das Intervall zwischen dem Einsetzen suizidaler Gedanken und dem Verüben eines Suizidversuchs im Schnitt nur etwa 10 Minuten betragen und damit sehr kurz sein kann (Deisenhammer et al., 2009), ist die Erfassung des akuten Suizidrisikos von maßgeblicher klinischer Bedeutung, z. B. bei Vorstellungen in der Notaufnahme.

Erfassung des akuten Suizidrisikos

Das der STS zugrunde liegende Konzept geht auf Arbeiten der Gruppe um Yaseen (Yaseen et al., 2010) sowie von Hendin zurück (Hendin, Al Jurdi, Houck, Hughes & Turner, 2010; Hendin, Maltsberger, Haas, Szanto & Rabinowicz, 2004; Hendin, Maltsberger & Szanto, 2007). Der postulierte *suicide trigger state*, der von der STS erfasst werden soll, umfasst einen panikähnlichen Zustand, begleitet von einem verwirrenden, unkontrollierbaren und überwältigenden Überfluss an negativen Gedanken, einer fatalistischen Überzeugung, dass sich das Leben nicht mehr zum Positiven wenden wird, sowie einem bedrückenden Gefühl von Gefangensein *(entrapment)* und dem Eindruck unmittelbar drohenden Unheils (Yaseen et al., 2010).

Die erste Version der STS, die STS-1, wurde im Rahmen eines Symposiums vorgestellt (Galynker, Mojtabai & Cohen, 2006), 2010 veröffentlichten Yaseen und Kollegen dann eine erste revidierte Fassung, die STS-2 (Yaseen et al., 2010). Die STS-2 bestand aus 39 Items, die auf einer dreistufigen Skala mit den Ankern 0 = „überhaupt nicht“, 1 = „etwas“ und 2 = „sehr“ beantwortet werden. Inzwischen wurde mit der STS-3 die aktuellste Version der STS vorgelegt (Yaseen, Gilmer, Modi, Cohen & Galynker, 2012). In dieser wurde ein ursprüngliches Item entfernt, invers formulierte Items in Schlüsselrichtung umformuliert und vier zusätzliche Items zu Gefühlen von Hoffnungslosigkeit, *entrapment* und *psychic pain* ergänzt. Da Patienten dazu neigen können, suizidale Gedanken und Verhaltensweisen bewusst zu verschweigen, und entsprechende Antworttendenzen auch in Fragebögen auftreten, enthält die STS bewusst keine konkreten Items hierzu. Alle Items beginnen mit „Wenn Sie sehr ängstlich werden …“, Beispiele sind „… haben Sie das Gefühl, dass es keinen Ausweg gibt?“, „… haben Sie das Gefühl, dass Ihr Kopf oder Körperteile sich in Form oder Größe verändert haben?“ oder „… fühlen Sie sich gefangen?“. Die Auswertung erfolgt über die Bildung von Summenwerten für die folgenden drei Subskalen: (1) *Frantic Hopelessness* (dt.: rasende Hoffnungslosigkeit[3], 12 Items), (2) *Ruminative Flooding* (dt.: ruminative Überflutung, 10 Items) und (3) *Near Psychotic Somatization* (dt.: psychosenahe Somatisierung, 7 Items).

Keine konkreten Items zu suizidalen Gedanken und Verhaltensweisen zur Vermeidung von Antworttendenzen

Die STS-3 wurde erstmals von Yaseen und Kollegen (2010) psychometrisch untersucht. In einer Stichprobe von $N = 183$ Patienten mit akuten suizidalen Gedanken fand sich für die Gesamtskala eine interne Konsistenz von $\alpha = .94$. Eine Faktorenanalyse legte eine dreifaktorielle Lösung nahe, die die oben genannten Subskalen abbildete. Alle Faktoren zeigten eine zufriedenstellende bis gute interne Konsistenz (Faktor 1: $\alpha = .91$; Faktor 2: $\alpha = .87$, Faktor 3: $\alpha = .80$).

Hinweise auf eine zufriedenstellende konvergente Validität fanden sich in signifikanten positiven Korrelationen zwischen *frantic hopelessness* und der Depressions- und der Angstskala des Brief Symptom Inventory (BSI; Derogatis, 1993), zwischen *ruminative flooding* und den Skalen Angst und Paranoides Erleben des BSI und zwischen *near psychotic somatization* und

3 Übersetzung der Skalennamen erfolgte zur Veranschaulichung durch die Autoren des Buches.

der Somatisierungsskala des BSI. Mit keiner anderen BSI-Skala fanden sich signifikante Zusammenhänge, was von den Autoren als Hinweise auf die diskriminate Validität der STS-3-Skalen gewertet wurde. Alle Skalen sowie der Gesamtwert zeigten zudem signifikante moderate Korrelationen mit der C-SSRS (vgl. Kap. 4.3). Auch die Vorgängerversion STS-2 zeigte bereits einen positiven Zusammenhang mit Suizidversuchen in der Vorgeschichte (Yaseen et al., 2010).

Prädiktive Validität

Weder der Gesamtwert der STS-3 noch eine der Subskalen konnten aktuelle Suizidversuche, die im direkten Vorfeld einer Vorstellung in der Notaufnahme verübt wurden, per se vorhersagen. Die Skala *frantic hopelessness* war allerdings ein signifikanter Prädiktor und *near psychotic somatization* ein protektiver Faktor für schwerwiegende Suizidversuche (Letalität nach C-SSRS ≥ 2). Die prospektive Vorhersagekraft der STS-3 im Hinblick auf Suizidversuche nach stationärer Entlassung in einer Hochrisikostichprobe von $N = 175$ psychiatrischen Patienten untersuchten Yaseen und Kollegen in einer aktuellen Studie (Yaseen et al., 2014). Die STS-3-Werte – bei stationärer Aufnahme erhoben – zeigten in dieser Studie nicht normale, sondern bimodale Verteilungen. Entsprechend transformierte Werte konnten zwischen Patienten, die innerhalb von 2 bis 6 Monaten nach Entlassung einen Suizidversuch verübten, und solchen ohne Suizidversuch in der Folge signifikant und mit moderater Sensitivität und Spezifität unterscheiden – und das nach Kontrolle von Alter, Geschlecht, Substanzmissbrauch und der Diagnose einer psychischen Erkrankung. Damit war die STS-3 in dieser Studie anderen Instrumenten zur Erfassung von Psychopathologie (z. B. BSI) oder Instrumenten zur Erfassung von Suizidalität (z. B. C-SSRS) überlegen. In Sekundäranalysen konnten zudem sechs einzelne Items identifiziert werden, die besonders gut zwischen diesen beiden Patientengruppen unterschieden (Yaseen et al., 2014).

Insgesamt stellt die STS-3 ein relativ neues Selbstbeurteilungsinstrument mit einem innovativen Messgegenstand dar. Der postulierte gemessene „Suicide Trigger State“ scheint von großer klinischer Relevanz zur Vorhersage von akuten und zukünftigen Suizidversuchen zu sein und damit die bisher verfügbaren Instrumente sinnvoll zu ergänzen. Aktuelle Daten weisen zudem darauf hin, dass das noch relativ lange Instrument auf bis zu sechs Items gekürzt werden kann (Yaseen et al., 2014). Für die Erfassung des akuten Suizidrisikos im Rahmen von Forschungsvorhaben sollte die Berücksichtigung der STS-3 in jedem Fall erwogen werden. Für den Einsatz in der klinischen Praxis wären weitere psychometrische Prüfungen sowie eine weitere Klärung des bimodalen Verteilungsmusters der Rohwerte und darauf aufbauend eine konkrete Auswertungsempfehlung wünschenswert. Eine deutsche Version der STS-3 steht bislang nicht zur Verfügung.

6.7 Schlussfolgerung und Empfehlung

Kapitel 6 stellt die wichtigsten Selbstbeurteilungsinstrumente zur Erfassung von Suizidalität vor. Selbstbeurteilungsinstrumente spielen heute eine große Rolle, weil sie sich sowohl im klinischen Alltag als auch im Forschungskontext leicht einsetzen lassen. Der Einsatz von Selbstbeurteilungsinstrumenten ist nur dann vertretbar, wenn deren psychometrische Eigenschaften gut untersucht und gesichert sind. Es fällt auf, dass einige Instrumente seit mehr als 20 Jahren im Einsatz sind. Dennoch sind die psychometrischen Untersuchungen zu diesen Instrumenten meist überschaubar und gerade der Aspekt der Dimensionalität der Instrumente ist meist nicht hinreichend geklärt. Recht pragmatisch werden oft Summenwerte oder Werte von einmal festgelegten Subskalen verwendet, ohne dass es dafür eine ausreichende empirisch-psychometrische Absicherung gibt. Einige lang etablierte Instrumente bestehen aus relativ vielen Items, wie etwa der ASIQ mit 25 Items (vgl. Kap. 6.5) oder die BSSI mit 19 Items (vgl. Kap. 6.1). Hier wäre zu prüfen, ob vergleichbar valide Informationen nicht auch mit kürzeren Instrumenten oder gekürzten Versionen erfasst werden könnten.

Das Kapitel macht auch deutlich, dass es für verschiedene Einsatzgebiete spezifische Instrumente gibt. Die SMSI (vgl. Kap. 6.2) ist ein sehr kurzes Instrument, welches zum täglichen Selbstmonitoring von Suizidgedanken eingesetzt werden kann, die Sheehan-STS wurde speziell für klinische Studien entwickelt, mit dem SBQ-R kann die suizidale Vorgeschichte eines Probanden oder Patienten sehr ökonomisch erfasst werden.

Alle hier vorgestellten Instrumente wurden im angloamerikanischen Sprachraum entwickelt. Es liegen momentan keine validierten und publizierten deutschen Übersetzungen der beschriebenen Instrumente vor. Für die BSSI (vgl. Kap. 6.1) ist jedoch ein Handbuch mit Normwerten in Vorbereitung (Kliem & Brähler, 2015b). Von einigen Instrumenten existieren Übersetzungen, die jedoch aktuell nicht publiziert und damit für mögliche Nutzer nicht gut zugänglich sind (z. B. SBQ-R). Um die Suizidalitätsforschung und die Diagnostik im klinischen Setting im deutschsprachigen Raum voranzubringen, ist es deshalb unbedingt notwendig, dass mehr Instrumente zur Verfügung gestellt und validiert werden.

7 Fremdbeurteilungsverfahren

7.1 Beck Scale for Suicidal Ideation (BSSI-F)

Die Beck Scale for Suicidal Ideation (BSSI) wurde in den 1970er Jahren als Fremdbeurteilungsverfahren zur Erfassung einer aktuellen Suizidgefährdung bei psychiatrischen Patienten entwickelt (Beck et al., 1979) und später auch als Selbstbeurteilungsverfahren weiterentwickelt (Beck et al., 1988; Beck & Steer, 1991; vgl. Kap. 6.1). Sie besteht aus 21 Items mit einem dreistufigen Antwortformat (0 bis 2).

Beispielitems für die BSSI-F

1. Merkmale der Einstellung zu Leben/Sterben
   Item 1 – Wunsch zu leben
   0 = „mäßig bis stark“, 1 = „schwach“, 2 = „nicht vorhanden“
2. Merkmale der Selbstmordgedanken bzw. -wünsche
   Item 6 – Zeitfaktor: Dauer
   0 = „kurze, flüchtige Momente“, 1 = „längere Zeiträume“, 2 = „unaufhörlich (chronisch) oder fast unaufhörlich“
3. Merkmale des erwogenen Suizidversuchs
   Item 12 – Methode: Entscheidung für ein bestimmte/Planung
   0 = „nicht überlegt“, 1 = „überlegt, aber keine Klarheit über Einzelheiten“, 2 = „Klarheit über Einzelheiten/gut formuliert“

Die beiden letzten Items erfassen Hintergrundinformationen zu früheren Suizidversuchen und werden nicht in den Summenwert einbezogen. Der Summenwert der Skala variiert somit zwischen 0 (geringe oder keine Suizidgedanken) und 38 (ausgeprägte Suizidgedanken). Die Beantwortung soll im Rahmen eines semi-strukturierten Interviews durch einen Kliniker erfolgen, der die Antworten der Patienten entsprechend kodiert (Beck et al., 1979).

Semi-strukturiertes Interview

Ebenso wie die Selbstbeurteilungsversion (vgl. Kap. 6.1) handelt es sich um ein ausgesprochen etabliertes Verfahren zur Einschätzung des Suizidrisikos, das gute psychometrische Eigenschaften besitzt. Die interne Konsistenz liegt bei $\alpha=.89$, die Interrater-Reliabilität bei $r=.83$, konkurrente und diskriminante Validität wurden in verschiedenen Studien demonstriert.

Die Korrelation zwischen der Selbstbeurteilungs- und der Fremdbeurteilungsversion ist sehr hoch ($r = .90$; Beck et al., 1988).

Obwohl faktoranalytische Studien Subdimensionen identifizierten, die jedoch über verschiedene Studien und Populationen variieren, wird üblicherweise ein Gesamtwert berechnet. Die englische Originalversion findet sich bei Beck et al. (1979). Die deutsche Übersetzung ist im Anhang des Buchs Kognitive Therapie der Depression von Beck, Rush, Shaw und Emery (2010) zu finden.

Berechnung eines Gesamtwertes

7.2 Modified Scale for Suicidal Ideation (MSSI)

Die BSSI-F (vgl. Kap. 7.1) wurde zur Verbesserung ihrer Funktionalität und zur Anwendung durch geschulte Laien von Miller und Kollegen verändert und als Modified Scale for Suicidal Ideation (MSSI) publiziert (Miller, Norman, Bishop & Dow, 1986). Dazu wurden

Anwendbar durch geschulte Laien

- Items ergänzt, die weitere Aspekte suizidaler Gedanken erfassen, die in der BSSI nicht enthalten waren,
- eine vierstufige Skala (gegenüber der dreistufigen Skala der BSSI) eingeführt, um deren Spezifität zu erhöhen,
- standardisierte Fragen zur Einschätzung der einzelnen Items eingeführt und eine klare Abfolge der Items festgelegt,
- Screeningitems zur zeitökonomischen Durchführung festgelegt und
- die letztendlich in der Skala befindlichen Items anhand psychometrischer Kennwerte ausgewählt.

Hierbei wurden zunächst 18 der 19 Items der BSSI (Beck et al., 1979) ausgewählt. Das verbleibende BSSI-Item, welches die Fähigkeit, sich zu töten, erfasst, wird jetzt in zwei Items erfragt. Diese beiden Items erfragen die Komponenten Mut und Kompetenz. Zusätzlich wurden drei neue Items eingeschlossen, die die Intensität von Suizidgedanken und das Sprechen bzw. Schreiben über den Tod erfassen (Miller et al., 1986). Aus diesen 23 Items wurden dann in einer ersten Studie 18 Items anhand psychometrischer Eigenschaften ausgewählt, davon stammen 13 aus der BSSI (vgl. Kap. 7.1) und 5 Items sind neu entwickelt worden. Jedes Item hat eine standardisierte Instruktion. Die Items werden jeweils auf einer vierstufigen Skala (0 bis 3) eingeschätzt. Für die Antwortstufen sind konkrete Beschreibungen vorgegeben. Der Summenwert der Gesamtskala bewegt sich damit zwischen 0 und 54, wobei höhere Werte ein höheres Suizidrisiko ausdrücken. Die Skala ist als Instrument zur Identifikation von Patienten mit hohem Suizidrisiko in klinischen Settings entwickelt und validiert worden (Clum & Yang, 1995; Miller et al., 1986; Rudd & Rajab, 1995).

Entwicklung der MSSI auf Basis der BSSI

Beispielitem für die MSSI[4]

Item 1 – Wunsch zu sterben:
„Haben Sie in den letzten ein bis zwei Tagen darüber nachgedacht, dass Sie sterben wollen? Wollen sie jetzt sterben?“ (Wenn der Patient diese Fragen bejaht, fragen Sie: „Wie oft hatten Sie in den letzten ein bis zwei Tagen den Gedanken, dass sie sterben möchten? Manchmal? Öfter? Sehr oft? Wenn Sie sich gewünscht haben tot zu sein, wie stark war dieser Wunsch? Schwach? Mittelstark? Sehr stark?“)

Rating:
0 = „nicht vorhanden“ (kein aktueller Wunsch zu sterben, Patient hat keine Gedanken, sterben zu wollen)
1 = „schwach“ (Es ist unsicher, ob der Patient sterben möchte, er denkt selten über den Tod nach. Wenn der Patient über den Tod nachdenkt, dann nur in sehr geringer Intensität.)
2 = „mittelgradig“ (Es besteht ein aktueller Todeswunsch, der Patient ist erfüllt von Gedanken über den Tod bzw. die Gedanken über den Tod sind intensiver als unter (1) beschrieben.)
3 = „stark“ (Es besteht ein aktueller Todeswunsch, große Häufigkeit oder Intensität dieses Wunsches in den letzten zwei Tagen.)

Screeningitems

Die vier ersten Items der Skala (Item 1 „Wunsch zu sterben“, Item 2 „Wunsch zu leben“, Item 3 „Wunsch einen Suizidversuch zu unternehmen [aktiv]“, Item 4 „passive Suizidversuche“) werden als Screeningitems definiert. Nur wenn diese positiv beantwortet werden (Items 1 und 2 mit Werten größer 1, Items 3 und 4 mit Werten größer 0) soll die gesamte Skala eingesetzt werden. Sie zeigen eine hohe interne Konsistenz (α=.86), gute Interrater-Reliabilität und eine hohe Validität verglichen mit klinischen Einschätzungen (Miller et al., 1986). Die Gesamtskala aus allen 18 Items hat in der Originalstudie eine hohe interne Konsistenz von α=.94, alle Items zeigen sehr gute Interrater-Reliabilitäten und erste Nachweise der konvergenten, diskriminanten und Konstruktvalidität wurden erbracht. So zeigt die MSSI gute Zusammenhänge mit verwandten Skalen und Konstrukten wie der BSSI (Miller et al., 1986). Die guten psychometrischen Eigenschaften wurden in weiteren Studien bestätigt (Clum & Yang, 1995; Joiner, Rudd & Rajab, 1997; Miller et al., 1986; Rudd & Rajab, 1995).

Eine faktoranalytische Untersuchung an einer Studierendenstichprobe identifizierte drei Faktoren: (a) Suizidwünsche mit neun Items, (b) Vorbereitung eines Suizidversuchs mit sechs Items und (c) wahrgenommene Fähigkeit, sich zu töten, mit drei Items. Die internen Konsistenzen der entsprechenden Subskalen lagen bei α=.88, .67, und .57. Die niedrige interne Konsistenz

4 Das Item wurde zur Veranschaulichung von den Autoren übersetzt, da keine validierte deutsche Version existiert.

der letzten Skala könnte auf die geringe Zahl von Items zurückzuführen sein (Clum & Yang, 1995). In einer weiteren faktoranalytischen Untersuchung in einer klinischen Stichprobe wurden zwei Faktoren extrahiert: (1) Suizidwünsche und -gedanken und (2) Suizidabsicht und Pläne. Die beiden Faktoren zeigten eine niedrige Korrelation, was für zwei distinkte Facetten von Suizidalität spricht. Die internen Konsistenzen der beiden Subskalen lagen bei α=.88 und .79 (Joiner et al., 1997) und sind damit deutlich besser als die der dreifaktoriellen Lösung. Faktor 1 bildet anhaltende Gedanken und Suizidwünsche ab, Faktor 2 bildet das Vorhandensein eines Plans, die Fähigkeit, diesen durchzuführen, und die Verfügbarkeit entsprechender Mittel ab. Faktor 2 sollte damit eine höhere prädiktive Validität für Suizidversuche haben (Clum & Yang, 1995). Die zweifaktorielle Struktur wurde in einer weiteren Studie repliziert (Pettit et al., 2009).

Zweifaktorielle Struktur

Die MSSI stellt eine praktikable Weiterentwicklung der BSSI (vgl. Kap. 7.1) dar, die insgesamt gute psychometrische Eigenschaften zeigt. Die Differenzierung der beiden Faktoren erscheint inhaltlich und psychometrisch sinnvoll. Die Einführung von Screeningfragen erleichtert die ökonomische Anwendung im klinischen Alltag. Jenseits der Screeningfragen fehlen bislang klare Grenzwerte zur Identifikation von Hochrisikopatienten. Eine Untersuchung der prädiktiven Validität der Skala fehlt bislang ebenso.

In einigen Studien wurde die MSSI als Selbstbeurteilungsinstrument eingesetzt (Clum & Curtin, 1993; Clum & Yang, 1995). Die englische Originalversion kann bei den Autoren angefordert werden. Eine validierte deutsche Version existiert bislang nicht.

7.3 InterSePT Scale for Suicidal Thinking (ISST)

Die InterSept Scale for Suicidal Thinking (ISST) wurde auf Basis der BSSI (vgl. Kap. 7.1) für die Anwendung bei Patienten mit Schizophrenien und schizoaffektiven Störungen im Rahmen des International Suicide Prevention Trial (InterSePT; Meltzer et al., 2003), einer internationalen Studie zur Prävention von Suizidversuchen in dieser Patientengruppe, entwickelt (Lindenmayer et al., 2001, 2003). Von den ursprünglich 19 Items der BSSI wurden 12 Items aufgrund psychometrischer Analysen in die ISST aufgenommen. Sie werden auf einer dreistufigen Skala (0 bis 2) eingeschätzt. Sie soll durch erfahrene Kliniker als semistrukturiertes Interview durchgeführt werden und bezieht sich auf die letzte Woche. Es wird angenommen, dass die Durchführung in der Patientengruppe circa 20 bis 30 Minuten in Anspruch nimmt (Lindenmayer et al., 2003). Es wird ein Summenwert aus den 12 Items berechnet (Range 0 bis 24), wobei höhere Werte ein höheres Suizidrisiko repräsentieren.

Entwickelt für Patienten mit Schizophrenien und schizoaffektiven Störungen

Beispielitem für die ISST[5]

Item 1 – Wunsch zu sterben:
0 = „nicht vorhanden"; 1 = „schwach ausgeprägt"; 2 = „mittel bis stark ausgeprägt"
(Das Rating sollte anhand der stärksten Ausprägung der letzten 7 Tage erfolgen.)

Die interne Konsistenz der ISST liegt bei α=.88. Die Interrater-Reliabilität der Gesamtskala liegt bei .90. In einer Faktoranalyse wurden drei Faktoren identifiziert:

1. *aktuelle Suizidgedanken:* Wunsch zu sterben, Gründe zu leben bzw. zu sterben, Wunsch, einen aktiven Suizidversuch zu unternehmen, Häufigkeit von Suizidgedanken, Methode/konkrete Pläne,
2. *willentliches Nachdenken über Suizid:* passiver Suizidwunsch, Einstellungen gegenüber Suizidgedanken/-wünschen, Kontrolle über Suizidgedanken, Schutzfaktoren gegenüber einem Suizidversuch, Erwartungen an einen Suizidversuch,
3. *Ursachen für Suizidgedanken:* Gründe, über einen Versuch nachzudenken, Vorstellungen/Halluzinationen über eine Selbstverletzung.

Der ISST-Gesamtwert zeigt eine hohe Korrelation mit der Clinical Global Impression Severity of Suicidality (CGI-SS)-Einschätzung (r=.83; Guy, 1976). Darüber hinaus wurde untersucht, ob die ISST in der Lage ist, Suizidhandlungen vorherzusagen. Der Gesamtwert und der Wert der Skala 2 (willentliches Nachdenken über Suizid) waren höher bei Patienten, die Suizidversuche innerhalb der nächsten 36 Monate unternahmen (Lindenmayer et al., 2003).

Die Bedeutung der ISST zur Vorhersage wurde anhand der Längsschnittdaten der InterSePT-Studie untersucht. Patienten, die im Studienzeitraum einen Suizidversuch unternahmen oder wegen eines hohen Suizidrisikos stationär untergebracht waren, zeigten einen Anstieg der ISST-Werte vor dem Ereignis. Leider waren Sensitivität und Spezifität nicht ausreichend hoch, um diesen Anstieg der ISST-Werte als Indikator für einen bevorstehenden Suizidversuch zu werten. Die ISST liefert aber auf jeden Fall wertvolle klinische Informationen für das Management des Suizidrisikos bei diesen Patienten (Ayer, Jayathilake & Meltzer, 2008).

Nur wenige psychometrische Befunde

Es gibt nur sehr wenige psychometrische Befunde zur ISST. Diese weisen darauf hin, dass die ISST ein reliables und valides Fremdrating zur Erfassung des Suizidrisikos bei Patienten mit Schizophrenien und schizoaffektiven Er-

5 Das Item wurde zur Veranschaulichung von den Autoren des Buches ins Deutsche übersetzt.

krankungen darstellt, bedürfen jedoch weiterer Absicherung. Die Bereitstellung eines speziell für diese Patientengruppe validierten Instrumentes ist positiv hervorzuheben.

Die englische Originalskala ist als Anhang bei Lindenmayer et al. (2003) zur Verfügung gestellt. Eine validierte deutsche Version ist bislang nicht verfügbar.

7.4 Sheehan Suicidality Tracking Scale (Sheehan-STS)

Übertragbarkeit der psychometrischen Befunde auf die Fremdbeurteilungsversion unklar

Die Sheehan Suicidality Tracking Scale (Sheehan-STS) kann als Selbst- und Fremdbeurteilungsversion eingesetzt werden. Die Selbstbeurteilungsversion ist in Kapitel 6.4 beschrieben. Die Items und das Vorgehen bei Auswertung und Interpretation sind in der Selbst- und Fremdbeurteilungsversion identisch. Die verfügbaren psychometrischen Befunde beziehen sich ausschließlich auf den Einsatz als Selbstbeurteilungsinstrument (Coric et al., 2009; Preti et al., 2013). Ob sich diese auf die Fremdbeurteilungsversion übertragen lassen, müsste empirisch geprüft werden.

Die Sheehan-STS ist inzwischen von den Autoren weiterentwickelt worden. Es liegt eine überarbeitete und erweiterte Version des Instruments vor (16 Items, leicht veränderte Formulierungen; Teil 1), die für das Suizidalitätsmonitoring zu jeder Sitzung benutzt werden kann. Im zweiten Teil werden alle vorangegangenen Suizidversuche und konkreten Vorbereitungen von Suizidversuchen genau erfasst. Die Teile 1 und 2 sollen zum Erstgespräch bearbeitet werden, um sich ein umfassendes Bild zu verschaffen. Teil 3 ist ausschließlich für klinische Studien gedacht und erfasst alle verfügbaren Informationen zum Verbleib von Studienabbrechern. Darüber hinaus existiert ein Modul Sheehan-STS CMCM (Clinical Meaningful Change Measure) zur Erfassung von klinisch relevanten Veränderungen bzw. Neuauftreten von Suizidalität in klinischen Studien. Zudem existieren Versionen der Sheehan-STS für Kinder von 6 bis 8 Jahren, 9 bis 12 Jahren und 13 bis 17 Jahren. Einen aktuellen Überblick über den Entwicklungsstand der Sheehan-STS und die verfügbaren psychometrischen Befunde geben Sheehan et al. (2014). Die Skala selbst und die dazugehörigen Module sind dort im Anhang abgedruckt.

Kinderversionen verfügbar

Mit der Sheehan-STS und den Weiterentwicklungen liegt ein sehr differenziertes Instrumentarium zur Erfassung von Suizidgedanken und -handlungen für die klinische Praxis und insbesondere für den Einsatz in klinischen Studien vor. Eine validierte deutsche Version liegt bislang nicht vor.

7.5 Suicidal Intent Scale (SIS)

Instrument zur Analyse vorangegangener Suizidversuche auf Basis verschiedener Informationsquellen

Die Suicidal Intent Scale (SIS) wurde als Fremdbeurteilungsinstrument zur Beurteilung der Intensität der Suizidabsicht entwickelt. Die Suizidabsicht wird dabei als eine Facette des Suizidrisikos betrachtet, die neben anderen Facetten, wie dem Zugang zu geeigneten Methoden und dem Wissen um deren Einsatz, steht (Beck, Schuyler & Herman, 1974a). Das Rating erfolgt anhand der Aussagen des Patienten, retrospektiv nach einem Suizidversuch oder anhand anderer verlässlicher Quellen, wie Angehöriger oder Zeugen. Ursprünglich sind drei Versionen der SIS für vollendete Suizide mit Erhebung bei Angehörigen oder Zeugen (SIS-CS), für Suizidversuche (SIS-AS) und für Suizidgedanken (SIS-SI) entwickelt worden (Beck et al., 1974a). Heute wird die SIS meist zur Analyse von vorangegangenen Suizidversuchen (SIS-AS) und dem daraus resultierenden Risiko für weitere Suizidversuche genutzt.

Die SIS besteht aus insgesamt 20 dreistufigen Items (0 bis 2), mit alternativen Statements in aufsteigender Intensität. Sie wird in drei Abschnitte unterteilt:

Beispielitems für die SIS[6]

Abschnitt 1 erfasst die Umstände des Suizidversuchs mit neun Items.

Item 1 – Isoliertheit:
0 = „Es war jemand direkt zugegen."; 1 = „Es war jemand in der Nähe oder der Suizident stand mit jemandem direkt in Kontakt, z.B. per Telefon."; 2 = „Es war niemand zugegen und es bestand kein Kontakt per Telefon etc."

Abschnitt 2 erfasst mit sechs Items die Gedanken und Gefühle des Patienten während des Suizidversuchs retrospektiv.

Item 12 – Ernsthaftigkeit des Versuchs:
0 = „Patient hat nicht ernsthaft beabsichtigt sein Leben zu beenden."; 1 = „Patient war nicht sicher, ob er wirklich sein Leben beenden wollte."; 2 = „Patient wollte ernsthaft sein Leben beenden."

Abschnitt 3 erfasst mit fünf Items weitere Aspekte, wird aber nicht in den Summenwert einbezogen. In diesem Abschnitt werden Risikofaktoren sowie Gefühle und Gedanken des Patienten zum Zeitpunkt der Befragung über den Suizid, Vorstellungen von Tod und die Bedeutung von Alkohol- und Drogenkonsum während des Suizidversuches erfasst.

Item 19 – Alkoholkonsum zum Zeitpunkt des Suizidversuchs:
0 = „Ausreichend Alkohol wurde konsumiert, sodass der Patient verwirrt war und nicht genau wusste, was er tat."; 1 = „Alkohol wurde konsumiert, um genug Nerven zu haben, den Suizidversuch durchzuführen."; 2 = „Alkohol wurde konsumiert, um die Wirkung eingenommener Drogen oder anderer Methoden zu verstärken."

6 Die Beispielitems wurden zur Erhöhung der Anschaulichkeit von den Autoren übersetzt.

Meist werden nur die Abschnitte 1 und 2 eingesetzt. Der Summenwert dieser beiden insgesamt 15 Items umfassenden Abschnitte bewegt sich zwischen 0 und 30, wobei höhere Werte ein höheres Suizidrisiko bzw. eine intensivere Suizidabsicht darstellen (Beck et al., 1974a). Ein Gesamtwert von 0 bis 9 wird als „geringe Suizidabsicht", Werte von 10 bis 15 als „mittelgradige Absicht" und Werte über 15 als „ausgeprägte Absicht" interpretiert (Conner, Phillips & Meldrum, 2007).

Die SIS ist von den Originalautoren mit einer klaren Struktur in den drei Abschnitten versehen, die jedoch lange Zeit nicht empirisch untersucht wurde. Erst in den letzten Jahren haben verschiedene Studien die faktorielle Struktur analysiert. In einer großen europäischen Vergleichsstudie wurden verschiedene faktorielle Lösungen aus vorherigen Studien mit konfirmatorischen Faktorenanalysen getestet. Die bekannten zwei- und dreifaktoriellen Lösungen für Abschnitt 1 konnten nicht repliziert werden. Im Gegensatz dazu konnten die Items 9 bis 14 in drei Modellen auf einem Faktor identifiziert werden (Antretter et al., 2008). Damit kann die faktorielle Struktur des Abschnittes 2 als relativ gesichert angesehen werden, während sich für Abschnitt 1 kein zufriedenstellender Modellfit zeigen ließ. Dies spiegelt sich auch in den internen Konsistenzen der Subskalen entsprechend der Faktorenlösungen wider. Für den Abschnitt 1 variieren diese zwischen $\alpha = .60$ und .80 und für den Abschnitt 2 zwischen $\alpha = .79$ und .95 (Antretter et al., 2008). Die SIS zeigt eine sehr gute Interrater-Reliabilität ($r = .95$), was vermutlich auf die klare Operationalisierung der Items zurückzuführen ist (Beck et al., 1974a).

Klare Operationalisierung der Items

Die wohl zentralste Frage ist, ob man mit der SIS das Suizidrisiko vorhersagen kann. Retrospektiv konnte gezeigt werden, dass die SIS-Skalenwerte von Suizidenten höher waren als die von Personen mit Suizidversuchen ohne tödlichen Ausgang (Beck, Morris & Beck, 1974b). In einer Studie wurden $N = 81$ Hochrisikopatienten über 9.5 Jahre prospektiv verfolgt. Sieben Patienten töteten sich in diesem Zeitraum. Benutzt man einen SIS-Gesamtwert über 15 als Cut-off, betrug die Sensitivität 100 %, die Spezifität 52 % und es wurde eine *area under the curve* (AUC) von .74 erreicht. Bei Betrachtung der Subskalen hatte nur eine Subskala (Suizidpläne mit den Items 1 bis 7 und 15) einen prädiktiven Wert. Die Sensitivität betrug dann 100 %, die Spezifität 46 % und eine AUC von .73 wurde erreicht. Die Ergebnisse sind mit denen der Gesamtskala vergleichbar. In einem letzten Schritt wurde eine Kurzversion der SIS erstellt, die nur die Items 4, 7, 12 und 13 enthielt. Sie hatte eine Sensitivität von 100 %, eine Spezifität von 59 % und eine AUC von .82 und war damit der Gesamt-SIS und der Subskala (Suizidpläne) hinsichtlich der Vorhersage von vollendeten Suiziden überlegen (Stefansson, Nordstrom & Jokinen, 2012). Diese Ergebnisse sind ausschließlich für Hochrisikopatienten von Bedeutung. Der prädiktive Wert der SIS für Suizidversuche bei Patienten mit selbstverletzendem Verhalten konnte bislang nicht überzeugend demonstriert werden (Harriss & Hawton, 2005).

Prädiktive Validität für Suizidrisiko

Die englische Originalversion findet sich bei Beck et al. (1974a). Eine validierte deutsche Version liegt unseres Wissens bislang nicht vor.

Die SIS ist ein seit Jahrzehnten etabliertes Fremdbeurteilungsverfahren, welches in Klinik und Forschung international häufig eingesetzt wird. Insgesamt sind die psychometrischen Eigenschaften gut, wobei die faktorielle Struktur weiterer Klärung bedarf. Mit Blick auf die Schwierigkeit, suizidales Verhalten vorherzusagen, sind die Befunde zur prädiktiven Validität bei Hochrisikopatienten positiv zu bewerten. Es wird aber auch deutlich, dass jenseits dieser speziellen Zielgruppe eine Prädiktion mit der SIS nicht angezeigt ist. Grundsätzlich spiegeln die Items aber einen aus langer klinischer Erfahrung abgeleiteten Konsens wider, welche Faktoren in der Bearbeitung zurückliegender Suizidversuche erhoben und analysiert werden sollten. Die SIS stellt damit auch eine gute klinische Handreichung dar.

7.6 Risk-Rescue-Rating (RRR)

Instrument zur Erfassung der Letalität von Suizidversuchen

Das Risk-Rescue-Rating (RRR) wurde 1972 von Weisman und Worden zur Beschreibung der Letalität von Suizidversuchen entwickeln (Weisman & Worden, 1972). Die Letalität eines Suizidversuchs ist im RRR definiert als Wahrscheinlichkeit, sich irreversible/letale Schäden zuzufügen, und basiert auf der Annahme, dass die Letalität als das Verhältnis des Risikos der suizidalen Handlung bzw. Methode und möglicher Rettungen verstanden werden kann.

Das RRR besteht aus 10 Items, die dreistufig angelegt sind (Weisman & Worden, 1972).

Beispielitems für das RRR[7]

Das *Risikorating* umfasst fünf Items (Art der Methode, Bewusstseinseinschränkungen, Toxizität, Reversibilität, Behandlungsmöglichkeiten).

Item 4 – Reversibilität:
1 = „gut reversibel, komplette Heilung möglich"; 2 = „mittlere Reversibilität, Heilung über die Zeit möglich"; 3 = „schlechte Reversibilität, bleibende Schäden sind zu erwarten"

Der Summenwert dieser fünf Items kann zwischen 5 und 15 variieren, wobei höhere Werte ein höheres Letalitätsrisiko abbilden. Anhand des Summenwertes wird eine fünfstufige Unterteilung des Risikos vorgenommen: Es reicht von 5 und 6 Punkten (geringes Risiko) bis zu 13 bis 15 Punkte (hohes Risiko; Weisman & Worden, 1972).

7 Das Item wurde zur Veranschaulichung von den Autoren des Buches ins Deutsche übersetzt.

Fünf weitere Items beschreiben die *Rettungsmöglichkeit* (Ort, mögliche Retter, Wahrscheinlichkeit der Entdeckung, Zugang zu möglicher Rettung und zeitlicher Abstand zwischen suizidaler Handlung und Rettung).

Item 5 – zeitlicher Abstand zwischen suizidaler Handlung und Rettung: 1 = „unmittelbar, bis zu einer Stunde"; 2 = „weniger als 4 Stunden"; 3 = „mehr als 4 Stunden"

Die fünf Items des Rettungsratings können ebenfalls Werte von 5 bis 15 annehmen, wobei hohe Werte eine gute Rettungsmöglichkeit ausdrücken. Anhand des Summenwertes wird eine fünfstufige Unterteilung der Rettungswahrscheinlichkeit vorgenommen: 5 bis 7 Punkte (geringe Rettungswahrscheinlichkeit) bis 14 und 15 Punkte (hohe Rettungswahrscheinlichkeit). Im Rettungsrating gibt es ein sechstes Item, mit dem man kodieren kann, ob es übermäßige Verzögerungen zwischen Entdeckung und Rettung gab, etwa weil die Tat an einem sehr unzugänglichen Ort durchgeführt wurde. Trifft dies zu, wird entsprechend ein Punkt abgezogen. Rettet sich der Betroffene selbst, wird Item 2 (mögliche Retter) nicht mit 1 bis 3 kodiert, sondern mit 5 (Weisman & Worden, 1972).

Berechnung des Verhältnisses aus der Letalität der Methode und der Rettungswahrscheinlichkeit

Das RRR wird folgendermaßen berechnet: Risk-Rating/(Risk-Rating + Rescue-Rating) × 100. Es drückt das Verhältnis der Letalität der Methode zu der Wahrscheinlichkeit einer Rettung aus. Wählt ein Patient mit Suizidneigung eine hoch letale Methode und führt diese an einem Ort aus, an dem eine Entdeckung und Rettung sehr unwahrscheinlich ist, hätte er einen sehr hohen RRR-Wert. Entsprechend der Formel kann das RRR Werte zwischen 25 (niedriges Risiko, hohe Rettungswahrscheinlichkeit) und 75 (hohes Risiko, niedrige Rettungswahrscheinlichkeit) annehmen.

Risikoeinschätzung ist reliabler als Rettungsmöglichkeiten-Schätzung

Das RRR hat eine hohe interne Konsistenz, gute Interrater-Reliabilität und zeigt diskriminante Validität. Einschränkend ist zu sagen, dass diese Aussagen aus der Originalpublikation stammen und auf einer sehr kleinen Fallzahl von $N=25$ Personen beruhen (Weisman & Worden, 1972). Potter und Kollegen untersuchten die RRR-Einschätzung von jeweils zwei Ärzten zu einem Fall in einer Notaufnahme. Dabei stellten sie fest, dass 22 % der Arzturteile zum Rescue-Score nicht identisch waren. Diese zeigten jedoch meist nur geringe Abweichungen. Nur 12.9 % der Risk-Ratings stimmten nicht überein. Insgesamt waren die RRR-Scores für 29 % der Fälle nicht identisch zwischen beiden Ratern. Die Befunde weisen darauf hin, dass die Risikoeinschätzung reliabler ist, als die Einschätzung der Rettungsmöglichkeiten (Potter et al., 1998).

An einer Stichprobe von $N=608$ psychiatrischen Patienten wurde eine Faktoranalyse zum RRR durchgeführt. Sie identifizierte drei Faktoren (Misson et al., 2010):

1. *Medizinischer Schaden* (z. B. Toxizität, Reversibilität, Notwendigkeit medizinischer Behandlung),
2. *Umsetzungsaspekte* (z. B. gewählte Methode und gewählter Ort),
3. *Rettungsmöglichkeiten* (z. B. Wahrscheinlichkeit der Entdeckung, Zugänglichkeit).

Einsatzmöglichkeit bei Jugendlichen unklar

Inwieweit diese einen differenziellen Erklärungswert für die Abschätzung des Suizidrisikos und die Differenzierung von Suizidversuchen über die Aussagen des RRR-Scores hinaus haben, bedarf weiterer Untersuchungen (Misson et al., 2010). Der Einsatz des RRR bei Jugendlichen wird aufgrund eingeschränkter Variabilität und niedriger Interrater-Reliabilität einiger Items kritisch diskutiert, bedarf aber weiterer Untersuchung (Spirito, Brown, Overholser, Fritz & Bond, 2007).

Das RRR ist ein gut operationalisiertes Rating, welches die Letalität der gewählten Methoden und verfügbare Rettungsmöglichkeiten in Beziehung zueinander setzt. Da hoch letale Methoden bei hoher Rettungswahrscheinlichkeit eine völlig andere Bedeutung haben als bei niedriger Rettungswahrscheinlichkeit, ist der Ansatz, diese beiden Aspekte in Beziehung zu setzen, sehr überzeugend. Das Rating führt im Erwachsenenalter zu sehr guten Interrater-Übereinstimmungen (Potter et al., 1998).

Die englische Originalversion ist bei Potter et al. (1998) sowie bei Weisman und Worden (1972) abgedruckt. Eine validierte deutsche Version liegt bislang nicht vor.

7.7 Lethality of Suicide Attempt Rating Scale-II (LSARS-II)

Die Lethality of Suicide Attempt Rating Scale (LSARS-II) wurde zur Einschätzung der Letalität von Suizidhandlungen von Smith und Kollegen im Jahr 1984 entwickelt (Smith, Conroy & Ehler, 1984). Ziel war es, die Kommunikation über die Letalität von Suizidversuchen in Forschung und Praxis objektiver zu gestalten, da je nach subjektivem Referenzsystem und der Verwendung verschiedener Begrifflichkeiten keine einheitliche Definition eines z. B. „hoch letalen“ Suizidversuches verfügbar war und es damit leicht zu Verständigungsproblemen kommen konnte.

Während die Suizidabsicht eine motivational-kognitive Komponente umschreibt, handelt es sich bei der Letalität um einen medizinischen Aspekt, der die Wahrscheinlichkeit beschreibt, mit der eine gewählte Suizidmethode zum Tode der betreffenden Person führt. Suizidabsichten kann man nur auf

Basis von Selbstauskünften der Patienten erfassen. Im Gegensatz dazu kann die Letalität eines Suizidversuches auch ohne dessen Mithilfe eingeschätzt werden (Lohner, Pragst & Konrad, 2008; Smith et al., 1984).

Letalität von Suizidversuchen auch ohne Mithilfe des Patienten beurteilbar

Zur Entwicklung der Skala zogen Smith und Kollegen ältere Skalen heran, für die jedoch keine Angaben zu Skalierung und Reliabilität vorlagen. Die neu entwickelte Skala wurde dann zur Einschätzung von $N=718$ Suizidversuchen von 200 Patienten benutzt (Smith et al., 1984). Die Skala wurde danach durch eine Liste von 170 Substanzen und deren letalen Dosierungen ergänzt. Die Auswahl der Substanzen erfolgte anhand der analysierten 718 Suizidversuche (Smith et al., 1984). Es wurden neun Musterbeispiele entwickelt, die von erfahrenen Klinikern hinsichtlich ihrer Letalität eingeschätzt und im Sinne einer visuellen Analogskala in räumlichen Abständen nach dem Grad der Letalität sortiert werden sollten und dann auf einer Skala von 0 bis 100 platziert wurden. Aus diesen Einschätzungen wurde dann eine 11-stufige Skala entwickelt, die für die LSARS benutzt wird (Lohner et al., 2008; Smith et al., 1984). 2003 wurde die LSARS von Berman und Kollegen aktualisiert und ergänzt (LSARS-II; Berman, Shepherd & Silverman, 2003).

Entwicklung der LSARS-II

Die LSARS-II ist eine 11-stufige Skala (0 bis 10) zur Erfassung der Letalität eines Suizidversuches. Anhand von neun Musterbeispielen können Suizidhandlungen hinsichtlich ihrer Letalität eingeschätzt werden. Zur Beurteilung der Letalität eines Suizidversuchs müssen zunächst genaue Informationen zur Methode vorliegen, die dann anhand der Musterbeispiele (als Referenz) bzw. bei Intoxikationen anhand der Substanzliste eingestuft werden können. Die Werte können sich damit zwischen 0 = „keine Gefahr zu sterben“ und 10 = „keine Chance zu überleben“ bewegen. Eine umfangreiche Substanzliste mit Angaben zu den letalen Dosierungen in Abhängigkeit vom Körpergewicht ist beigefügt, um die Gefährlichkeit von Intoxikationen zu beurteilen. Die LSARS-II kann problemlos von Nichtmedizinern durchgeführt werden. Ein vorheriges Anwendertraining steigert die Reliabilität der Einschätzungen. Es wird von einer Bearbeitungszeit von 5 Minuten ausgegangen (Berman et al., 2003; Lohner et al., 2008).

Beurteilung eines Suizidversuchs anhand von Musterbeispielen

Aufgrund der Objektivität der Umstände und der klaren Zuordnung zu einem bestimmten Wert der LSARS-II ist von guter Objektivität auszugehen. Die Interrater-Reliabilitäten liegen in verschiedenen Studien zwischen $r=.85$ und .99 (Nasser & Overholser, 1999; Smith et al., 1984).

Hohe Interrater-Reliabilität

Es wird ein Schwellenwert für „ernsthafte“ Suizidversuche von 3.5 angegeben, was bedeutet, dass Kliniker alle Versuche, die mit einem Wert größer 3.5 auf der Skala von 0 bis 10 eingeschätzt werden, als ernsthafte Suizidversuche betrachten sollten (Smith et al., 1984). Über die Festsetzung eines Cut-off-Wertes besteht Uneinigkeit, da einige Autoren einen Wert von 8 angeben (Smith et al., 1984), andere aber einen Wert von 5 (Rohde, Seeley & Mace, 1997; Seguin, Lynch, Labelle & Gagnon, 2004) benutzen. Die Verwendung eine Cut-offs ≥ 5 erscheint insofern sinnvoll, als damit die Wahrscheinlichkeit zu sterben über 50 % liegt (Lohner et al., 2008).

Deutsche Version verfügbar

Die aktuelle englischsprachige Version findet sich bei Berman et al. (2003). Im Jahr 2008 wurde eine deutsche Übersetzung und Adaptation der Skala publiziert (Lohner et al., 2008). Diese deutsche Version wurde an aktuelle Gegebenheiten angepasst und insbesondere die Substanzliste wurde aktualisiert und mit den deutschen Handelsnamen der Präparate versehen. Im Appendix der Publikation von Lohner und Kollegen (2008) sind für verschiedene Skalenwerte typische Beispiele für suizidale Handlungen benannt, um dem Rater die Einschätzung zu erleichtern.

Beispiele aus der deutschen Version der LSARS-II (Lohner et al., 2008)

- *Skalenwert 0.0* („Der Tod ist unmöglich Folge des autodestruktiven Verhaltens.“); Schneiden: leichte Kratzer, die nicht die Oberhaut durchdringen.
- *Skalenwert 3.5* („Der Tod ist unwahrscheinlich, solange erste Hilfe durch die Person selbst oder jemanden anderen geleistet wird. Die Person kommuniziert normalerweise die Absicht im Vorfeld oder begeht den Versuch öffentlich oder trifft Maßnahmen, um sich oder die Verletzungen zu verstecken.“); Schneiden: tiefe Schnitte, bei denen die Sehnen verletzt und möglicherweise auch Nerven, Gefäße und Arterien verletzt werden.
- *Skalenwert 10.0* („Der Tod ist nahezu sicher, ungeachtet der Umstände oder Interventionen anderer. Die meisten Personen, die Versuche dieser Schwere begehen, versterben rasch nach dem Versuch. Wenige überleben, was nicht auf einen „Fehler“ ihrerseits zurückzuführen ist.“); Sprung von einem hohen Gebäude (vier oder mehr Geschosse) usw.

Differenzierte Substanzliste nach Darreichungsform und Körpergewicht

Darüber hinaus enthält die Publikation eine ausführliche Liste verschiedenster Medikamente und illegaler Drogen, die nach Darreichungsform (Tabletten, Tropfen, Lösungen) und Körpergewicht des Patienten differenziert darstellt, welche Dosis einen lebensbedrohlichen Zustand herbeiführen kann.

Die LSARS-II stellt eine differenziert entwickelte, gut operationalisierte und psychometrisch überprüfte Skala zur Einschätzung der Letalität von Suizidhandlungen dar. Sie ermöglicht eine objektivierte Einschätzung und erleichtert damit die Verständigung über die Letalität von Suizidversuchen.

Die anschaulichen Fallbeispiele erleichtern die Anwendung, auch für Nichtmediziner. Ihr Einsatz wird vom US-amerikanischen National Institute of Mental Health (NIMH) ausdrücklich empfohlen. Sie kann sowohl in der klinischen Forschung als auch in der rechtsmedizinischen Begutachtung eingesetzt werden. Sie eignet sich besonders für die Nutzung bei rechtsmedizinischen Beurteilungen. Wie in Kapitel 1 dargestellt, sei aber davor gewarnt, von der Letalität einer verwendeten Methode unmittelbar auf den Grad der Suizidabsicht zu schließen (siehe Brown et al., 2005).

7.8 Schlussfolgerung und Empfehlung

Fremdbeurteilungsinstrumente haben eine lange Tradition in der psychiatrischen Diagnostik. Kapitel 7 gibt einen Überblick über wichtige Fremdbeurteilungsinstrumente zur Suizidalität. Die beschriebenen Instrumente decken sehr unterschiedliche Ansätze und Einsatzbereiche ab. Während die BSSI oder MSSI (vgl. Kap. 7.1 und 7.2) etablierte Instrumente zur Abschätzung der Suizidgefährdung sind, wird mit der ISST (vgl. Kap. 7.3) eine spezifisch validierte Fassung der BSSI für Patienten mit Schizophrenien und schizoaffektiven Störungen zur Verfügung gestellt. Das RRR (vgl. Kap. 7.6) dient der Beurteilung von Suizidversuchen und wägt dabei Letalität und Rettungsmöglichkeiten ab, mit der LSARS-II (vgl. Kap. 7.7) kann die Letalität eines Suizidversuches eingeschätzt werden. Die Fremdbeurteilungsversion der Sheehan-STS (vgl. Kap. 7.4) wurde speziell für den Einsatz in klinischen Studien entwickelt; anders als für die Selbstbeurteilungsversion (vgl. Kap. 6.4) liegen für die Fremdbeurteilungsversion keine publizierten psychometrischen Kennwerte vor.

Die psychometrischen Befunde zu den genannten Skalen sind oft lückenhaft oder widersprüchlich und weisen einen großen Forschungsbedarf aus. Ähnlich wie bei den Selbstbeurteilungsverfahren handelt es sich bei allen beschriebenen Verfahren um Instrumente, die im angloamerikanischen Sprachraum entwickelt wurden. Validierte und publizierte deutsche Übersetzungen fehlen, mit Ausnahme der BSSI und der LSARS-II. Es zeigt sich also großer Nachholbedarf bei der Verfügbarkeit von deutschsprachigen Fremdbeurteilungsinstrumenten für verschiedenste Aspekte von Suizidalität.

8 Ergänzende diagnostische Instrumente

8.1 Beck Hopelessness Scale (BHS)

Hoffnungslosigkeit ist ein wichtiger Risikofaktor

Die Beck Hopelessness Scale (BHS) erfasst Hoffnungslosigkeit, welche als das Vorhandensein von negativen Erwartungen und generell pessimistischen Einstellungen in Bezug auf die Zukunft operationalisiert ist (Beck, Weissman, Lester & Trexler, 1974c). Hoffnungslosigkeit stellt einen wichtigen Risikofaktor für Suizidgedanken und -handlungen dar, der über die Bedeutung von Depressivität hinausgeht. Darüber hinaus ist Hoffnungslosigkeit ein Risikofaktor für selbstverletzendes Verhalten (Chesin & Stanley, 2013; Hawton, Comabella, Haw & Saunders, 2013; Joiner, 2005).

Die BHS besteht aus 20 Items, die ein dichotomes Antwortformat haben. Die Testpersonen schätzen ein, ob die Aussagen auf sie zutreffen oder nicht („Markieren Sie bitte jeweils die Antwort, die Ihrer persönlichen Meinung am meisten entspricht.“, richtig oder falsch). Für die Durchführung sind ca. 5 bis 10 Minuten zu veranschlagen. Elf Items der BHS sind negativ gepolt (Beispiel: „Ich blicke mit Optimismus und Begeisterung in die Zukunft.“), neun Items sind positiv gepolt (Beispiel: „Die Zukunft liegt für mich im Dunkeln.“). Über alle Items wird üblicherweise ein Gesamtwert errechnet (Range 0 bis 20). Höhere Werte stehen für stärker ausgeprägte Hoffnungslosigkeit.

Trotz heterogener Faktorlösungen wird meist ein Gesamtsummenwert verwendet

In der ursprünglichen Validierungsstudie zeigten sich Hinweise auf drei Faktoren von Hoffnungslosigkeit (affektive, motivationale und kognitive Hoffnungslosigkeit; Beck et al., 1974c). Seit ihrem Erscheinen ist die BHS in einer Vielzahl von Untersuchungen eingesetzt und psychometrisch untersucht worden. Für die faktorielle Struktur haben Studien widersprechende Ergebnisse erbracht, die stark von untersuchter Population und Analysemethode abhängen (Rosenfeld, Gibson, Kramer & Breitbart, 2004). Trotz verschiedenster Befunde mit unterschiedlichen Faktorlösungen wird auch weiterhin üblicherweise der Summenwert über alle Items im Sinne der Eindimensionalität genutzt (Innamorati et al., 2014). Wegen der großen Zahl an Studien kann im Folgenden nur auszugsweise auf Ergebnisse Bezug genommen werden.

Bei der BHS interessiert insbesondere die prädiktive Validität. Zumeist wird dazu ein Cut-off von ≥ 9 Punkten genutzt, um Patienten mit Suizidrisiko zu identifizieren. Bei höheren Werten soll das Risiko, durch einen Suizid zu versterben, bis zu 11-fach erhöht sein (Beck, Brown, Berchick, Stewart & Steer, 1990). In einer Metaanalyse verfügbarer Studien wurde allerdings gezeigt, dass dieser Cut-off zwar Personen mit einem erhöhten Suizidrisiko identifiziert, aber das Risiko nicht in vergleichbarem Ausmaß, wie original publiziert, erhöht ist. Die BHS kann auch Personen mit einem erhöhten Risiko für selbstschädigendes Verhalten identifizieren. Kritisch ist anzumerken, dass die Spezifitätswerte relativ gering sind und die Nutzbarkeit der BHS zur Identifikation von Patienten für gezielte Präventionsmaßnahmen damit nicht gerechtfertigt werden kann (McMillan et al., 2007).

Im Rahmen der deutschen Validierung ergaben sich in verschiedenen klinischen und nicht klinischen Stichproben durchgängig gute interne Konsistenzen (nach Kuder-Richardson-20) *K-R 20*>.85 (Krampen, 1994). In einer Studierendenstichprobe sowie in einer Stichprobe von Patienten mit Alkoholabhängigkeit zeigte sich eine hohe Retest-Reliabilität (*K-R 20*>.80 bei einem Intervall von 14 bzw. 6 Tagen; Krampen, 1994). Die interne Konsistenz der BHS wurde anhand einer repräsentativen, deutschen Stichprobe aus dem Jahr 2014 erneut bestimmt. Es konnten sowohl für die Gesamtstichprobe als auch getrennt nach dem Geschlecht hohe interne Konsistenzen ermittelt werden. Die konvergente Validität wurde mit einem Depressionsscreener des Patient Health Questionnaire (PHQ-2, Kroenke et al., 2003), der Kurzversion des Fragebogens zur Lebenszufriedenheit (FLZ-M, Henrich & Herschbach, 2000) sowie dem BSSI nachgewiesen (Kliem & Brähler, 2015a).

Aktuelle deutschsprachige Normierung

Die deutsche Version der BHS wurde erstmals in einer repräsentativen Bevölkerungsstichprobe (*N*=2.051) im Jahr 1990 normiert (Krampen, 1994). Die Normwerte sind im Handbuch aufgeführt. Eine Neunormierung an einer bevölkerungsrepräsentativen Stichprobe (*N*=2.527) wurde im Jahr 2014 durchgeführt. Die Normwerte sollen in Kürze in einem neu bearbeiteten Testhandbuch erscheinen (Kliem & Brähler, 2015a). Die englische Originalversion findet sich bei Beck et al. (1974c) und ist inklusive eines Manuals verfügbar (Beck, 1993).

Neben der Standardversion mit dichotomem Antwortformat sind zusätzlich noch revidierte Varianten der BHS enthalten (zwei Parallel-Kurzformen mit je 10 Items sowie eine revidierte Form mit sechsfach gestuftem Antwortformat und je zwei Parallel-Kurzformen; Krampen, 1994). Das dichotome Antwortformat der Originalversion ist wegen der damit verbundenen Schiefe der Verteilung der Werte und einer geringen Sensitivität der Messwerte in der Diskussion, weshalb verschiedene Likert-Skalierungen inzwischen untersucht wurden (z. B. Neufeld, O'Rourke & Donnelly, 2010). Es wird zudem diskutiert, ob die 20 Originalitems notwendig sind, um Hoffnungslosigkeit zu erfassen. Inzwischen haben verschiedene psychometrische Studien gekürzte Versionen hervorgebracht, bis hin zu Kurzversionen mit vier Items (Aish & Wasserman, 2001; Perczel Forintos, Rozsa, Pilling & Kopp, 2013).

Sehr etabliertes Instrument

Die BHS ist ein seit Jahrzehnten verwendetes Instrument, welches nach wie vor eine große Rolle in der Suizidalitätsforschung spielt. Aufgrund der geringen Spezifitätswerte ist sie zur Identifikation von akuten suizidalen Krisen bei Patienten klinisch eher nicht gut einsetzbar. Dennoch stellt Hoffnungslosigkeit einen empirisch gut untersuchten Risikofaktor von Suizidalität dar, der aus der gegenwärtigen Forschung nicht wegzudenken ist und mit der BHS erfasst werden kann.

8.2 Reasons for Living Inventory (RFL)

Instrument kann dabei helfen, persönliche Gründe weiterzuleben zu erkennen

Das Reasons for Living Inventory (RFL; Linehan, Goodstein, Nielson & Chiles, 1983) erfasst mit 48 Items Gründe, *keinen* Suizid zu begehen – unabhängig davon, ob dieser schon einmal erwogen wurde oder nicht. Das Verfahren zielt darauf ab, adaptive Einstellungen zu erfassen und auf diese Weise die Risikoabschätzung zu ergänzen. Im klinischen Alltag kann der Fragebogen Patienten dabei helfen, persönlich relevante Gründe weiterzuleben zu erkennen bzw. wieder zu erinnern, sodass sich der Einsatz auch unter therapeutischen Gesichtspunkten lohnen kann. Die 48 Items verteilen sich auf insgesamt 6 Subskalen:

Skalen und Beispielitems des RFL

1. *Überlebens- und Bewältigungsüberzeugungen* (*survival and coping beliefs,* 24 Items, z. B. „Ich glaube, dass ich andere Lösungen für meine Probleme finden kann."; „Ich habe den Wunsch zu leben."; „Ich glaube nicht, dass meine Lebensumstände so erbärmlich oder hoffnungslos werden, dass ich lieber tot wäre."),
2. *Verantwortung für die Familie* (*responsibility to family,* 7 Items, z. B. „Ich würde nicht wollen, dass sich meine Familie danach schuldig fühlt."; „Ich habe Verantwortung und Verpflichtung gegenüber meiner Familie."; „Es würde meine Familie zu sehr verletzen und ich würde nicht wollen, dass sie darunter leidet."),
3. *Sorge um Kinder* (*child-related concerns,* 3 Items, z. B. „Die Kinder zu verlassen, wäre nicht gerecht gegenüber anderen, die sich um sie kümmern müssten."; „Ich will sehen, wie meine Kinder aufwachsen."),
4. *Furcht vor einem Suizid* (*fear of suicide,* 7 Items, z. B. „Ich könnte mich nicht entscheiden, wo, wann und wie ich es tue."; „Ich bin so ungeschickt, dass meine Methode nicht funktionieren würde."; „Ich bin ein Feigling und habe nicht den Mumm, es zu tun."),
5. *Furcht vor sozialer Ablehnung* (*fear of social disapproval,* 3 Items, z. B. „Ich würde nicht wollen, dass die Menschen denken, dass ich keine Kontrolle über mein Leben habe."; „Ich bin besorgt darüber, was andere über mich denken würden."),

6. *Moralische Vorbehalte* (*moral objections,* 4 Items, z.B. „Mein religiöser Glaube verbietet es."; „Ich glaube, dass nur Gott das Recht hat, ein Leben zu beenden.").

Die verschiedenen Gründe können von 1 = „überhaupt nicht wichtig" bis 6 = „sehr wichtig" bewertet werden. Die Auswertung erfolgt für den Gesamtwert und für die einzelnen Subskalen durch Bildung eines Mittelwertes. Die Bearbeitungszeit liegt bei 10 bis 15 Minuten.

Die von Linehan et al. (1983) gefundene Faktorenstruktur konnte in Folgeuntersuchungen weitgehend repliziert werden (Osman et al., 1993; Osman, Gregg, Osman & Jones, 1992). Das RFL besitzt eine gute interne Konsistenz mit Cronbachs α von .72 bis .92 für die verschiedenen Subskalen und .89 für den Gesamtwert (Linehan et al., 1983; Osman, Jones & Osman, 1991). Die Retest-Reliabilität erwies sich über einen Zeitraum von 3 Wochen als ausgesprochen gut (r_{tt} = .75 bis .85; Osman et al., 1991). Linehan et al. (1983) konnten zeigen, dass 4 Subskalen des RFL *(survival and coping beliefs, responsibility to family, child-related concerns, moral objections)* negativ assoziiert sind mit dem Ausmaß an Suizidgedanken und der selbsteingeschätzten Wahrscheinlichkeit, dass es zu einem Suizid kommen könnte. In weiteren Studien zeigte sich insbesondere die Subskala „Überlebens- und Bewältigungsüberzeugungen" negativ assoziiert mit suizidalem Erleben (u. a. Bagge, Lamis, Nadorff & Osman, 2013; Osman et al., 1993). Für die Validität des Verfahrens spricht schließlich, dass das RFL gut differenziert zwischen psychiatrischen Patienten vs. gesunden Kontrollpersonen (Strohsal, Chiles & Linehan, 1992), suizidalen vs. nicht suizidalen Personen (Osman et al., 1993), Personen, die einen Suizidversuch unternommen haben, vs. Psychiatriepatienten, die keinen Suizidversuch unternommen haben (Malone et al., 2000) und Personen, die einen Suizidversuch unternommen haben vs. Personen, die unter Suizidgedanken leiden (Linehan et al., 1983).

Validität gut belegt

Vor dem Hintergrund, dass sich das RFL aufgrund seiner Länge für verschiedene Settings nicht eignet (z.B. Screening bei stationärer Aufnahme) wurde eine 12-Item-Kurzfassung des RFL entwickelt und validiert (Ivanoff, Jang, Smyth & Linehan, 1994). Spezifische und unabhängig entwickelte Reasons for Living-Fragebögen existieren darüber hinaus für Jugendliche (RFL-Adolescent; Osman, Downs, Kopper, Barrios, Baker & Osman, 1998a), Studierende (College Student Reasons for Living Inventory, CSRLI; Westefeld, Cardin & Deaton, 1992), junge Erwachsene (Gutierrez et al., 2002) und alte Menschen (Edelstein et al., 2009). Diese Verfahren berücksichtigen in stärkerem Maße die spezifischen Lebensbedingungen der jeweiligen Personengruppen. Die Originalversion des RFL wurde mittlerweile in diverse Sprachen übersetzt. In deutscher Sprache liegt eine Übersetzung des 48-Item-Originalbogens und eine erste, vorläufige Validierungsstudie vor (Jendreyschak, Vocks, Juckel & Illes, in Vorb.).

Kurzversion des RFL verfügbar

8.3 Suicide Resilience Inventory-25 (SRI-25)

Das Suicide Resilience Inventory-25 (SRI-25; Osman et al., 2004) ist ein weiteres Instrument, das darauf abzielt, Schutzfaktoren bei bestehender Suizidalität zu erheben. Mit Hilfe von 25 Items werden interne und externe Ressourcen erfasst, die Personen dabei helfen können, suizidbezogene Gedanken, Gefühle und Einstellungen zu überwinden. Die Items werden auf einer sechsstufigen Skala (1 = „stimme überhaupt nicht zu" bis 6 = „stimme stark zu") beantwortet und lassen sich 3 Subskalen zuordnen:

Subskalen des SRI-25

1. *Internale Schutzfaktoren* (9 Items, z. B. „Ich mag mich selbst."; „Ich bin zufrieden mit den meisten Dingen in meinem Leben."; „Es gibt viele Dinge, die ich an mir selbst mag."),
2. *Emotionale Stabilität* (8 Items, z. B. „Ich kann Gedanken, mich selbst zu töten, widerstehen, wenn ich mich im Hinblick auf die Zukunft hoffnungslos fühle."; „Ich kann Gedanken daran, mich selbst zu töten, widerstehen, wenn ich mit demütigenden oder peinlichen Situationen konfrontiert bin."),
3. *Externale Schutzfaktoren* (8 Items, z. B. „Wenn ich Schwierigkeiten habe, würde ich eher Menschen, die mir nahe stehen, um Hilfe bitten, als dass ich versuchen würde, mich selbst zu töten."; „Ich könnte Gedanken daran, mich selbst zu töten, offen mit Menschen besprechen, die mir nahe stehen, wenn dies nötig wäre.").[8]

Der Gesamtwert und die Subskalenwerte ergeben sich durch die Bildung eines Mittelwertes. Höhere Werte verweisen auf ein geringeres Suizidrisiko. Normwerte liegen bislang nicht vor und alle bisherigen Studien wurden ausschließlich an Jugendlichen und jungen Erwachsenen durchgeführt.

Psychometrische Eigenschaften des SRI-25

Die dreifaktorielle Struktur des Fragebogens ließ sich in verschiedenen Untersuchungen an studentischen und psychiatrischen Stichproben replizieren (Gutierrez, Freedenthal, Wong, Osman & Norizuki, 2012; Osman et al., 2004; Rutter, Freedenthal & Osman, 2008). Stichprobenübergreifend weisen sowohl der Gesamtwert des SRI-25 als auch die Subskalen eine hohe interne Konsistenz auf (alle Cronbachs $\alpha \geq .86$). Sämtliche Subskalen sind negativ assoziiert mit Hoffnungslosigkeitserleben und dem Vorliegen von Suizidgedanken (Rutter et al., 2008) und positiv assoziiert mit dem Reasons for Living Inventory (vgl. Kap. 8.2) und der Positiv-Subskala des Positive and Negative Suicide Ideation Inventory (vgl. Kap. 8.4). Zudem differenzieren alle Subskalen zwischen (a) nicht suizidalen Personen, (b) Personen, die schon einmal Suizidgedanken hatten und (c) Personen, die in der Vergangenheit einen Suizid geplant bzw. einen Suizidversuch unternommen haben (Osman et al., 2004; siehe auch Gutierrez et al., 2012).

8 Die Items wurden zur Erhöhung der Anschaulichkeit von den Autoren ins Deutsche übersetzt.

Vor dem Hintergrund, dass bislang vergleichsweise wenig über Schutzfaktoren suizidalen Erlebens und Verhaltens bekannt ist, stellt der SRI-25 ein vielversprechendes Instrument dar, um einerseits das Zusammenwirken von Risiko- und Schutzfaktoren zu untersuchen und andererseits die klinische Risikoabschätzung zu informieren. Der Originalfragebogen kann vom Erstautor Augustine Osman angefordert werden (http://colfa.utsa.edu/psychology/faculty/augustine_osman). Allerdings liegt bislang keine validierte deutsche Version des Fragebogens vor.

Insgesamt ist wenig über Schutzfaktoren suizidalen Erlebens und Verhaltens bekannt

8.4 Positive and Negative Suicide Ideation Inventory (PANSI)

Das Positive and Negative Suicide Ideation Inventory (PANSI; Osman, Gutierrez, Kopper, Barrios & Chiros, 1998) wurde zur Erfassung von suizidförderlichen und suizidhemmenden Gedanken, Einschätzungen und Bewertungen entwickelt. Dazu wurde zunächst ein Itempool erstellt und an Studierenden empirisch untersucht (Osman et al., 1998). Die resultierende Skala besteht aus 14 Items mit fünfstufigem Antwortformat (1 = „niemals" bis 5 „meistens"), die für die vergangenen zwei Wochen eingeschätzt werden sollen. Die Items verteilen sich auf zwei negativ korrelierte Faktoren (r=–.45).

Zwei negativ korrelierte Subskalen

1. *Negative suizidbezogene Gedanken* (8 Items, z. B. „... fühlten Sie sich so einsam oder traurig, dass Sie sich töten wollten, um den Schmerz zu beenden?", „... dachten Sie darüber nach sich selber zu töten, weil Sie sich wie ein Versager fühlten?"),
2. *Positive suizidbezogene Gedanken* (6 Items, z. B. „... fühlten Sie sich zuversichtlich hinsichtlich Ihrer Zukunftspläne?"; „... hatten Sie den Eindruck, dass Sie die Kontrolle über die meisten Situationen in ihrem Leben haben?").[9]

Es werden Mittelwerte aus den Items der Skalen berechnet. Es ist nicht vorgesehen, einen Mittelwert aller Items zu berechnen. Die zweifaktorielle Struktur wurde in weiteren Stichproben bestätigt (Muehlenkamp, Gutierrez, Osman & Barrios, 2005; Osman et al., 2002, 2003). Die internen Konsistenzen sind über die verschiedenen Studien hinweg sehr gut mit Werten von α=.80 bis .85 für die PANSI-positiv-Skala und von α=.91 bis .94 für die PANSI-negativ-Skala.

In einer Stichprobe jugendlicher stationär-psychiatrischer Patienten (N= 195) konnte gezeigt werden, dass sich die Mittelwerte auf beiden PANSI-

9 Die Items wurden zur Erhöhung der Anschaulichkeit von den Autoren ins Deutsche übersetzt.

Skalen in Abhängigkeit vom Suizidrisiko unterschieden. Die höchsten Werte zeigten die Patienten, die bereits einen Suizidversuch unternommen hatten, etwas niedrigere Werte fanden sich für Patienten mit hohem Suizidrisiko, aber ohne bisherigen Suizidversuch, und die niedrigsten Werte resultierten für Patienten ohne erhöhtes Suizidrisiko. In Sinne der Kriteriumsvalidität konnten die beiden PANSI-Skalenwerte jedoch nur zwischen den Patienten mit vorherigem Suizidversuchen und den anderen Patienten unterscheiden, aber nicht Patienten mit hohem oder niedrigem Risiko *ohne* vorherige Suizidversuche klar voneinander trennen (Osman et al., 2002). In einer Unterstichprobe wurden Retest-Reliabilitäten über zwei Wochen von $r_{tt}=.79$ für die PANSI-positiv-Skala und $r_{tt}=.69$ für die PANSI-negativ-Skala gefunden (Osman et al., 2002). Die Negativskala korrelierte positiv mit Maßen zur Erfassung von Suizidgedanken, suizidalem Verhalten und Hoffnungslosigkeit (Osman et al., 1998, 2002). Die Positivskala korrelierte positiv mit dem Reasons for Living Inventory (vgl. Kap. 8.2) und negativ mit Maßen zur Erfassung suizidalen Erlebens und Verhaltens.

Cut-off-Werte verfügbar

In einer nicht klinischen Stichprobe von Jugendlichen wurden mithilfe von ROC-Analysen Cut-off-Werte bestimmt, die Personen identifizieren, bei denen eine weitere Exploration suizidbezogener Gedanken sinnvoll erscheint (PANSI-positiv<3.33; PANSI-negativ>1.63; Osman et al., 2003). Das PANSI wurde auch in verschiedenen ethnischen Gruppen in den USA eingesetzt. Die psychometrischen Kennwerte unterscheiden sich nicht wesentlich, es fanden sich jedoch einige differenzielle Befunde, die eine gruppenspezifische Normierung und die Prüfung der prädiktiven Validität in verschiedenen ethnischen Gruppen nahe legen (Muehlenkamp et al., 2005).

Das PANSI zeigt gute psychometrische Eigenschaften. Ob die Skala sich zur Vorhersage zukünftigen suizidalen Verhaltens und damit zur Risikoidentifikation eignet, ist bislang nicht geklärt. Sie steht in Konkurrenz zu verwandten Instrumenten, wie der BHS (vgl. Kap. 8.1). Mit Blick auf die bisherige empirische Befundlage kann das PANSI als Instrument zum Einsatz in der Suizidalitätsforschung uneingeschränkt empfohlen werden, in der klinischen Praxis stellt es möglicherweise eine nützliche Ergänzung zu anderen Instrumenten dar. Hervorzuheben ist, dass das Instrument speziell für Jugendliche und junge Erwachsene entwickelt wurde. Dies ist angesichts des Mangels an Instrumenten speziell für das Kindes- und Jugendalter ein Vorteil. Ob sich die Skala in anderen Altersgruppen ebenso einsetzen lässt, müsste zunächst geprüft werden.

Speziell für Jugendliche und junge Erwachsene entwickelt

Der Originalfragebogen kann vom Erstautor Augustine Osman angefordert werden (http://colfa.utsa.edu/psychology/faculty/augustine_osman). Eine deutsche Übersetzung liegt bis jetzt nicht vor.

8.5 Skala zur Erfassung der Impulsivität und emotionalen Dysregulation der Borderline-Persönlichkeitsstörung (IES-27)

Impulsivität ist ein möglicher Risikofaktor für Suizidalität

Impulsivität wird vielfach als ein möglicher Risikofaktor für Suizidalität betrachtet (vgl. Kap. 2.3). Zum Zusammenhang zwischen Impulsivität und suizidalem Verhalten wurden allerdings divergierende Befunde publiziert. Gründe für dieses heterogene empirische Bild können in der unterschiedlichen Erhebungsmethodik und Operationalisierung des Konstrukts und der mitunter mangelhaften Unterscheidung zwischen habitueller und akuter Impulsivität liegen. Außerdem ist zu beachten, dass Impulsivität eher generell zu einer suizidalen Handlung befähigt als diese direkt zu bedingen, sodass ein indirekter Zusammenhang zwischen diesen Variablen zu vermuten ist (vgl. Bender, Gordon, Bresin & Joiner, 2011).

Ein deutschsprachiges Instrument zur Erfassung von Impulsivität ist die Skala zur Erfassung der Impulsivität und emotionalen Dysregulation der Borderline-Persönlichkeitsstörung (IES-27; Kröger, Holdstein, Lombe, Schweiger & Kosfelder, 2007; Kröger & Kosfelder, 2011). Dieser Fragebogen umfasst 27 Items, die auf einer fünfstufigen Skala mit den Ankern „gar nicht", „1–2-mal", „3–10-mal", „täglich" und „mehrmals täglich", bezogen auf den zurückliegenden Monat, beantwortet werden. Die Wahl einer Häufigkeits- anstelle einer Intensitätsskalierung wurde vor dem Hintergrund bekannter Schwankungen der Impulsivität, insbesondere bei Menschen mit einer Borderline-Persönlichkeitsstörung, bewusst getroffen. Inhaltlich lassen sich die 27 Items fünf der neun diagnostischen Kriterien der Borderline-Persönlichkeitsstörung nach DSM-IV (Kriterien 2, 4, 5, 6, 8) zuordnen. Beispielitems sind „Angst die Kontrolle über meine Gefühle zu verlieren", „Beziehungen durch ein ständiges Auf und Ab geprägt" oder „Dinge getan, ohne an die Folgen für mich oder andere zu denken".

Eindimensionalität der Skala empirisch belegt

Eine Hauptkomponentenanalyse der 27 Items auf Basis von $N=115$ psychiatrischen Patienten lieferte Hinweise auf eine eindimensionale Lösung, die anhand einer Stichprobe von $N=149$ Patienten mit einer Borderline-Persönlichkeitsstörung (Kröger et al., 2007) und einer diagnostisch heterogenen Stichprobe von $N=190$ Personen (Kröger et al., 2010) repliziert werden konnte. Die interne Konsistenz lag in diesen Stichproben bei $\alpha=.94$ bzw. .92, bei allerdings teils schwachen Trennschärfeindizes für einzelne Items. Im Testmanual werden interne Konsistenzwerte von $\alpha=.89$ bis .94 für deutsche und kanadische Stichproben berichtet (Kröger & Kosfelder, 2011).

Die konvergente Validität mit konstruktnahen Selbstbeurteilungsinstrumenten lieferte ein heterogenes Bild. Hohe Zusammenhänge fanden sich mit der Borderline-Symptom-Liste ($.57<r<.85$; Bohus et al., 2007), eher schwache Zusammenhänge mit der Barrat Impulsiveness Scale ($r=.38$; Patton, Stanfort & Barrat, 1995). Als Indikator für die diskriminante Validität wurden von den Autoren Befunde gewertet, dass Patienten mit einer Borderline-Persönlichkeitsstörung in verschiedenen Stichproben signifikant höhere Werte aufwiesen, als Patienten mit anderen Hauptdiagnosen oder gesunde Kontrollpersonen (Kröger et al., 2007, 2010). Kröger et al. (2010) berichten zudem Hinweise dafür, dass die IES-27 ein änderungssensitives Instrument ist. Die Autoren empfehlen für das Screening auf Borderline-Persönlichkeitsstörung einen Cut-off-Wert von 27. Dieser geht mit einer Sensitivität von 91.3 % und einer Spezifität von 79.8 % einher (Kröger et al., 2010; Kröger & Kosfelder, 2011). In einer aktuellen Studie auf Basis von $N=424$ Patienten mit einer psychischen Störung und $N=532$ Personen einer Online-Stichprobe war der Summenwert der IES-27 ein signifikanter Prädiktor für das Auftreten suizidalen Verhaltens im Allgemeinen, nicht aber für den Suizidstatus, d. h. die Frage, ob eine Person bereits einmal einen Suizidversuch in der Vorgeschichte verübt hatte (Wachtel et al., 2014).

Cut-off-Wert liegt vor

Eine in der internationalen Forschung gebräuchliche Alternative zur Erfassung von Impulsivität im Selbstbericht ist die Barrat Impulsiveness Scale (Patton et al., 1995). Eine deutsche Übersetzung dieses 30 Items umfassenden Instruments sowie erste psychometrische Kennwerte finden sich bei Preuss et al. (2008).

8.6 Interpersonal Needs Questionnaire (INQ)

Erfasste Konstrukte aus der Interpersonalen Theorie suizidalen Verhaltens

Der Interpersonal Needs Questionnaire (INQ; Van Orden et al., 2012) wurde im Rahmen der Interpersonalen Theorie suizidalen Verhaltens (ITSV; Van Orden et al., 2010; vgl. Kap. 2.4.3) als Instrument zur Erfassung zweier psychischer Zustände (*perceived burdensomeness* und *thwarted belongingness*) entwickelt, die in der ITSV als zentrale Prädiktoren für Suizidwünsche gelten. Treten beide gemeinsam auf, so entsteht der Theorie zufolge ein aktiver Suizidwunsch. In der recht kurzen Geschichte des Instruments wurden verschiedene Versionen des INQ mit entsprechenden Itemzahlen eingesetzt. Die Ursprungsversion besteht aus 25 Items (INQ-25), weitere Versionen mit 18 Items (INQ-18), 12 Items (INQ-12) bzw. 10 Items (INQ-10) wurden in verschiedenen Studien eingesetzt (Marty, Segal, Coolidge & Klebe, 2012). Inzwischen wird der Einsatz der 15-Item-Version von der Autorin empfohlen (Van Orden et al., 2012).

Die deutsche Version des INQ besteht ebenfalls aus 15 Items, die ein siebenstufiges Antwortformat von 1 = „trifft überhaupt nicht zu“ bis 7 = „trifft voll und ganz auf mich zu“ besitzen. Die Befragten sollen dabei einschätzen, wie sie sich in letzter Zeit gefühlt haben; ein klar umgrenzter Zeitrahmen wird nicht genannt. Ausgewertet werden die Mittelwerte beider Skalen im Sinne einer dimensionalen Aussage zur Ausprägung der beiden Prädiktoren. Die Bearbeitungszeit liegt bei circa 5 Minuten. Die 15 Items verteilen sich auf zwei Skalen, die *thwarted belongingness* und *perceived burdensomeness* repräsentieren:

1. *Enttäuschter Wunsch nach Zugehörigkeit (thwarted belongingness)* mit neun Items (z. B. „Zurzeit fühle ich mich bei sozialen Zusammenkünften oft wie ein Außenseiter."; „Zurzeit habe ich das Gefühl, dass es Menschen gibt, an die ich mich in schweren Zeiten wenden kann."; sechs Items dieser Skala – 7, 8, 10, 13, 14, 15 – sind invers gepolt und müssen vor Berechnung des Skalensummenwertes umkodiert werden.),
2. *Wahrgenommene Belastung (perceived burdensomeness)* mit sechs Items (z. B. „Zurzeit denke ich, dass mein Tod eine Erleichterung für die Menschen in meinem Leben wäre."; „Zurzeit denke ich, dass ich eine Belastung für die Gesellschaft bin.").

Psychometrische Eigenschaften

Psychometrische Untersuchungen der amerikanischen Originalversion des INQ in klinischen und nicht klinischen Stichproben zeigten, dass die beiden Subdimensionen distinkte Konstrukte sind und man diese reliabel erfassen kann. Darüber hinaus fanden sich theoriekonforme Befunde zur konvergenten Validität: Einsamkeit und fehlende soziale Unterstützung sind mit der Skala „Enttäuschter Wunsch nach Zugehörigkeit" und der Wunsch tot zu sein und ein empfundener niedriger sozialer Wert mit der Skala „Wahrgenommene Belastung" assoziiert (Van Orden et al., 2012). In einer australischen Untersuchung fanden sich negative Zusammenhänge beider Skalen mit psychischer Gesundheit, ein positiver Zusammenhang mit dem Vorliegen von Depressionen und Angststörungen konnte jedoch nur für die Skala „Wahrgenommene Belastung" gezeigt werden (Christensen, Batterham, Mackinnon, Donker & Soubelet, 2014).

Die von den Autoren des amerikanischen Originals gefundene zweifaktorielle Struktur entsprechend der beiden theoretisch postulierten Prädiktoren für Suizidwünsche konnte für die deutsche Version des INQ in einer nicht klinischen Stichprobe bestätigt werden (Glaesmer, Spangenberg, Scherer & Forkmann, 2014; Van Orden et al., 2012). Die beiden Skalen zeigten hohe interne Konsistenzen mit Werten von $\alpha = .88$ bis .93 für die Skala „Wahrgenommene Belastung" und $\alpha = .83$ bis .85 für die Skala „Enttäuschter Wunsch nach Zugehörigkeit" (Glaesmer et al., 2014; Van Orden et al., 2012). Theoriekonforme Zusammenhänge beider Subdimensionen mit Suizidgedanken und Suizidwünschen konnten in einer studentischen Stichprobe gezeigt werden (Glaesmer et al., 2014).

Prädiktive Validität für suizidale Gedanken

In einer Längsschnittuntersuchung zur Interpersonalen Theorie suizidalen Verhaltens zeigte sich, dass auch das Ausmaß des „Enttäuschten Wunsches nach Zugehörigkeit" und der „Wahrgenommenen Belastung" prädiktiv ist für die Intensität suizidaler Gedanken einen Monat später (Van Orden et al., 2012). Im Vergleich zur *perceived burdensomeness* scheint die *thwarted belongingness* jedoch einen weniger robusten Prädiktor suizidalen Erlebens und Verhaltens darzustellen. Mit Blick auf die derzeitige Befundlage, die vor allem auf querschnittlichen Analysen basiert, ist empirisch nicht gut belegt, inwieweit sich der INQ zur Prädiktion von Suizidgedanken einsetzen lässt. In jedem Fall ist dieser jedoch zur weiteren wissenschaftlichen Untersuchung der Interpersonalen Theorie suizidalen Verhaltens sowie konkurrierender Theorien von großem Nutzen, gerade auch aufgrund seiner guten psychometrischen Eigenschaften.

Die englische Originalversion findet sich bei Van Orden et al. (2012). Die validierte deutsche Fassung (Glaesmer et al., 2014) inklusive eines kurzen Handbuches ist unter www.psychometrikon.de lizenzfrei zur Verfügung gestellt.

8.7 Acquired Capability for Suicide Scale – Fearlessness about Death (ACSS-FAD)

Erfassung eines Konstrukts der Interpersonalen Theorie suizidalen Verhaltens

Die deutsche Version der revidierten Acquired Capability for Suicide Scale – Fearlessness about Death (ACSS-FAD) ist ein Selbstbeurteilungsinstrument zur Erfassung von „Furchtlosigkeit vor dem Tod“ (Spangenberg et al., 2014a). Im Rahmen der Interpersonalen Theorie suizidalen Verhaltens (Joiner, 2005) ist „Furchtlosigkeit vor dem Tod“ eine Subdimension der Acquired Capability for Suicide, das heißt der Fähigkeit, eine suizidale Handlung ausführen zu können (vgl. Kap. 2.4.3). Ausgehend von Joiners (2005) Konzeption der Acquired Capability for Suicide wurde die Acquired Capability for Suicide Scale (ACSS) entwickelt (Van Orden et al., 2008), die mit 20 Items die beiden Dimensionen „Fearlessness about Death“ und „Pain Tolerance“ erfasst. Die ACSS wurde in mehreren Studien eingesetzt und zeigte vielfach theoriekonforme Zusammenhänge, etwa mit Angst vor Suizid (Van Orden et al., 2008), mit erlebten schmerzhaften und angsteinflößenden Ereignissen (Bender et al., 2011) oder Suizidversuchen in der Vorgeschichte (Anestis & Joiner, 2011).

Trotz dieser theoriekonformen Befunde ist die psychometrische Qualität der ACSS nicht überzeugend. So konnte z. B. die angenommene faktorielle Struktur in der einzigen diesbezüglichen Arbeit nicht bestätigt werden (Smith, Wolford-Clevenger, Mandracchia & Jahn, 2013). Die Arbeitsgruppe um Joiner publizierte 2014 eine revidierte Fassung der ACSS. Die Originalversion wurde verkürzt und auf die Subdimension „Furchtlosigkeit vor dem Tod“ beschränkt (Ribeiro et al., 2014).

Diese ACSS-FAD besteht aus sieben Items, die jeweils eine Aussage zu Gefühlen und Einstellungen gegenüber den Themen Tod und Sterben beinhalten (z. B. „Die Tatsache, dass ich irgendwann sterben werde, berührt mich nicht.“). Alle Items werden auf einer vierstufigen Skala von 0 = „trifft überhaupt nicht auf mich zu“ bis 4 = „trifft voll und ganz auf mich zu“ beantwortet. Die Auswertung erfolgt durch Bildung eines Skalenmittelwertes, wobei zuvor die Items 2, 3 und 5 invertiert werden müssen. Höhere Werte stehen für stärker ausgeprägte Furchtlosigkeit vor dem Tod. Deutsche Normwerte liegen bisher nicht vor. In der US-amerikanischen Validierungsstudie des Instruments lagen die Mittelwerte in vier studentischen Stichproben zwischen 1.89 und 2.15 und bei 67 psychiatrischen Patienten bei 2.24 (Ribeiro et al., 2014). Bei deutschen Studierenden lag der Mittelwert bei 2.20 (Spangenberg et al., 2014a).

Psychometrische Eigenschaften

Die ACSS-FAD zeigte in der US-amerikanischen Validierungsstudie weitgehend gute psychometrische Eigenschaften. Die postulierte Eindimensionalität konnte bestätigt werden, die interne Konsistenz lag in verschiedenen Stichproben bei $\alpha = .77$ bis .83 und bezüglich der Konstruktvalidität zeigten sich erwartungskonforme Befunde: Männer wiesen höhere Werte auf als Frauen und es fanden sich positive Zusammenhänge zur selbstwahrgenommenen Fähigkeit zum Suizid sowie zur selbstbeurteilten Angst vor Suizid. Außerdem zeigten sich, wie von der Theorie postuliert, keine Zusammenhänge mit Depressivität und Suizidgedanken (Ribeiro et al., 2014).

Entwicklung und Validierung der deutschen Version

Für die deutsche Version der ACSS-FAD wurden die Items in einem mehrstufigen Verfahren (unabhängige Hin- und Rückübersetzung) ins Deutsche übersetzt (Wild et al., 2005). In einer Stichprobe von $N = 281$ Studierenden konnte die eindimensionale Skalenstruktur in einer konfirmatorischen Faktorenanalyse repliziert werden. Allerdings erzielten die Items 2 und 4, wie schon im US-amerikanischen Original, unbefriedigende Faktorladungen, was auf die Formulierung dieser Items zurückgeführt werden könnte. Die interne Konsistenz war gut ($\alpha = .79$). Der Mittelwert der ACSS-FAD zeigte erwartungskonforme moderat-positive Zusammenhänge mit der selbstwahrgenommenen Fähigkeit zum Suizid und keinen Zusammenhang mit Suizidgedanken. Der Zusammenhang mit Depressivität war allerdings entgegen der Erwartung negativ (Spangenberg et al., 2014a).

Zusammenfassend stellt die ACSS-FAD eine ökonomische Möglichkeit dar, eine Komponente („Furchtlosigkeit vor dem Tod“) der Acquired Capability for Suicide zu erfassen. Die bisherigen Befunde zur Reliabilität und zur faktoriellen Validität sind ermutigend und das Instrument ist lizenzfrei erhältlich (www.psychometrikon.de). Gemischte Ergebnisse zur diskriminanten Validität sowie insgesamt noch sehr wenige psychometrische Studien zum Instrument schränken den Einsatz in der klinischen Praxis allerdings ein.

Weitere Studien sind hier wünschenswert. Alternativ zur ACSS-FAD sollte die Verwendung des German Capability for Suicide Questionnaire (GCSQ; Wachtel et al., 2014) erwogen werden (vgl. Kap. 8.8).

8.8 German Capability for Suicide Questionnaire (GCSQ)

Erfassung eines Konstrukts der Interpersonalen Theorie suizidalen Verhaltens

Beim German Capability for Suicide Questionnaire (GCSQ; Wachtel & Teismann, 2015) handelt es sich um einen weiteren Fragebogen zur Erfassung von Furchtlosigkeit vor Schmerz, Sterben und Tod (*acquired capability*; Joiner, 2005). Der GCSQ basiert auf der Originalversion der Acquired Capability for Suicide Scale (Joiner et al., 2009), erfasst jedoch nicht nur die Furchtlosigkeitskomponente von *acquired capability*, sondern auch die zweite Dimension des Konstrukts: erhöhte Schmerztoleranz. Theoriekonform ergab sich in einer ersten Validierungsstudie (Wachtel et al., 2014) eine zweifaktorielle Struktur des Fragebogens, mit insgesamt 11 Items:

1. *Furchtlosigkeit vor Tod und Sterben* (5 Items, z. B. „Ich habe große Angst zu sterben."; „Die Aussicht meines eigenen Todes, ruft Angst in mir hervor."),
2. *Schmerztoleranz* (5 Items, z. B. „Schmerzen kann ich nur schwer aushalten."; „Wenn ich Schmerzen habe, leide ich stärker als die meisten anderen Menschen.").

Item zur selbsteingeschätzten Fähigkeit zum Suizid

Zusätzlich beinhaltet der Fragebogen ein weiteres Item zur Erfassung der selbsteingeschätzten Fähigkeit zum Suizid (*Perceived Capability Item: „*Ich könnte mich selbst umbringen, wenn ich es wollte.").

Die Auswertung erfolgt durch Bildung eines Summenscores der jeweiligen Subskalenwerte (die Items 6, 7 und 8 müssen umkodiert werden) bzw. Bildung eines Gesamtwertes. Höhere Werte verweisen auf größere Furchtlosigkeit bzw. höhere Schmerztoleranz. Drei der fünf Items der Skala „Furchtlosigkeit vor Tod und Sterben" (Items 2, 3 und 4) sind identisch mit Items des ACSS-FAD (vgl. Kap. 8.7) und zwei weitere Items (1 und 5) sind inhaltlich äquivalent, wurden aber umformuliert, um doppelte Verneinungen zu vermeiden. Die interne Konsistenz der beiden Skalen ist zufriedenstellend (Skala „Furchtlosigkeit vor Tod und Sterben": Cronbachs $\alpha = .90$; Skala „Schmerztoleranz": $\alpha = .77$) und die Retest-Reliabilität erwies sich über einen Zeitraum von 4 bzw. 10 Wochen als hoch ($r_{tt} = .74$ bis .84). Für die Validität des Instrumentes spricht unter anderem, dass die Skala „Furchtlosigkeit vor Tod und Sterben" und das Item zur selbsteingeschätzten Suizidfähigkeit signifikant assoziiert sind mit selbstberichtetem suizidalen Verhalten – und dies unter statistischer Kontrolle von Alter, Geschlecht, Depressivität, Hoffnungslosigkeit, Impulsivität, dem Eindruck, eine Belastung für andere zu sein, und fehlendem sozialen Zugehörigkeitserleben (Wachtel et al., 2014). Die Schmerztoleranzskala erwies sich zudem als prädiktiv für die objektive Schmerztoleranz, erfasst mit einem Kalt-Wasser-Test, und riskantem Verhalten in einer Risiko-Wahl-Aufgabe (Wachtel, Siegmann, Ocklenburg, Hebermehl & Teismann, in Druck).

Zusammengenommen handelt es sich beim GCSQ um ein reliables und valides Verfahren mit dem das Ausmaß an Acquired Capability – einem zentralen Konstrukt der Interpersonalen Theorie suizidalen Verhaltens – erfasst werden kann. Allerdings ist das Instrument recht neu, sodass weiter Validierungsstudien notwendig sind. Das Instrument ist lizenzfrei erhältlich (www.psychometrikon.de).

8.9 Painful and Provocative Events Scale (PPES)

In der Interpersonalen Theorie suizidalen Verhaltens nimmt Joiner (2005) an, dass ein zentraler Mechanismus zur Entwicklung der *acquired capability* darin besteht, dass Habituationserfahrungen im Kontext wiederholter Exposition mit schmerzhaften und angsteinflößenden Ereignissen gemacht werden.

Erfasst Erfahrungen, die die Entwicklungen von acquired capability fördern sollen

Das international verbreitetste Instrument zur Erfassung der Exposition gegenüber schmerzhaften und angsteinflößenden Ereignissen ist die Painful and Provocative Events Scale (PPES; Bender, Gordon & Joiner, 2007). Diese besteht im Original aus 25 Items (Franklin, Hessel & Prinstein, 2011; Ribeiro et al., 2014), obwohl auch Versionen mit 10, 18, 26, 49 und 74 Items bereits in Studien verwendet wurden (siehe auch Teismann, Forkmann, Wachtel, Edel, Nyhuis & Glaesmer, 2015). Die Items werden auf einer fünfstufigen Likert-Skala von 1 = „nie" bis 5 = „mehr als 20-mal" beantwortet. Die Instruktion lautet: „Sie finden nachfolgend eine Reihe von Ereignissen. Bitte beantworten Sie, ob Sie das beschriebene Ereignis in Ihrem gesamten Leben erlebt haben und wenn ja, wie oft."

Obwohl die PPES bereits in vielen internationalen Studien eingesetzt wurde, existiert bisher nur eine empirische Untersuchung der psychometrischen Qualität des Instruments (Teismann et al., 2015). In der Studie wurde auf Basis einer Stichprobe von insgesamt $N=956$ Personen (Patienten mit psychischen Störungen und eine online erhobene Bevölkerungsstichprobe) mittels exploratischer und konfirmatorischer Faktorenanalysen eine zweidimensionale, 12 Items umfassende Faktorlösung identifiziert. Faktor 1 „Passives Erleben schmerzhafter und angsteinflößender Ereignisse" besteht aus vier Items, z. B. „Wurden Sie Opfer körperlicher Misshandlung?". Faktor 2 „Aktives Erleben schmerzhafter und angsteinflößender Ereignisse" besteht aus acht Items, z. B. „Sind Sie an Felsen klettern gegangen?“ oder „Haben Sie absichtlich Tiere verletzt?“. Obwohl der globale Fit dieser Faktorlösung gut war, zeigten einzelne Items schwache Faktorladungen und auch die interne Konsistenz war unbefriedigend. Die Retest-Reliabilität über Zeiträume von 4 und 10 Wochen war gut bis moderat.

„Passives Erleben schmerzhafter und angsteinflößender Ereignisse“ sagt erhöhte Schmerztoleranz vorher

Beide Faktoren zeigten positive signifikante Korrelationen mit konstruktnahen Variablen (konvergente Validität), wie z. B. Furchtlosigkeit vor dem Tod, Impulsivität, suizidales Verhalten, suizidale Gedanken und Suizidversuche. Darüber hinaus erwies sich der Faktor „Passives Erleben schmerzhafter und angsteinflößender Ereignisse“ erwartungsgemäß als ein signifikanter Prädiktor von Schmerztoleranz, und zwar unter Kontrolle von Alter, Geschlecht, suizidalem Verhalten, Impulsivität und Sensation Seeking.

Insgesamt deutet die Befundlage darauf hin, dass das „Erleben von schmerzhaften und angsteinflößenden Ereignissen“ ein bedeutsames Konstrukt im Rahmen der Interpersonalen Theorie suizidalen Verhaltens darstellt und einen wichtigen Erklärungsbeitrag für die Ätiopathogenese suizidalen Verhaltens leisten kann. Wiederholtes Erleben von schmerzhaften und angsteinflößenden Ereignissen kann einen Risikofaktor für den Erwerb der Fähigkeit, sich zu suizidieren, und schließlich für suizidales Verhalten darstellen. Die PPES erfasst offensichtlich Facetten dieses Konstrukts. Allerdings erscheint die Operationalisierung im Rahmen dieses Instruments noch nicht ausgereift, die psychometrischen Eigenschaften sind unbefriedigend. Ein Einsatz kann allenfalls in Forschungsstudien nahe gelegt werden. Die deutsche Version der PPES ist lizenzfrei unter www.psychometrikon.de verfügbar.

8.10 Defeat Scale (DS)

Erfasst ein Kernkonstrukt des Cry of Pain-Modells

Die Defeat Scale (DS; Gilbert & Allan, 1998) erfasst mit 16 Items den Eindruck von gegenwärtigen Anforderungen überfordert zu werden. Die Skala misst damit ein Kernkonstrukt des Cry of Pain-Modells suizidalen Verhaltens (Williams, 2001). Die Befragten werden hierzu gebeten anzugeben, inwieweit Aussagen wie die folgenden während der letzten Woche auf sie zutrafen:

- „Ich habe das Gefühl, es im Leben zu nichts gebracht zu haben.“
- „Ich habe das Gefühl, dass das Leben mich wie einen Boxsack behandelt hat.“
- „Ich fühle mich in der Lage, mit allem fertig zu werden, was im Leben auf mich zukommt.“
- „Ich habe das Gefühl, dass ich im Leben wichtige Schlachten verloren habe.“

Alle Items werden auf einer fünfstufigen Skala von 0 („nie") bis 4 („immer") beantwortet. Zur Auswertung wird ein Mittelwert über alle Items gebildet; hierzu müssen drei Items (Item 2, 4 und 9) umgepolt werden. Höhere Werte verweisen auf vermehrtes Defeat-Erleben.

Gute psychometrische Eigenschaften

Die Defeat Scale wies in Untersuchungen an verschiedenen Patienten- (Schizophrenie, Depression, Posttraumatische Belastungsstörung) und Studierendenstichproben eine hohe interne Konsistenz auf (Cronbachs $\alpha \geq .93$; Gilbert & Allan, 1998; O'Connor et al., 2013; Panagioti et al., 2013; Taylor et al., 2010). Die Skala ist positiv korreliert mit Hoffnungslosigkeitserleben, Depressivität und verschiedenen Maßen suizidalen Erlebens und Verhaltens (u. a. Rasmussen et al., 2010; Taylor et al., 2010). In einer prospektiven Studie erwies sich die Defeat Scale als prädiktiv für Selbstverletzungen und Suizidgedanken bei 177 männlichen Gefängnisinsassen, die über vier Monate begleitet wurden (Slade et al., 2012). In einer Untersuchung an 79 Studierenden konnten Taylor, Gooding, Wood, Johnson und Tarrier (2011b) zudem zeigen, dass die Defeat Scale prädiktiv ist für eine Zunahme suizidaler Gedanken innerhalb eines Jahres.

Die bisherigen Befunde deuten also daraufhin, dass mit der Defeat Scale Aspekte erfasst werden, die für das Aufkommen suizidaler Intentionen von hoher Relevanz sind. Eine deutsche Version ist in Vorbereitung und wird in Kürze unter www.psychometrikon.de verfügbar gemacht.

8.11 Entrapment Scale (ES)

Erfasst ein Kernkonstrukt des Cry of Pain-Modells

Die Entrapment Scale (ES; Gilbert & Allan, 1998) fokussiert ein weiteres Kernkonstrukt des Cry of Pain-Modells suizidalen Verhaltens (Williams, 2001). Mit insgesamt 16 Items wird der Eindruck erfasst, einer belastenden Situation/Befindlichkeit entkommen zu wollen, dies aber nicht zu können. Die Skala ist parallel zur Defeat Scale aufgebaut, sodass wiederum alle Items auf einer fünfstufigen Skala von 0 („ überhaupt nicht") bis 4 („sehr stark") und in Bezug auf die vergangene Woche beantwortet werden. Beispielitems sind:

- „Während der letzten Woche … fühlte ich mich wie gefangen.",
- „… befand ich mich in einer Beziehung, aus der ich nicht hinaus konnte.",
- „… hatte ich den Wunsch, einfach wegzurennen.",
- „… konnte ich keinen Weg aus meiner momentanen Situation sehen.".

Zumeist Verwendung eines Gesamtskalenwertes

Zur Auswertung wird ein Mittelwert über alle Items gebildet. Höhere Werte verweisen auf das verstärkte Erleben, negativen Situationen nicht entkommen zu können. Während Gilbert und Allan (1998) ursprünglich eine Unterteilung der Entrapment Scale in interne und externe Ereignisse/Erlebensweisen vorgeschlagen haben, wird in den meisten Studien nur der Gesamtwert der Skala verwendet (Taylor et al., 2011a). Aktuellere faktorenanalytische Untersu-

Gute psychometrische Eigenschaften

chungen legen zudem eine einfaktorielle Struktur der Skala nahe (Trachsel, Krieger, Gilbert & Grosse-Holtforth, 2010). Die interne Konsistenz der Skala erwies sich in Untersuchungen an Patienten- und Studierendenstichproben als gut (Cronbachs $\alpha \geq .86$; Gilbert & Allan, 1998; Panagioti et al., 2013; Taylor et al., 2010). Die Entrapment Scale ist positiv korreliert mit Hoffnungslosigkeitserleben, Depressivität und verschiedenen Maßen suizidalen Erlebens und Verhaltens (u. a. Rasmussen et al., 2010; Taylor et al, 2010). Zudem erwies sich der Eindruck, in einer schwierigen Situation gefangen zu sein (erfasst mit der Entrapment Scale) in einer prospektiven Studie an 70 Personen, die nach einem Suizidversuch behandelt wurden, als prädiktiv für wiederholte Suizidversuche im vierjährigen Untersuchungszeitraum – und dies unter statistischer Kontrolle von vergangenen Suizidversuchen, Suizidgedanken, Depression, Hoffnungslosigkeit und Defeat-Erleben (O'Connor et al., 2013).

Eine deutsche Validierung der Entrapment Scale wurde von Trachsel et al. (2010) an einer Gelegenheitsstichprobe von 540 Personen vorgenommen. Die interne Konsistenz der deutschen Fragebogenfassung war sehr gut (Cronbachs $\alpha = .95$), und die Retest-Reliabilität war akzeptabel ($ICC = .67$). Erwartungskonform fanden sich positive korrelative Zusammenhänge der deutschen Entrapment Scale mit Hoffnungslosigkeit, Depression und Stresserleben.

Zusammengenommen sprechen die bisherigen Befunde dafür, dass die Entrapment Scale gut geeignet ist, suizidrelevante Erlebensweisen zu erfassen. Taylor, Wood, Gooding, Johnson und Tarrier (2009) bezweifeln allerdings, dass die Defeat und die Entrapment Scale tatsächlich distinkte Konstrukte erfassen. Den Autoren zu Folge unterliegt beiden Konstrukten der Eindruck, gescheitert zu sein und keine Aussicht auf Verbesserung bzw. Fluchtmöglichkeiten zu haben. Für diese Sichtweise sprechen zum einen sehr hohe Interkorrelationen der beiden Skalen ($r = 81$; Rasmussen et al., 2010) und zum anderen, dass die Items beider Skalen in einer Untersuchung an $N = 305$ Studierenden auf den gleichen Faktor luden (Taylor et al., 2009). Weitere Untersuchungen zur Abgrenzbarkeit der Konstrukte stehen derzeit noch aus. Die deutsche Version des Fragebogens kann auf der Internetseite von Martin Grosse Holtforth (Universität Bern) heruntergeladen werden: http://www.kpp.psy.unibe.ch/content/team/mgh/messinstrumente___assessment_tools/index_ger.html.

8.12 Self-Harm Behavior Questionnaire (SHBQ)

Von suizidalem Verhalten spricht man im Sinne des Klassifikationssystems des Center for Disease Control and Prevention (CDC; Crosby et al., 2011) dann, wenn dem Verhalten ein gewisses Maß an Intention, durch das gezeigte Verhalten zu sterben, zugrunde liegt (vgl. auch Kap. 2.1). Ist eine solche Intention hingegen nicht eruierbar, liegt selbstschädigendes bzw. selbstverletzendes Verhalten vor. Dieses ist allerdings ein Prädiktor für suizidales Verhalten, sodass seine Erfassung im Rahmen der Diagnostik von Suizidalität erwogen werden sollte (Gutierrez, Osman, Barrios & Kopper, 2001). Zur Messung von selbstschädigendem und selbstverletzendem Verhalten liegen international eine Reihe von Selbstbeurteilungsskalen mit unterschiedlichen, zumeist aber zufriedenstellenden psychometrischen Eigenschaften vor (für Übersichten hierzu siehe Borschmann, Hogg, Phillips & Moran, 2012; Latimer, Covic & Tennant, 2012; Latimer, Meade & Tennant, 2013). Im Folgenden werden zwei dieser Instrumente vorgestellt (vgl. auch Kap. 8.13), für die deutschsprachige Übersetzungen und Validierungen verfügbar sind (Fliege et al., 2006).

Selbstschädigendes und -verletzendes Verhalten ist ein Prädiktor für suizidales Verhalten

Der Self-Harm Behavior Questionnaire (SHBQ) ist ein Selbstbeurteilungsinstrument zur Messung von selbstschädigendem Verhalten (Gutierrez et al., 2001; Hagstrom & Gutierrez, 1998), wobei die Autoren dieses Instruments hier auch suizidales Verhalten hinzuzählen. Der Fragebogen gliedert sich in vier Bereiche, wobei zu Beginn jedes Fragenkomplexes eine Eingangsfrage gestellt wird. Die Beantwortung weiterer detaillierter Fragen erfolgt bei positiver Beantwortung der Eingangsfrage. Die Beantwortung der Fragen erfolgt dichotom mit „ja“ oder „nein“.

Bereich A erfasst absichtliches *selbstverletzendes Verhalten* (Eingangsfrage: „Haben Sie sich jemals absichtlich verletzt oder Schmerz zugefügt? [z. B. mit den Fingernägeln oder anderen scharfen Gegenständen gekratzt?]“). Bereich B erfasst *Suizidversuche* (Eingangsfrage: „Haben Sie je versucht sich das Leben zu nehmen?“), Bereich C erfasst *Suiziddrohungen* (Eingangsfrage: „Haben Sie jemals gedroht Selbstmord zu begehen?“) und Abschnitt D erfasst *Suizidgedanken* (Eingangsfrage: „Haben Sie jemals darüber gesprochen oder darüber nachgedacht, sterben zu wollen oder sich das Leben nehmen zu wollen?“). In jedem Abschnitt folgen bei positiver Antwort auf die Eingangsfrage Folgefragen, die die Angaben hinsichtlich Häufigkeit, Zeitpunkt erstmaligen oder letztmaligen Auftretens, gewählter Methode, mit dem Verhalten in Beziehung stehender Ereignisse, Intention etc. weiter spezifizieren. Einige Folgefragen (z. B. die nach der Häufigkeit) sind ordinalskaliert, andere dichotom zu beantworten. In der deutschen Übersetzung des Instrumentes wurde die im Original offene Frage nach den mit dem Verhalten in Beziehung stehenden Ereignissen in den Bereichen B, C und D durch eine Ereignisliste aus der Impact of Events Scale ersetzt, wobei jedes Ereignis ein Item bildet, das dichotom zu beantworten ist. Somit müssen in der deutschen validierten Version insgesamt 65 Einzelitems bearbeitet werden (Fliege et al., 2006). Das offene Format des englischen Originals hat diesem Vorgehen gegenüber den Vorteil, dass die Wahrscheinlichkeit erhöht wird, auch kleinere soziale Konflikte oder sonstige Anlässe *(minor hassles)* für Selbstschädigung zu erfassen.

Auswertung und psychometrische Eigenschaften

Die Auswertung erfolgt durch Bildung eines Mittelwertes über alle ordinal kodierten Items je Bereich (A bis D). Zusätzlich kann unter Verwendung der Eingangsfrage jedes Bereichs die Auftretenshäufigkeit des jeweiligen Verhaltens in einer Stichprobe errechnet werden. Der SHBQ wurde erstmals anhand einer Stichprobe von $N = 342$ Studierenden von den Originalautoren psychometrisch überprüft (Gutierrez et al., 2001). Die Autoren berichten von einer vierfaktoriellen Lösung, die ca. 80 % der Varianz erklärt und die vier Inhaltsbereiche, nach denen das Instrument fragt, gut widerspiegelt. Die interne Konsistenz lag für die vier Faktoren bei $\alpha = .89$ bis .96. Signifikante moderate Korrelationen zwischen den Summenwerten aller Subskalen des SHBQ sowie des Gesamtwertes mit dem Summenwert des Suicide Behaviors Questionnaire – Revised (SBQ-R; vgl. Kap. 6.3) und der Suicide Probability Scale (SPS; Cull & Gill, 1988) wurden von den Autoren als Hinweise auf die konvergente Validität des SHBQ interpretiert. Allerdings verschwanden die Zusammenhänge für die Subskalen „Vergangene Suizidversuche“ und „Suiziddrohungen“, wenn für Depressivität kontrolliert wurde. Außerdem zeigte sich, dass alle Skalenwerte und der Gesamtwert zwischen Studierenden mit schweren Suizidgedanken und solchen ohne Suizidgedanken diskriminierten und die Subskala „Suizidgedanken“ in einer hierarchischen Regressionsanalyse bei gleichzeitiger Kontrolle von Depressivität die Suizidwahrscheinlichkeit sensu SPS vorhersagen konnte. Dieser Analyse lagen allerdings Querschnittsdaten zugrunde (Gutierrez et al., 2001).

Auch bei Jugendlichen einsetzbar

Generell ist der SHBQ auch bei Jugendlichen einsetzbar. In einer großen Stichprobe von $N = 1.386$ Jugendlichen konnten Muehlenkamp, Cowles und Gutierrez (2010) die Faktorstruktur des Instrumentes bestätigen und zudem zeigen, dass diese invariant für verschiedene ethnische Gruppen ist. Die interne Konsistenz lag in dieser Studie für die verschiedenen Skalen bei $.90 < \alpha < .96$. Die Autoren interpretierten signifikante moderate Korrelationen mit Maßen zur Erfassung des Suizidrisikos als Hinweise auf die konvergente Validität des SHBQ (Muehlenkamp et al., 2010).

Die deutsche Version des SHBQ wurde von Fliege und Kollegen (2006) entwickelt und anhand einer Stichprobe von $N = 361$ stationären Patienten aus einer psychosomatischen Klinik validiert. Die Items wurden durch drei Experten unabhängig voneinander ins Deutsche übersetzt, durch einen Muttersprachler rückübersetzt und im Rahmen eines Konsensusprozesses finalisiert.

Psychometrische Eigenschaften der deutschen Version

In der Validierungsuntersuchung konnte die vierfaktorielle Struktur des englischen Originals in explorativen und konfirmatorischen Faktorenanalysen bestätigt werden. Die Reliabilität (interne Konsistenz und Testhalbierungsreliabilität) war für alle Skalen sehr gut und lag bei Werten zwischen .87 und .98. Die Retest-Reliabilität nach 3 bis 40 Tagen war für die Skalen „Selbstverletzung“ ($r_{tt} = .89$), „Suizidversuche“ ($r_{tt} = .99$) und „Suiziddrohungen“ ($r_{tt} = .79$) gut bis sehr gut und moderat für „Suizidgedanken“ ($r_{tt} = .65$). Patienten mit selbstverletzendem Verhalten in der Vorgeschichte, ermittelt mittels des SHBQ, zeigten zudem höhere Werte hinsichtlich Depression, Angst, Feindseligkeit, paranoidem Denken und wahrgenommenem Stress sowie geringere Werte hinsichtlich Optimismus und Selbstwirksamkeit, als Patienten ohne eine derartige Vorgeschichte. Die Bearbeitungszeit der deutschen Version des SHBQ lag im Mittel bei etwas mehr als 6 Minuten (Fliege et al., 2006).

Eigenschaften des SHBQ beim Einsatz bei Jugendlichen

Fischer und Kollegen (2014) fanden bei $N = 111$ deutschsprachigen Jugendlichen im Alter von 12 bis 19 Jahren, die sich in einer stationären kinder- und jugendpsychiatrischen Behandlung befanden, gute konvergente Übereinstimmungswerte mit der deutschen Version des Self-Injurious Thoughts and Behaviors Interview (SITBI-G) hinsichtlich der Einschätzung von Selbstverletzung ($\kappa = .89$) und Suizidversuchen ($\kappa = .86$) und moderate Werte hinsichtlich Suizidplänen ($\kappa = .58$) und Suizidgedanken ($\kappa = .75$). Plener, Straub, Kapusta, Fegert und Spröber (2012) fanden in einer deutschsprachigen Stichprobe von $N = 670$ Schülerinnen und Schülern gute Übereinstimmungswerte hinsichtlich der Identifizierung suizidaler Gedanken mit dem Ottawa Self-Injury Inventory (Martin et al., 2013). Für die Erfassung von Suizidversuchen war die Übereinstimmung hingegen nur moderat (Plener et al., 2012).

Insgesamt steht mit dem SHBQ ein recht etabliertes, in mehreren Stichproben unterschiedlicher Indikation und unterschiedlichen Alters untersuchtes und für den deutschen Sprachraum validiertes Messinstrument mit zumeist zufriedenstellenden psychometrischen Merkmalen zur Verfügung. Allerdings ist die konvergente Validität nicht für alle Subskalen durchweg überzeugend und es fehlt neben der Studie von Fliege und Kollegen (2006) an weiteren klinischen sowie insgesamt an prospektiven Studien, um den prognostischen Nutzen des Instrumentes abschätzen zu können. Die deutsche Version des SHBQ ist unter www.psychometrikon.de lizenzfrei verfügbar.

8.13 Deliberate Self-Harm Inventory (DSHI)

Das Deliberate Self-Harm Inventory (DSHI; Gratz, 2001) ist ein Selbstbeurteilungsinstrument zur Erfassung der Häufigkeit, Schwere, Dauer und Art von absichtlicher Selbstverletzung ohne bewusst suizidale Absicht. Die von Gratz (2001) formulierte Definition von Selbstschädigung, die dem DSHI zugrunde gelegt wurde, versteht Selbstschädigung als absichtliche direkte Zerstörung oder Veränderung von Körpergewebe ohne bewusste suizidale Absicht, die zu einer so schweren Verletzung führt, dass es zu Gewebeschäden und Narbenbildung kommen kann. Damit grenzt sich das Messkonstrukt des DSHI von dem des SHBQ (vgl. Kap. 8.12), der auch suizidale Gedanken, Drohungen und Suizidversuche als Facetten von Selbstverletzung und Selbstschädigung versteht, ab. Das DSHI umfasst 17 Items, die dichotom mit „ja" oder „nein" zu beantworten sind (z. B. Item 1: „Haben Sie sich jemals absichtlich [d. h. bewusst] selbst Schnittwunden zugefügt an Handgelenken, Armen oder anderen Stellen Ihres Körpers [ohne die Absicht, sich das Leben zu nehmen]?"). Generell fragt das DSHI sehr konkret und operational nach selbstschädigenden Verhaltensweisen. In der deutschen Version des Instrumentes (Fliege et al., 2006) wurden zudem zwei weitere Items zugefügt, die danach fragen, wann ein solches Verhalten letztmals auftrat (fünfstufige Skala von „im letzten Jahr" bis „vor 6 Jahren oder länger") und wie häufig es insgesamt bisher auftrat (fünfstufige Skala von „vereinzelt" bis „ständig"). Die Auswertung erfolgt über die Bildung eines Summenwertes, der die Häufigkeit von selbstschädigendem Verhalten abbildet. Zudem werden die Angaben der Probanden im DSHI häufig dichotom dargestellt. In frühen Arbeiten empfahl Gratz hierzu, alle Personen, die mindestens einem Item zustimmten, als Personen mit selbstschädigendem Verhalten zu klassifizieren, alle anderen als unauffällig. Später wurde diese Empfehlung geändert in alle Personen, die angaben, mindestens fünfmal selbstschädigendes Verhalten gezeigt zu haben, versus Personen, die berichteten, seltener dieses Verhalten gezeigt zu haben (Gratz et al., 2012).

Sehr konkrete und operationale Fragenformulierung

Validiert wurde das DSHI initial an einer Stichprobe von $N = 150$ Studierenden; 93 Personen füllten das Instrument zudem nach 2 bis 4 Wochen ein zweites Mal aus. Das DSHI zeigte in dieser Untersuchung eine gute interne Konsistenz ($\alpha = .82$) und eine moderate Retest-Reliabilität ($r_{tt} = .68$). Die konvergente Validität wurde durch Korrelation mit der Borderline Personality Organization Scale (Oldham et al., 1985), die moderat ausfiel, sowie durch Korrelationen mit anderen Maßen zur Erfassung von Selbstschädigung, die zwar signifikant waren, aber ebenfalls allenfalls eine moderate Größe erzielten, ermittelt. Als Indikator für die diskriminante Validität wurden von den Autoren Korrelationen mit soziodemografischen Variablen (Alter, wöchentliche Beschäftigungsdauer) betrachtet. Hier fanden sich erwartungsgemäß keine Zusammenhänge. Die Autoren fanden zudem eine geringe signifikante Korrelation mit Suizidversuchen in der Vorgeschichte, da das DSHI Suizidalität explizit aus seiner Konzeption von Selbstschädigung ausschließt. Darüber hinaus korrelierte der Summenwert des DSHI signifikant negativ mit einem Maß zur Erfassung von sozialer Erwünschtheit ($r = -.21$; Gratz, 2001). Latimer et al. (2012) kalibrierten die Items von sechs verschiedenen Skalen zur Erfassung von Selbstverletzung auf einer gemeinsamen Skala mithilfe des Rasch-Modells (für eine Einführung in die Rasch-Analyse, siehe Embretson & Reise, 2000). Diese Analyse zeigte, dass die Items des DSHI im Vergleich zu den anderen Skalen einen mittleren Schweregradbereich von Selbstverletzung erfassten. In einer weiteren Studie aus der gleichen Arbeitsgruppe konnte, wiederum unter Verwendung der Rasch-Analyse, gezeigt werden, dass für alle untersuchten Instrumente – und somit auch für das DSHI – Eindimensionalität gegeben war und alle

Moderate konvergente Validität

Eindimensionalität gegeben

Skalen vergleichbar gute Eigenschaften aufwiesen (Latimer et al., 2013). Die Items des englischen Original finden sich bei Gratz et al. (2001).

Die deutsche Version des DSHI wurde von Fliege und Kollegen entwickelt und validiert (2006; Stichprobe: $N=361$ Patienten aus einer psychosomatischen Klinik). Wie auch beim SHBQ wurden die Items durch drei Experten unabhängig voneinander ins Deutsche übersetzt, durch einen Muttersprachler rückübersetzt und im Rahmen eines Konsensusprozesses finalisiert. Zusätzlich zu den genannten 17 Items wurden Folgefragen integriert, die das erstmalige bzw. letztmalige Auftreten und die Häufigkeit des Verhaltens spezifizieren. Diese Items gingen aber nicht in die psychometrische Auswertung ein.

Entwicklung der deutschen Version

Die Reliabilität des Instrumentes war in der Untersuchung von Fliege und Kollegen (2006) gut (interne Konsistenz: $\alpha=.81$; Testhalbierungsreliabilität: $r=.78$). Die Retest-Reliabilität (Zeitraum: 3 bis 40 Tagen) war hoch ($r_{tt}=.91$). Patienten mit selbstverletzendem Verhalten in der Vorgeschichte, ermittelt mittels des DSHI, zeigten zudem höhere Werte hinsichtlich Depression, Angst, Feindseligkeit, paranoidem Denken und wahrgenommenem Stress sowie geringere Werte hinsichtlich Optimismus und Selbstwirksamkeit, als Patienten ohne eine derartige Vorgeschichte. Die Patienten brauchten für die Bearbeitung im Schnitt etwas mehr als vier Minuten.

Insgesamt steht mit dem DSHI ein nützliches und relativ ökonomisches Selbstbeurteilungsinstrument zur Verfügung. Es liegen allerdings bisher nur wenige Untersuchungen der psychometrischen Eigenschaften des Instrumentes vor. Die Dimensionalität wurde bisher noch gar nicht untersucht, was gelegentlich mit der operationalen und verhaltensnahen Konstruktion der Items begründet wird (Fliege et al., 2006). Borschmann und Kollegen (2012) kritisieren das DSHI in ihrer Übersichtsarbeit zudem, weil es an einer ausschließlich nicht klinischen Stichprobe entwickelt und validiert wurde. Darüber hinaus seien zwei der 17 Items in der Entwicklungsstudie von keinem Teilnehmer bejaht worden und trotzdem im Instrument belassen worden. Für die von Fliege und Kollegen (2006) entwickelte und untersuchte deutsche Version des DSHI konnten beide Kritikpunkte entkräftet werden: die Untersuchung erfolgte an einer klinischen Stichprobe und alle Items wurden von den Patienten genutzt. Die deutsche Version des DSHI ist unter www.psychometrikon.de lizenzfrei verfügbar.

8.14 Suicide Opinion Questionnaire (SOQ)

Der Suicide Opinion Questionnaire (SOQ; Domino et al., 1980, 1982) erfasst mit 100 Items Einstellungen gegenüber Suiziden. Es handelt sich also weniger um ein Instrument zur Risikoabschätzung als vielmehr um einen

Sehr langes Instrument

Nicht zur Risikoabschätzung geeignet

Fragebogen mit dem sich gesellschaftliche und subkulturelle Überzeugungen zu Suiziden erheben lassen. Die einzelnen Items des Fragebogens werden auf einer 5-stufigen Skala von 1 („stimme absolut zu") bis 5 („stimme überhaupt nicht zu") beantwortet.

Beispielitems für den SOQ[10]

- „Die meisten Menschen, die einen Suizid vollziehen, sind einsam und depressiv."
- „Ich würde mich schämen, wenn eines meiner Familienmitglieder Suizid begehen würde."
- „Es mag Situationen geben, in denen Suizid die einzig richtige Lösung ist."
- „Ein großer Prozentsatz von Suizidopfern stammt aus kaputten Familienverhältnissen."
- „Personen, die einen Suizid begehen, sind Feiglinge, die sich den Herausforderungen des Lebens nicht stellen."
- „Ein Suizidversuch ist vor allem ein Schrei nach Hilfe."
- „Menschen haben kein Recht dazu, sich selbst das Leben zu nehmen."

Sehr weit verbreitet

Der SOQ ist sicherlich das international am häufigsten eingesetzte Instrument zur Erfassung von Einstellungen zum Suizid. Er wurde genutzt in kulturvergleichenden Studien und dies an unterschiedlichsten Stichproben (Ärzte, Sozialarbeiter, Studenten, usw.; Domino, 2005). Unter anderem zeigte sich, dass ältere Menschen in den USA (+60 Jahre) eine akzeptierendere Haltung gegenüber Suiziden haben als jüngere Menschen (<30 Jahre; Segal, Mincic, Coolidge & O'Riley, 2004), dass chinesische Frauen einen Suizid in geringerem Maße als moralisch verwerflich bewerten als amerikanische Frauen (Domino, Su & Johnson, 2000), dass Eltern einen Suizid in stärkerem Maße ablehnen, wenn sie zuvor einen Film über Jugendsuizide gesehen haben (Maine, Shute & Martin, 2001) und dass eine positivere Einstellung zum Suizid bei Männern mit vermehrten Suizidgedanken einhergeht (Gibb, Andover & Beach, 2006).

Schwache psychometrische Eigenschaften

Der weiten Verbreitung stehen allerdings fragwürdige psychometrische Eigenschaften des Fragebogens gegenüber. Bereits die Angaben zur Faktorenstruktur des SOQ sind extrem heterogen und inkonsistent: Zum Teil wurden Faktoren auf der Basis inhaltlicher Erwägungen abgeleitet (Domino, MacGregor & Hannah, 1988) und zum Teil mit Hilfe explorativer bzw. konfirmatorischer Faktorenanalysen ermittelt (Anderson, Lester & Rogers, 2008; Rogers & DeShon, 1992). Eine einheitliche Faktorenstruktur konnte auf keine Weise gefunden werden, so variieren die Angaben von 15 Faktoren

10 Die Items wurden zur Erhöhung der Anschaulichkeit von den Autoren ins Deutsche übersetzt.

(Domino et al., 1982) über 8 Faktoren (Domino et al., 1988), 5 Faktoren (Rogers & DeShon, 1992) bis hin zu 2 Faktoren (Anderson et al., 2008). In der Regel ließen sich die zunächst beschriebenen Faktoren in Folgestudien überdies nicht replizieren (Anderson et al., 2008; Rogers & DeShon, 1995). Zudem wiesen die verschiedenen Faktoren teilweise indiskutable interne Konsistenzwerte (Cronbachs $\alpha < .40$) auf (Rogers & DeShon, 1992). Gleichwohl erwies sich die Retest-Reliabilität für das 8-Faktoren-Modell als zufriedenstellend ($r_{tt} \geq .75$; Kodaka, Postuvan, Inagaki & Yamada, 2010).

Schließlich existieren diverse Versionen des Fragebogens mit unterschiedlicher Itemanzahl (32 Items bis 100 Items) und variierenden Antwortformaten, sodass die Vergleichbarkeit von SOQ-Werten über verschiedene Studien hinweg deutlich eingeschränkt bis unmöglich ist. Fragliche Vergleichbarkeit von Studienergebnissen ergibt sich zudem auch daraus, dass die kulturübergreifende Messinvarianz des Fragebogens nie untersucht wurde. Schlussendlich lässt sich kritisieren, dass manche der Items einen veralteten Eindruck machen und in dieser Form heutzutage möglicherweise keine Gültigkeit mehr besitzen (z. B. die Charakterisierung eines Suizids als „böse Handlung") und diverse Items überdies weniger Einstellungen zu Suiziden als vielmehr Wissen bzw. Mythen über Suizide abfragen (z. B. „Die allermeisten Suizidversuche enden tödlich."; vgl. Lester, McIntosh & Rogers, 2005).

Der ATTS: eine mögliche Alternative?

Zusammengenommen erscheint der Nutzen des SOQ zur Erfassung von Einstellungen gegenüber Suiziden – trotz der weiten Verbreitung – somit fragwürdig. Der Attitudes Toward Suicide Questionnaire (ATTS; Renberg & Jacobsson, 2003), der in Anlehnung an den SOQ entwickelt wurde, stellt eine potenzielle Alternative dar. Der ATTS enthält 34 Items, die auf einer fünfstufigen Skala (1 = „stimme überhaupt nicht zu" bis 5 = „stimme vollkommen zu") beantwortet werden. Die Items teilen sich auf zehn Faktoren auf (Recht auf Suizid, Unverständlichkeit, Verhütbarkeit usw.), sodass verschiedenste Einstellungsfacetten erfasst werden können. Die interne Konsistenz einzelner Skalen ist jedoch sehr niedrig (Cronbachs $\alpha < .50$). Gleichwohl wurde der ATTS bereits in verschiedenen vergleichenden Studien eingesetzt (u. a. Norheim, Grimholt & Ekeberg, 2013; Renberg, Hjelmeland & Koposov, 2008). Weitere Untersuchungen seiner psychometrischen Eigenschaften stehen bislang hingegen aus. Deutsche Validierungsstudien liegen zu keinem der beiden Fragebögen vor.

8.15 Suicide Cognitions Scale (SCS)

Die Suicide Cognitions Scale (SCS) wurde als Selbstbeurteilungsinstrument im Rahmen der *Fluid Vunerability Theory* von Rudd (2006; vgl. Kap. 2.4.1) entwickelt. Die Theorie beschreibt, weshalb einige Personen besonders vulnerabel für Suizidalität sind, deren Suizidalität eher chronisch-fluktuierend und unabhängig von aktuellen psychiatrischen Symptomen oder psychischen Störungen auftritt. Diese persistierende Vulnerabilität für suizidale Gedanken und Handlungen wird auf typische kognitive Stile oder Muster zurückgeführt, die in der Theorie als *suicidal belief system* bezeichnet werden (Rudd, 2006). Die SCS wurde zur Erfassung dieses *suicidal belief system* entwickelt. Die Items der Skala sind aus häufigen Äußerungen von suizidalen Patienten in verschiedenen Behandlungssettings entwickelt worden. Die SCS besteht nach Rudd (2006) aus zwei Subdimensionen des *suicidal belief system:*

Instrument zur Erfassung der „suicidal belief systems" im Rahmen der „Fluid Vulnerability Theory"

1. *Unloveability* (Überzeugung, dass man wertlos und grundsätzlich fehlerbehaftet ist), Beispielitem: „Ich bin es nicht wert, geliebt zu werden."[11],
2. *Unbearability* (Unaushaltbarkeit, d.h. das Gefühl, keine Belastungen mehr aushalten zu können), Beispielitem: „Ich kann es nicht länger aushalten, so mitgenommen zu sein.".

Die SCS misst damit identitätsbildende Überzeugungen, die als Risikofaktoren für zeitlich überdauernde Suizidgedanken und -handlungen im Sinne der *Fluid Vulnerability Theory* gelten. Sie fokussiert nicht auf situationsspezifische/aktuelle/vorübergehende Wahrnehmungen oder Gefühle wie etwa Hoffnungslosigkeit (Bryan et al., 2014; Rudd, 2006).

Die SCS enthält in ihrer ursprünglichen Version 20 Items, von denen inzwischen zwei aus der Skala eliminiert wurden. Die heute übliche Version der SCS besteht somit aus 18 Items, von denen 12 Items der Skala „Unloveability" und sechs Items der Skala „Unbearability" zugeordnet werden. Die Items werden auf einer fünfstufigen Skala beantwortet.

Psychometrische Eigenschaften

Explorative und konfirmatorische Faktorenanalysen in Stichproben stationär-psychiatrischer Patienten und amerikanischer Militärangehöriger in ambulanter psychiatrischer Versorgung ($N=151$) bzw. Militärangehöriger mit Suizidgedanken oder nach Suizidversuch ($N=175$) unterstützen die Differenzierung dieser beiden Dimensionen (Bryan et al., 2014; Rudd, 2006). Die beiden Skalen zeigen hohe interne Konsistenzen ($\alpha>.90$). Die Konstruktvalidität der beiden Skalen der SCS wurde anhand der differenziellen Zusammenhänge mit verwandten Konstrukten bzw. Skalen untersucht. Beide Skalen zeigen enge Zusammenhänge zu *perceived burdensomeness*, erfasst mit dem Interpersonal Needs Questionnaire (vgl. Kap. 2.4.3 und Kap. 8.6), wobei die Korrelationen mit der Skala „Unloveability" höher sind als die mit der Skala „Unbearability". Die Skala „Unloveability" korreliert darüber hinaus mit Depression (BDI-II), Hoffnungslosigkeit (BHS), *thwarted belongingness* (INQ) und Schamgefühlen (Personal Feelings Questionnaire, PFQ-2). Die „Unbearability"-Skala korreliert mit Depression (BDI-II) und

11 Übersetzung der Beispielitems erfolgte zur Veranschaulichung durch die Autoren des Buches.

Hoffnungslosigkeit (BHS). Die insgesamt positiven Befunde zu Reliabilität und Validität wurden auch in einer umfassenden Analyse an jungen Erwachsenen bestätigt (Gibbs, 2010). Weitere Untersuchungen fanden zum Teil abweichende faktorielle Lösungen mit zwei bzw. drei Faktoren, die jedoch stark von der Art der Stichprobe abhängig waren (Gibbs, 2010; Slee, Garnefski, van der Leeden, Arensman & Spinhoven, 2008a; Slee, Spinhoven, Garnefski & Arensman, 2008b). Die beiden oben beschriebenen Skalen der SCS sind in der Lage, zwischen Personen mit einer Vorgeschichte von Suizidgedanken (Gruppe 1), mit Suizidversuchen (Gruppe 2) und mit selbstverletzendem Verhalten plus Kontrollgruppe ohne selbstverletzendes Verhalten in der Vorgeschichte (Gruppe 3) zu differenzieren. Das macht deutlich, dass die SCS mit suizidalen Verhaltensweisen und Gedanken, aber nicht mit nicht suizidalen Selbstverletzungen zusammenhängt (Bryan et al., 2014; Rudd, 2006). Beide Skalen der SCS zeigen einen Zusammenhang mit aktuellen Suizidgedanken und sagen Suizidversuche in einem 2-Jahres-Follow-up-Zeitraum vorher (Bryan et al., 2014).

Konzeptualisierung der SCS ist eng mit einer kognitiv-verhaltenstherapeutischen Sichtweise verknüpft

Die bisherigen Untersuchungen weisen gute Reliabilitäts- und Validitätswerte der SCS aus, wenngleich weitere Absicherungen dieser Befunde wünschenswert sind. Die faktorielle Struktur der SCS bedarf weiterer Untersuchungen, da hier sehr unterschiedliche Lösungen in verschiedenen Stichproben gefunden wurden. Die SCS ist eng mit einer kognitiv-verhaltenstherapeutischen Sichtweise auf Suizidalität verknüpft. Sie stellt eine sinnvolle Ergänzung der bisher zur Verfügung stehenden Instrumente zur Erfassung von Risikofaktoren dar, da sie im Gegensatz z. B. zur Beck Hopelessness Scale (BHS, vgl. Kap. 8.1) auf zeitlich stabilere und längerfristige Überzeugungen fokussiert, die als Risikofaktoren von Suizidalität diskutiert werden. Das theoretische Konzept scheint relativ eng mit *perceived burdensomeness* und *thwarted belongingness* aus der Interpersonalen Theorie suizidalen Verhaltens (vgl. Kap. 2.4.3 und Kap. 8.6) zusammenzuhängen. Hier bedarf es einer weiteren Klärung der Überschneidung dieser beiden Theorien. Mit Blick auf die theoretische Fundierung müsste sich die SCS zur Abbildung von Veränderungen durch kognitiv-verhaltenstherapeutische, aber auch andere suizidalitätsbezogene Interventionen eignen. Eine Studie zur Veränderung selbstverletzenden Verhaltens durch kognitive Verhaltenstherapie hat die SCS genutzt und Veränderungen hiermit abbilden können (Slee et al., 2008a, 2008b). Damit ist ein erster Hinweis auf die Veränderungssensitivität der SCS erbracht, dennoch bedarf dies weiterer Absicherung.

Die englische Version der SCS findet sich im Anhang der psychometrischen Studie zur SCS von Gibbs (2010). Eine deutsche Version der SCS ist in Vorbereitung und wird in Kürze unter www.psychometrikon.de zur Verfügung gestellt.

9 Instrumente für spezifische Altersgruppen

Suizidale Gedanken und Verhaltensweisen spielen nicht nur bei Erwachsenen, sondern auch im Kindes- und Jugendalter eine Rolle. *Suizidgedanken* können bereits bei jüngeren Kindern auftreten, *Suizidhandlungen* bekommen meist erst bei Jugendlichen eine größere Bedeutung. Für das Jahr 2012 weist das Statistische Bundesamt 20 vollendete Suizide bei 10- bis 14-Jährigen und 184 vollendete Suizide bei 15- bis 19-Jährigen aus. Bei Kindern unter 10 Jahren wurde kein vollendeter Suizid in der Statistik aufgeführt. Das entspricht einer Suizidrate von 0.4 pro 100.000 Einwohner bei den 10- bis 14-Jährigen und 4.6 pro 100.000 Einwohner bei den 15- bis 19-Jährigen (Statistisches Bundesamt, 2014). Es wird deutlich, dass ab dem 15. Lebensjahr ein deutlicher Anstieg der vollendeten Suizide zu verzeichnen ist, hinter dem sich eine weitaus größere Zahl von Suizidversuchen und selbstverletzenden Verhaltensweisen verbirgt. Da andere natürliche Todesursachen in diesen Altersgruppen eine relativ geringe Rolle spielen, sind Suizide als Todesursache bei Kindern und Jugendlichen von besonderer Bedeutung. Die Identifikation von Kindern und Jugendlichen mit hohem Suizidrisiko ist damit ein wichtiger Ansatzpunkt für die Suizidprävention. Validierte psychometrische Instrumente stellen dafür ein wichtiges Hilfsmittel dar.

Suizide nehmen im Jugendalter zu

Die Zahl validierter diagnostischer Instrumente für das Kindes- und Jugendalter ist nicht nur für den Bereich der Suizidalitätsdiagnostik wesentlich kleiner als für das Erwachsenenalter. Oft werden gerade für Jugendliche keine spezifischen Instrumente entwickelt, sondern es werden Instrumente für Erwachsene eingesetzt. Zum Teil wird deren Anwendbarkeit bei Jugendlichen geprüft bzw. es werden für die Zielgruppe zugeschnittene Versionen entwickelt. Zum Teil werden diese aber auch unkritisch eingesetzt. Inwieweit man damit entwicklungspsychologischen Besonderheiten bei Kindern und Jugendlichen Rechnung trägt, lässt sich nicht leicht beantworten. Grundsätzlich sollte aber kritisch über den Einsatz von Erwachseneninstrumenten im Kindes- und Jugendbereich reflektiert werden.

Einen umfassenden Überblick über existierende englischsprachige Instrumente gibt Goldston (2000). Ebenso wie im Erwachsenenalter (vgl. Kap. 2) werden im Kindesalter zur Erfassung von Suizidalität einzelne Items oder Fragenkomplexe aus umfassenderen Instrumenten zur Erfassung der Psychopathologie verwendet. Beispiele dafür sind:

1. *Strukturierte und halbstrukturierte Interviews:* Child and Adolescent Psychiatric Assessment (CAPA; Angold et al., 1995) und Schedules for Affective Disorders and Schizophrenia (K-SADS; Ambrosini, 2000).
2. *Selbstbeurteilungsinstrumente:* Child-Behavior Checklist (Achenbach, 1991), Depressionsinventar für Kinder und Jugendliche (Stiensmeier-Pelster, Braune-Krickau, Schürmann & Duda, 2014).

Darüber hinaus werden sehr oft Instrumente, die ursprünglich für Erwachsene entwickelt worden sind, für Kinder und vor allem für Jugendliche eingesetzt. Beispiele sind das Beck Depression Inventory (vgl. Kap. 3.1.2, Hautzinger et al., 1995), die Beck Suicidal Ideation Scale (vgl. Kap. 6.1 und Kap. 7.1; Beck et al., 1979; Beck, Steer & Ranieri, 1988), die Beck Hopelessness Scale (vgl. Kap. 8.1; Beck, 1993) oder das Reasons for Living Inventory (vgl. Kap. 8.2, Linehan et al., 1983). Im Folgenden werden vier Instrumente für das Kindes- und Jugendalter exemplarisch beschrieben.

Besonderheiten von Suizidalität im höheren Erwachsenenalter

Neben Kindern und Jugendlichen stellen auch Ältere und insbesondere Hochaltrige eine wichtige Zielgruppe für die Suizidalitätsdiagnostik dar. Die Suizidraten steigen im höheren Lebensalter deutlich an: Während die Suizidrate bei den bis 70-Jährigen deutlich unter 20 Fällen/100.000 Einwohner liegt, werden z. B. für das Jahr 2012 20.9 Fälle bei den 75- bis 79-Jährigen, 27 Fälle bei den 80- bis 84-Jährigen und 31.7 Fälle bei den über 85-Jährigen (jeweils pro 100.000 Einwohner) berichtet (Statistisches Bundesamt, 2014). Üblicherweise werden in den höheren Altersgruppen Instrumente eingesetzt, die für das Erwachsenenalter entwickelt wurden. Diese Entwicklungen finden jedoch nicht speziell mit Älteren statt, sondern sind meist mit jungen Erwachsenen durchgeführt. Im höheren Lebensalter spielen aber die Nähe zum Lebensende und gesundheitliche und funktionelle Einschränkungen zunehmend eine Rolle. Ob sich die diagnostischen Instrumente mit Blick auf diese Besonderheiten überhaupt für den Einsatz bei Älteren eignen, ist bislang nicht ausreichend untersucht. Der Wunsch zu Sterben dürfte jedoch bei einigen Älteren eine andere Bedeutung haben als bei Jüngeren. Dem wird momentan mit den verfügbaren Instrumenten kaum Rechnung getragen. Eine Ausnahme bildet hier die Geriatric Suicide Ideation Scale (vgl. Kap. 9.2).

9.1 Kindes- und Jugendalter

9.1.1 Child Suicide Potential Scale (CSPS)

Interviewverfahren

Die Child Suicide Potential Scale (CSPS) ist ein semistrukturiertes Interview zur Erfassung suizidalen Verhaltens bei Kindern und Jugendlichen. Das Interview soll von Klinikern oder Forschern durchgeführt werden. Es besteht aus acht Teilskalen (Pfeffer, Conte, Plutchik & Jerrett, 1979).

Teilskalen der CSPS[12]
1. *Spektrum suizidalen Verhaltens:* Klassifiziert suizidales Verhalten auf einer fünfstufigen Skala von „nicht suizidal“ bis „ernsthafter Suizidversuch“, 2. *Auslösende Ereignisse:* Erfasst Stressoren für die vorangegangenen sechs Monate vor Untersuchung, z. B. Schulprobleme, Verlusterlebnisse, Veränderungen im Haushalt, Qualität von Freundschaften, 3. *Affekt und Verhalten:* Erfasst emotionale Zustände und symptomatisches Verhalten in den letzten sechs Monaten, z. B. Angst, Traurigkeit, Hoffnungslosigkeit, Wutausbrüche, Trotzverhalten, Weglaufen, 4. *Familiärer Hintergrund:* Erfasst familiäre Ereignisse und psychopathologische Symptome der Eltern, z. B. Trennungen, Tod, strenge Disziplin, Depression eines Elternteils, Alkohol- und Drogenabusus der Eltern, 5. *Affekt und Verhalten (zurückliegend):* vgl. Skala 3, bezieht sich jedoch auf die Zeit bis sechs Monate vor der Untersuchung, 6. *Todesbegriff:* Beschäftigung des Kindes mit dem Tod, Erfahrungen mit dem Tod, Sichtweise des Kindes auf einen möglichen Tod als angenehm/unangenehm, vorübergehend/endgültig, 7. *Ich-Funktion:* Qualität der Ich-Funktion, z. B. Intelligenz, Affektregulation, Impulskontrolle, 8. *Abwehrmechanismen:* Verleugnung, Reaktionsbildung, Unterdrückung.

Skala 1 ist der zentrale Teil des Instruments

Skala 1 („Spektrum suizidalen Verhaltens“) ist der zentrale Teil des Instrumentes. Sie besteht aus einem Item, auf dem konkret suizidales Verhalten auf einer fünfstufigen Skala eingeschätzt werden soll:
1 = „keine Suizidalität“ (es gibt keine Hinweise auf selbstzerstörerische oder suizidale Gedanken oder Verhaltensweisen).
2 = „Suizidgedanken“ (Gedanken oder Äußerungen zu einer Suizidabsicht),
3 = „Suizidandrohung“ (Verbalisierung drohender suizidaler Handlungen oder Vorhandlungen, die, wenn sie komplett ausgeführt würden, zu einer Selbstverletzung führen würden),
4 = „weicher Suizidversuch“ (aktuelle Selbstverletzung, welche nicht lebensbedrohlich ist und keiner intensiven medizinischen Versorgung bedarf, z. B. Einnahme kleinerer Mengen von Medikamenten),
5 = „schwerwiegender Suizidversuch“ (aktuelle Selbstverletzung, welche zum Tode hätte führen können und möglicherweise eine intensive medizinische Behandlung nach sich zog).

Alle weiteren Skalen erfassen Aspekte, die mit Suizidalität in Zusammenhang stehen. Die Skalen 7 und 8 sind aus einer psychodynamischen Herangehensweise heraus entwickelt worden.

12 Übersetzung der Skalen bzw. Beispielitems erfolgte zur Veranschaulichung durch die Autoren des Buches.

Das Instrument wurde u. a. bei stationär-psychiatrisch behandelten Kindern zwischen sechs und 12 Jahren (Pfeffer et al., 1979), in einer nicht klinischen Stichprobe von Schulkindern (Pfeffer, Zuckerman, Plutchik & Mizruchi, 1984) und bei ambulant behandelten Jugendlichen (Miller, King, Shain & Naylor, 1992) eingesetzt. Für Skala 1 wurden durchweg hohe Interrater-Übereinstimmungen zwischen 94 % und 100 % gefunden. Für die anderen Skalen sind die Interrater-Reliabilitäten in verschiedenen Studien durchweg niedriger (Goldston, 2000).

Da Skala 1 nur aus einem Item besteht, lässt sich keine interne Konsistenz bestimmen. Für die anderen Skalen zeigten sich in einer Studie von stationär behandelten Jugendlichen interne Konsistenzen im mittleren bis hohen Bereich (α=.57 bis .98; Ofek, Weizman & Apter, 1998).

Nicht alle psychometrischen Eigenschaften des Instrumentes sind hinreichend untersucht

Die CSPS wurde sehr häufig in Studien zu Suizidalität bei Kindern und Jugendlichen eingesetzt. In zwei Stichproben konnte gezeigt werden, dass Skala 1 einen prädiktiven Wert hat, weil die Werte auf dieser Skala den Wert ein Jahr später (Ofek et al., 1998) bzw. Suizidversuche in einem Zeitraum von sechs bis acht Jahren vorhersagen (Pfeffer et al., 1993). Die CSPS stellt eine nützliche Handreichung zur Einschätzung des Ausmaßes aktueller Suizidalität bei Kindern und Jugendlichen dar und bietet mit den Skalen 2 bis 8 die Möglichkeit, die Begleitumstände bzw. Risikofaktoren detailliert zu erfassen. Es liegen für einige Aspekte gute psychometrische Befunde vor, andere Aspekte sind nicht hinreichend untersucht (z. B. Dimensionalität).

Die englische Version ist bei der Erstautorin (http://weillcornell.org/crpfeffer) erhältlich. Eine validierte deutsche Fassung liegt bislang nicht vor.

9.1.2 Child-Adolescent Suicidal Potential Index (CASPI)

Selbstbeurteilungsinstrument

Aufbauend auf der CSPS (vgl. Kap. 9.1.1) wurde der Child-Adolescent Suicidal Potential Index (CASPI) als Selbstbeurteilungsinstrument zur Erfassung von suizidalem Verhalten bei Kindern und Jugendlichen entwickelt (Pfeffer, Jiang & Kakuma, 2000). Der CASPI besteht aus 30 Items, die für die letzten sechs Monate eingeschätzt werden sollen. Dieser Zeitrahmen wurde analog zur CSPS gewählt. Die Items werden jeweils mit 1 = „ja" oder 0 = „nein" beantwortet. Höhere Werte bilden ein höheres Risiko für suizidales Verhalten ab. Der Gesamtwert variiert zwischen 0 und 30. Die Bearbeitung dauert etwa zehn Minuten.

Die erste Validierungsstudie fand in einer Stichprobe von N=425 Kindern in psychiatrischer Behandlung im Alter von sechs bis 18 Jahren statt. Die 6- und 7-jährigen Kinder in der Studie bekamen den Fragebogen vorgelesen. Eine Faktoranalyse identifizierte drei Faktoren (Pfeffer et al., 2000).

Die Faktoren des CASPI[13]

1. *Ängstlich-impulsive Depression:* 16 Items
   z. B. Item 8: „Bist du oft traurig?"
2. *Suizidgedanken und -handlungen:* 6 Items
   z. B. Item 26: „Hast du jemals versucht, dich zu töten?"
3. *Familiäre Stressoren:* 8 Items
   z. B. Item 19: „Waren dein Vater oder deine Mutter oft traurig?"

Gute psychometrische Eigenschaften

Die internen Konsistenzen der Subskalen, entsprechend der drei Faktoren, lagen bei α=.86, .85. und .77; bei älteren Studienteilnehmern waren die internen Konsistenzen etwas höher als bei den jüngeren Kindern. Die Retest-Reliabilität lag bei r_{tt}=.76 für den gesamten Fragebogen und bei .76, .59 und .71 für die drei Subskalen. Der Gesamtwert und die drei Subskalen korrelierten mit Depression, Angst und Hoffnungslosigkeit. Der CASPI-Gesamtwert und die drei Subskalen differenzierten zwischen Kindern mit Suizidgedanken oder -handlungen und Kindern ohne aktuelle Suizidalität (Pfeffer et al., 2000). Bei Pfeffer et al. (2000) werden verschiedene Cut-off-Werte und deren Sensitivitäten und Spezifitäten in verschiedenen Patientensubgruppen (mit unterschiedlichen Ausprägungen von Suizidalität), für die Gesamtstichprobe und für Kinder (unter 13 Jahren) und Jugendliche (13 bis 18 Jahre) dargestellt. Je nach Anwendungsbereich lässt sich anhand dieser Darstellung entscheiden, welche Cut-off-Werte geeignet erscheinen.

Insgesamt sind die ersten psychometrischen Befunde zum CASPI vielversprechend, bedürfen jedoch einer weiteren Absicherung. Die englische Version ist bei der Erstautorin (http://weillcornell.org/crpfeffer) erhältlich. Eine validierte deutsche Fassung liegt bislang nicht vor.

9.1.3 Suicidal Ideation Questionnaire (SIQ)

Der SIQ ist ein Screeninginstrument zur Erfassung der Ernsthaftigkeit von Suizidgedanken bei Kindern und Jugendlichen. Aus dem SIQ wurde der Adult Suicidal Ideation Questionnaire (ASIQ; Reynolds, 1991) für den Einsatz bei Erwachsenen entwickelt (vgl. Kap. 6.5).

Existiert in zwei altersspezifischen Versionen

Der SIQ existiert in zwei Versionen, einer 30-Item-Version für Jugendliche der Klassenstufen 10 bis 12 (SIQ) und einer 15-Item-Version für Kinder und Jugendliche der Klassen 7 bis 9 (SIQ-JR; Reynolds, 1988).

13 Übersetzung der Skalen bzw. Beispielitems erfolgte zur Veranschaulichung durch die Autoren des Buches.

Die Items werden auf einer siebenstufigen Skala von 0 = „Ich hatte niemals diesen Gedanken“ bis 6 = „beinahe jeden Tag“ eingeschätzt. Aus allen Items wird ein Summenwert gebildet, der die Schwere der Suizidgedanken abbildet. Für den SIQ und den SIQ-JR sind Normwerte aus nicht klinischen Stichproben im Handbuch verfügbar (Reynolds, 1988).

Ursprünglich wurden Summenwerte von ≥41 im SIQ bzw. ≥31 im SIQ-JR als Cut-off-Werte zur Identifikation von Personen mit relevanten psychopathologischen Symptomen bzw. mit Suizidalitätsrisiko vorgeschlagen (Reynolds, 1988). Der Cut-off-Wert von 41 für den SIQ zeigte eine hohe Spezifität, es wurden jedoch auch einige Risikopersonen nicht identifiziert. Deshalb wurde für den klinischen Einsatz ein Cut-off-Wert von 20 empfohlen, um Jugendliche mit erhöhtem Suizidrisiko zu identifizieren und dann eine weitere Untersuchung anzuschließen (Pinto, Whisman & McCoy, 1997).

Psychometrische Eigenschaften

Der SIQ (α=.97) und der SIQ-JR (α=.91 bzw. .94) zeigen eine gute interne Konsistenz (Pinto et al., 1997; Reynolds, 1988; Reynolds & Mazza, 1999). Die Retest-Reliabilität des SIQ liegt bei r_{tt}=.72 über vier Wochen (Reynolds, 1988), die des SIQ-JR bei r_{tt}=.89 über drei Wochen (Reynolds & Mazza, 1999). In nicht klinischen Stichproben waren höhere Werte im SIQ mit der Schwere der depressiven Symptomatik (Reynolds, 1988) und größerer Wahrscheinlichkeit einer depressiven Störung (Pinto et al., 1997) assoziiert. In stationär-psychiatrischen Stichproben fanden sich keine höheren Werte im SIQ bei Jugendlichen mit Suizidversuch im Vergleich zu Jugendlichen mit Suizidgedanken. Beide Gruppen hatten jedoch höhere Werte im SIQ als Jugendliche ohne aktuelle Suizidalität (Pinto et al., 1997). Faktorenanalysen zum SIQ identifizierten drei Faktoren in einer nicht klinischen Stichprobe und vier Faktoren in einer klinischen Stichprobe (Pinto et al., 1997; Reynolds, 1988). Für den SIQ-JR wurde eine dreifaktorielle Lösung gefunden (Reynolds, 1988). Der SIQ wird im Handbuch explizit als Instrument ausgewiesen, welches nicht den Anspruch hat, Suizidversuche vorherzusagen (Reynolds, 1988). Der SIQ enthält keine Items zu aktuellen oder zurückliegenden Suizidversuchen und kann damit Personen mit diesen nicht direkt identifizieren.

Enthält keine Items zu Suizidversuchen

SIQ und SIQ-JR sind häufig eingesetzte Screeninginstrumente zur Erfassung von Suizidgedanken bei Jugendlichen. Der kürzere SIQ-JR kann auch bei älteren Jugendlichen verwendet werden. Beide können sowohl in klinischen, als auch nicht klinischen Settings eingesetzt werden. Die Reliabilität ist anhand der verfügbaren Informationen als gut einzuschätzen. Die Dimensionalität ist nicht ausreichend untersucht. Inwieweit sich der SIQ zur Prädiktion von suizidalem Verhalten eignet, ist nicht geklärt; er ist allerdings auch laut Handbuch nicht dafür entwickelt.

Es steht ein ausführliches Manual mit Fragebogen und Auswertungsblatt für den SIQ in englischer Sprache zur Verfügung (Reynolds, 1988, 1991). Eine validierte deutsche Version und eine entsprechende Normierung liegen bislang nicht vor.

9.2 Höheres Erwachsenenalter

Suizide werden im höheren Lebensalter besonders häufig vollzogen. Die Identifikation suizidaler Intentionen ist somit gerade bei alten Menschen extrem wichtig und gleichzeitig besonders schwierig, da alte Menschen sich oft schwer damit tun, von Depressivität und Suizidalität zu berichten (Duberstein, Conwell, Seidlitz et al., 1999).

9.2.1 Geriatric Suicide Ideation Scale (GSIS)

Vor diesem Hintergrund wurde von Heisel und Flett (2006) die Geriatric Suicide Ideation Scale (GSIS) entwickelt. Das Selbstbeurteilungsinstrument umfasst 31 Items, die sich auf vier Subskalen aufteilen: *Suizidgedanken* (10 Items; z. B. „Ich möchte mein Leben beenden“), *Todesgedanken* (5 Items; z. B. „Ich wünsche mir oft, ich würde im Schlaf versterben“), *Verlust des persönlichen und sozialen Wertes* (7 Items; z. B. „Ich fühle mich meist ziemlich wertlos“) und *Wahrgenommener Lebenssinn* (8 Items; z. B. „Ich fühle mich in dieser Welt gebraucht“).[14] Zusätzlich wird mit einem Item vergangenes suizidales Verhalten ermittelt.

Vier Skalen erfassen Risikobefindlichkeiten und positive Einstellungen

Die Zustimmung zu den verschiedenen Items wird auf einer fünfstufigen Likertskala erfasst (1 = „stimme überhaupt nicht zu“, 5 = „stimme vollständig zu“). Während die ersten drei Skalen Risikobefindlichkeiten erfassen, werden mit der vierten Skala protektive Einstellungen erhoben. Bei der Berechnung des Gesamtscores müssen die Items der Lebenssinn-Skala entsprechend umgepolt werden. Eine Besonderheit der GSIS besteht darin, dass sich hohe Werte auch dann ergeben können, wenn keine einzige Frage die das Wort „Suizid“ beinhaltet, bejaht wurde. Das Instrument eignet sich entsprechend gut als Screeninginstrument.

Als Screeninginstrument gut geeignet

In einer Untersuchung alter Menschen (67 bis 98 Jahre) aus verschiedenen Settings (Gemeindezentren, Pflegeheim, somatische und psychiatrische Krankenhausstationen) wiesen die Gesamtskala und die Subskalen der GSIS hohe interne Konsistenzwerte (alle $\alpha \geq .82$) auf – und dies bei Personen mit

14 Die Items wurden zur Erhöhung der Anschaulichkeit von den Autoren dieses Buches ins Deutsche übersetzt.

stark divergierendem kognitiven Funktionsniveau. Gleichermaßen hoch war die Retest-Reliabilität bei einem Messwiederholungszeitraum von ein bis zwei Monaten: $r_{tt} \geq .75$ (Heisel & Flett, 2006). Die GSIS war positiv korreliert mit Hoffnungslosigkeit, Depressivität, dem Eindruck eine Last für andere zu sein sowie körperlichen Beschwerden und korrelierte negativ mit psychischem Wohlbefinden, Lebenszufriedenheit und kognitivem Funktionsniveau (Cukrowicz, Jahn, Graham, Poindexter & Williams, 2013; Heisel & Flett, 2006; Heisel, Flett & Besser, 2002). Überdies differenzierte sie zwischen psychiatrischen und nicht psychiatrischen Personen. Schließlich konnten Heisel und Flett (2006) zeigen, dass der Fragebogen auch bei moderaten kognitiven Einschränkungen noch bearbeitet werden kann. Der Fragebogen wurde mittlerweile in einer Vielzahl von Studien zur Untersuchung suizidalen Verhaltens und Erlebens im Alter eingesetzt (u. a. Jahn & Cukrowicz, 2011; Van Orden et al., 2013). Während es eine chinesische Version des Fragebogens gibt (Chou, Yun & Chi, 2005) liegt eine validierte deutsche Fassung des Fragebogens bislang nicht vor.

9.3 Schlussfolgerung und Empfehlung

Die Kapitel 3 bis 8 machen deutlich, dass für die Suizidalitätsdiagnostik im Erwachsenenalter eine Vielzahl von englischsprachigen Instrumenten zur Verfügung steht. Validierte deutsche Fassungen fehlen leider noch oft. Viele dieser Instrumente werden auch bei Kindern, aber vor allem bei Jugendlichen verwendet. Darunter sind einige Instrumente, für die Versionen für Kinder und Jugendliche entwickelt wurden, wie das Reasons for Living Inventory oder die Columbia-Suicide Severity Rating Scale. Einige wurden an Jugendlichenstichproben validiert (z. B. SITBI; PANSI; SRI-25). Die Zahl verfügbarer Instrumente, die *speziell* für Kinder und Jugendliche entwickelt wurden, ist dagegen relativ klein, insbesondere wenn man Instrumente sucht, die in mehr als einer Untersuchung psychometrisch validiert wurden. Es wird deutlich, dass es bei der Bereitstellung deutschsprachiger validierter psychometrischer Instrumente zur Suizidalitätsdiagnostik im Kindes- und Jugendalter großen Nachholbedarf gibt.

Nur wenige validierte deutschsprachige Instrumente verfügbar

Mit Blick auf die Suizidstatistiken wird klar, dass Suizidalität auch ein sehr wichtiges Thema bei Älteren und insbesondere bei Hochaltrigen ist. Gleichzeitig wächst diese Gruppe aufgrund der steigenden Lebenserwartung. Mit Ausnahme der Geriatric Suicide Ideation Scale (vgl. Kap. 9.2) stehen momentan keine speziell für diese Altersgruppe entwickelten Instrumente zur Verfügung, obwohl sich die Frage stellt, ob sich die typischerweise für das Erwachsenenalter entwickelten Instrumente unkritisch bei Älteren und Hochaltrigen einsetzen lassen. Gerade bei Hochaltrigen sind Vereinsamung und soziale Isolation, abnehmende Funktionalität und zunehmende gesundheitliche Beeinträchtigung häufig zu finden. Diese stellen relevante Risikofaktoren für Suizidgedanken und -handlungen dar. Die Bedingungsfaktoren weichen damit im letzten Lebensabschnitt von denen des jungen und mittleren Erwachsenenalters zumindest zum Teil ab. Die typischerweise bei Jüngeren entwickelten Instrumente werden dem eventuell nicht gerecht. Darüber hinaus spielen zunehmende kognitive Einschränkungen und Demenzen mit zunehmendem Alter eine immer größere Rolle. Die Erfassung von Suizidrisiken bei Älteren mit kognitiven Einschränkungen stellt eine besondere diagnostische Herausforderung dar, die momentan aus unserer Sicht noch nicht ausreichend adressiert wird.

10 Ausblick

In diesem Kapitel sollen einige bedeutsame neue Entwicklungsrichtungen in der klinischen Diagnostik der letzten Jahre, die auch von großer Bedeutung für das Assessment von Suizidalität sein können, beschrieben werden: das adaptive Testen, das Ambulatorische Assessment bzw. die „Experience Sampling Method", die Verwendung von Apps für Smartphones und Tablet-PCs sowie Web-Applikationen zur Erfassung von Suizidalität und damit verbundenen Aspekten und schließlich implizite Tests.

10.1 Adaptives Testen

Ein Großteil der Diagnostik im klinisch-psychologischen Bereich wird mithilfe von Fragebögen, üblicherweise auf Papier, realisiert. Hierbei werden die Patienten gebeten, *alle* Fragen des jeweiligen Bogens in der immer *gleichen* Reihenfolge auszufüllen. Beim adaptiven Testen wird mit dieser Regel gebrochen. Das Grundprinzip von adaptiven Tests besteht darin, im Sinne einer individualisierten Testung das Testverfahren soweit wie möglich an die individuellen Eigenschaften des Testkandidaten anzupassen. Ein adaptiver Test orientiert somit die Auswahl und Präsentationsreihenfolge der Fragen am Antwortverhalten des Patienten (Frey, 2007; van der Linden & Pashley, 2000). Üblicherweise werden adaptive Tests computergestützt realisiert (Computeradaptiver Test, CAT; Forkmann, 2011). Die Grundlage eines solchen CATs ist eine Itembank, also eine Sammlung an Items, die eindeutig definierte latente Merkmalsinformation (z. B. Depressivität) erfassen und entsprechend ihrer Schwierigkeit in eine Rangreihe gebracht worden sind. Der Begriff „Schwierigkeit" entstammt dem klassischen Anwendungsbereich adaptiver Tests, der Leistungsdiagnostik. Für klinische Verfahren wird der Begriff üblicherweise beibehalten, wobei er in Bezug auf Fragebögen mit „Wahrscheinlichkeit, eine hohe Antwortoption auszuwählen" übersetzt werden kann (Forkmann et al., 2010). Die Erstellung einer solchen Itembank kann durch Messmodelle der Item Response Theorie (IRT), z. B. des Rasch-Modells (Embretson & Reise, 2000; Pallant & Tennant, 2007), erfolgen. In diesen Modellen wird der funktionale Zusammenhang der Wahrscheinlichkeit, bei einem bestimmten Item eine bestimmte

Adaptive Tests orientieren Auswahl und Reihenfolge der Items am Antwortverhalten des Testanden

Antwortkategorie zu wählen, und der Ausprägung des Befragten auf der zugrunde liegenden Merkmalsdimension mathematisch eindeutig beschrieben.

Ablauf eines adaptiven Tests

Der einem adaptiven Test zugrunde liegende Algorithmus ist in Abbildung 9 skizziert. Ein adaptiver Test startet gewöhnlich mit einem Item mittlerer Schwierigkeit. Auf Basis der Antwort der Testperson auf dieses Item wird seine Ausprägung auf dem zu messenden latenten Merkmal geschätzt und die Zuverlässigkeit oder Messpräzision (ausgedrückt als Standardmessfehler) dieser Schätzung bestimmt. Ist diese Zuverlässigkeit größer oder gleich groß wie ein definierter Kriteriumswert, bricht der Test ab und das Ergebnis wird berichtet. Ist sie zu gering, wählt der adaptive Algorithmus aus den noch nicht präsentierten Items dasjenige aus, dass von seiner Schwierigkeit am besten zur aktuellen Schätzung der Merkmalsausprägung des Testanden passt (vgl. Abb. 9).

Vorteile adaptiver Tests

Adaptive Tests haben eine Vielzahl von potenziellen Vorteilen gegenüber klassischen statischen Instrumenten. Durch die adaptive Auswahl von Items gelingt es, die Messpräzision in allen Ausprägungsbereichen des latenten Merkmals konstant zu halten. Bei statischen Skalen ist hingegen zumeist eine Erhöhung des Messfehlers in den Extrembereichen, sogenannte Decken- bzw. Bodeneffekte, zu beobachten. Durch die Ermöglichung „maßgeschneiderter“ Testungen mittels adaptiver Tests werden zudem die notwendige vorzugebende Itemzahl und damit die Testdauer deutlich reduziert. So ist eine präzise, hochinformative Erfassung von Depressivität z. B. mit circa sechs Items möglich (Fliege et al., 2005; Forkmann et al., 2013; Gardner et al., 2004). Darüber hinaus bieten computerisierte Testungen generell den Vorteil, Auswertung, Rückmeldung und Archivierung der Testergebnisse weitgehend zu automatisieren. Auch können adaptive Tests bei entsprechender Programmierung gut auf Smartphones und Tablet-PCs genutzt werden.

Dadurch, dass ein adaptiver Test bei einer erneuten Untersuchung des gleichen Testanden voraussichtlich ein anderes Set an Items aus der Itembank präsentiert, werden auch Retest-Effekte, wie sie sonst bei der wiederholten Bearbeitung von Instrumenten zur Erfassung von z. B. affektivem Erleben auftreten können (Sharpe & Gilbert, 1998), weitgehend vermieden.

Trotz der beschriebenen Vorteile von adaptiven Tests und des bereits lange etablierten Einsatzes derartiger Instrumente in der Leistungsdiagnostik sind erst in den letzten zehn Jahren erste adaptive Tests für den Einsatz im klinischen Bereich entwickelt worden. Im deutschen Sprachraum existieren inzwischen z. B. Itembanken und CATs zur Erfassung von Depressivität und Angst (Abberger et al., 2013a, 2013b; Forkmann et al., 2013). In den USA wird diese Entwicklung mit Nachdruck vorangetrieben. So werden im Rahmen von PROMIS (Patient-reported Outcomes Measurement Information System) in einer landesweiten, von den National Institutes of Mental Health finanzierten Initiative derzeit Itembanken für eine Vielzahl von klinisch relevanten Inhaltsbereichen entwickelt (www.nihpromis.org). Es existieren bisher allerdings keine Softwarelösungen zu den adaptiven Prozeduren für die klinische Praxis, sondern lediglich Forschungsinstrumente. Entsprechende Entwicklungsarbeit findet derzeit statt und es ist zu hoffen, dass diese die bestehenden adaptiven Tests in nächster Zukunft auch für den Einsatz in der klinischen Routineversorgung nutzbar macht. Darüber hinaus ist inzwischen zwar relativ klar, dass computerisierte Diagnostik per se von Patienten gut akzeptiert wird (Spangenberg, Forkmann & Glaesmer, 2014b), die Akzeptanz konkret *adaptiver* Tests wurde aber bisher kaum untersucht (Fliege et al., 2009).

Vorteile adaptiver Tests für die Suizidalitätsdiagnostik

Auch für die Erfassung von Suizidalität würden sich aus der Nutzung von adaptiven Assessments die oben skizzierten Vorteile ergeben. Suizidalität als dimensionales Konstrukt wäre in einem solchen adaptiven Test sicher

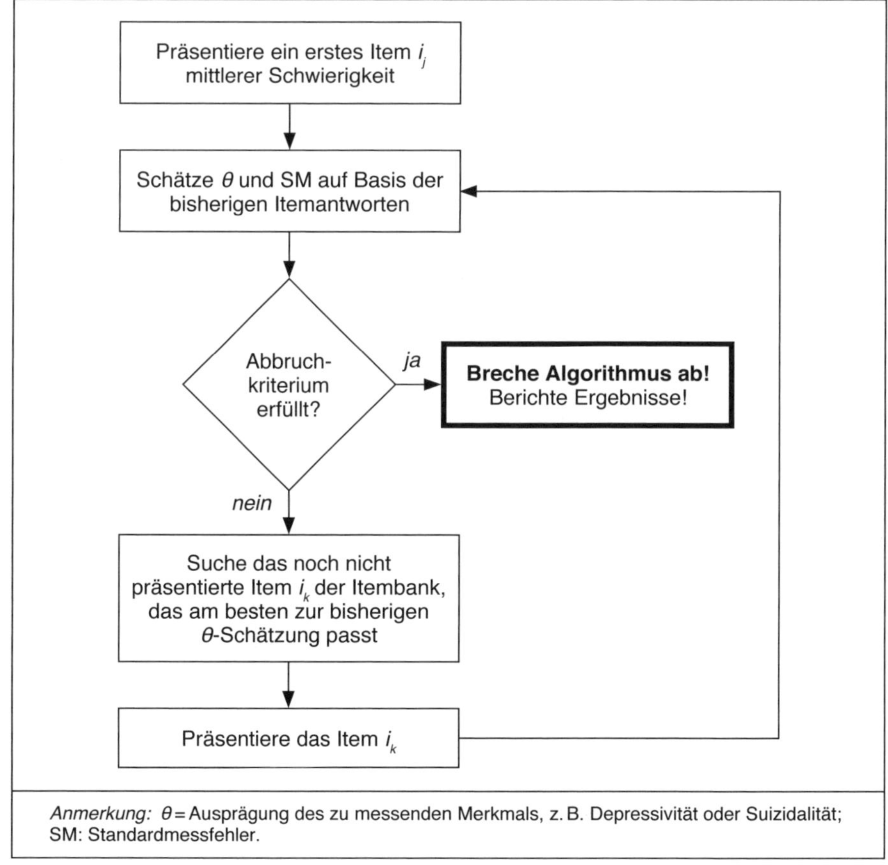

Anmerkung: θ = Ausprägung des zu messenden Merkmals, z. B. Depressivität oder Suizidalität; SM: Standardmessfehler.

Abbildung 9: Schematischer Ablauf eines adaptiven Tests

abbildbar, die notwendigen häufigen wiederholten Messungen, die sich aus der vielfach beobachteten starken Fluktuation des Konstrukts ergeben, könnten um Retest-Effekte weitgehend bereinigt vorgenommen werden. Gleichzeitig würde sich der Messaufwand reduzieren, was gerade bei wiederholten Messungen sehr günstig ist.

Ein adaptiver Algorithmus kann die BSSI deutlich verkürzen

Trotz der skizzierten Vorteile sind bisher keine adaptiven Tests zur Erfassung von Suizidalität und keine hierzu kalibrierten Itembanken verfügbar. Auch PROMIS hat bisher keine entsprechende Entwicklung vorgenommen – trotz der Berücksichtigung der „suicidal behavior disorder" im DSM-5 (APA/Falkai et al., 2015, s. Kap. 2.1). Kürzlich konnte allerdings erstmals gezeigt werden, dass eine bestehende Skala zur Erfassung von Suizidalität mithilfe eines adaptiven Tests deutlich gekürzt werden kann. De Beurs, de Vries, de Groot, de Keijser und Kerkhof (2014) verwendeten hierzu im Rahmen einer multizentrischen Studie erhobene Daten der Beck Scale for Suicidal Ideation (vgl. Kap. 6.1) von $N=505$ Patienten und simulierten einen Computer-adaptiven Test (CAT), der zeigte, dass anstelle der kompletten 19 Items des Instruments mithilfe von CAT im Schnitt bereits mit vier Items eine adäquate Einschätzung des Suizidrisikos vorgenommen werden kann. Dieses Beispiel zeigt, dass CAT zur Erfassung von Suizidalität sinnvoll eingesetzt und genutzt werden kann und weitere Entwicklungen in dieser Hinsicht für die klinisch-diagnostische Praxis wünschenswert wären.

10.2 Ambulatorisches Assessment/ „Experience Sampling Method"

Retrospektive Erfassung subjektiven Befindens kann mit Validitätseinschränkungen einhergehen

In der angewandten klinisch-psychologischen und psychiatrischen Diagnostik, aber auch in Forschungsstudien, werden psychische Symptome und das subjektive Befinden meist mit retrospektiven Selbstbeurteilungen der Patienten erhoben. Zumeist wird ein Bezugszeitraum vorgegeben, z. B. die letzten zwei Wochen, und die Patienten werden gebeten, ihr mittleres Befinden in diesem Zeitraum anzugeben. Gerade für die Erfassung von suizidalen Gedanken und Verhaltensweisen bzw. damit in Verbindung stehenden Erlebens- und Verhaltensweisen kann diese retrospektive Erfassung die Validität der erhobenen Daten einschränken. So kann es zum einen herausfordernd sein, sein mittleres Befinden über einen Zeitraum von zwei Wochen einzuschätzen, da in zwei Wochen viel passieren kann, man sich auch im Falle psychischer Gesundheit in so einem Zeitraum ganz unterschiedlich fühlen kann und viele Menschen häufig gar keine detaillierten Erinnerungen an einen solchen Zeitraum haben. Zum anderen unterliegt aber auch insbesondere suizidales Erleben und Verhalten starken zeitlichen Fluktuationen. Ambivalenz ist eher die Regel als die Ausnahme – der Todeswunsch kann im einen Augenblick überwiegen, im nächsten tendiert der Betroffene wieder mehr zum Leben – und suizidale Handlungen können raptusartig einschießen (Simon et al., 2001).

Vor diesem Hintergrund können Erhebungen in Echtzeit, wie sie im Forschungskontext zunehmend zum Einsatz kommen, um differenziertere und zeitlich höher aufgelöste Einblicke in das Zusammenwirken und den zeitlichen Verlauf interessierender Variablen zu bekommen, für das Assessment von Suizidalität einige fruchtbare zusätzliche Erkenntnisse liefern (Myin-Germeys et al., 2009). Den unter Namen wie *ambulatory assessment*, *ecological momentary assessment*, *real-time data capture* oder *experience sampling method* (ESM) bekannten Ansätzen ist dabei gemein, dass es sich um Methoden handelt, die Selbstbeurteilungen von Symptomen, Verhalten oder physiologische Daten in hoher zeitlicher Auflösung erfassen, während die Probanden ihren alltäglichen Aktivitäten nachgehen.

Vorteile von Echtzeiterhebungen für die Suizidalitätsdiagnostik

Für die Erfassung psychopathologischer Symptome, wie Suizidgedanken, die durch Instabilität bzw. zyklische Schwankungen gekennzeichnet sind (Rudd et al., 2006; Witte, Fitzpatrick, Joiner & Schmidt, 2005), sind ESM-Erhebungen besonders geeignet (Ebner-Priemer & Trull, 2009a, 2009b; Myin-Germeys et al., 2009). Echtzeitdaten unterliegen kaum Verzerrungseffekten, die bei der Speicherung und beim Abruf von Informationen entstehen, und erlauben infolge der wiederholten Beobachtungen genaue Aussagen über die Variabilität von intraindividuellem Erleben und intraindividuellen Prozessen. Wenn zeitgleich Kontextdaten erhoben werden, können auch situations- oder kontextspezifische Zusammenhänge zu Symptomen untersucht werden. Das detaillierte phänomenologische Wissen über bestimmte Symptome, d. h. wann sie vorhanden sind, ob sie im zeitlichen Verlauf fluktuieren, welchen Einfluss sie auf andere Erlebenszustände oder Verhaltensweisen haben und welche Ereignisse sie bestimmen, begleiten oder ihnen folgen, kann somit deutlich erweitert werden (Ebner-Priemer & Trull, 2009a; Jones & Johnston, 2011; Myin-Germeys et al., 2009). ESM weist bei der Erhebung von Suizidgedanken noch zwei weitere wichtige Vorteile auf: Wenn die Messungen mit elektronischen Geräten durchgeführt werden, sind weniger soziale Erwünschtheit und eine größere Offenheit im Antwortverhalten zu erwarten (Emmelkamp, 2005). Außerdem eröffnet die elektronische Datenerhebung auch einen leichten Zugang zur Möglichkeit, die Ergebnisse elektronisch zurückzumelden, aufzubereiten und zu speichern, etwa in elektronischen Patientenakten.

Verbreitung von ESM nimmt zu

Insgesamt nimmt die Verbreitung von ESM im Forschungskontext zu, was auf die sehr gute Datenqualität im Hinblick auf die ökologische Validität hinsichtlich der Dynamik menschlichen Erlebens und Verhaltens sowie auf die fortschreitende technische Entwicklung zurückgeführt wird. Besondere Vorteile bietet das Assessment via Smartphone App: Smartphones sind weit verbreitet, klein und entsprechend leicht bei sich zu tragen; sie erlauben unmittelbares Monitoring der erhobenen Daten, wenn diese über das Internet übertragen werden, und verfügen meist über eine intuitive und einfache Bedienweise (Kuntsche & Labhart, 2013). Finden sich zuverlässige Prädiktoren für das Auftreten von Suizidgedanken, können auch Monitoring- und Interventionskonzepte als Echtzeitfeedback via Smartphone realisiert werden (Trull & Ebner-Priemer, 2009; Wichers et al., 2011).

ESM im klinischen Alltag noch selten

Bisher hat sich der Einsatz von ESM noch nicht nachhaltig in der klinischen Praxis durchgesetzt, und bezogen auf die Erfassung von Suizidalität sind selbst Forschungsarbeiten mit dieser Methode noch selten (für einen Überblick siehe Spangenberg, Forkmann & Glaesmer, in Druck). Dies kann sicherlich vor allem darauf zurückgeführt werden, dass entsprechende gut zugängliche Softwarelösungen noch nicht ausreichend verfügbar sind. Programme, die für Forschungszwecke erworben und an die individuellen Bedürfnisse der jeweiligen Studie angepasst werden können, müssten noch an die Verwendung in der klinisch-diagnostischen Praxis und Anforderungen an Aufbereitung und Rückmeldung für den diagnostischen Einzelfall angepasst werden. Eine entsprechende Entwicklung wäre allerdings absolut wünschenswert, da die so erhobenen Daten nicht nur die angesprochene ökologische Validität erhöhen würden, sondern darüber hinaus wichtige Anhaltspunkte für die Durchführung detaillierter Verhaltensanalysen liefern könnten (vgl. Kap. 5). Auch therapeutisch könnte ein solches System genutzt werden. Nicht zuletzt könnte ein ESM-Assessment sogar den „empathisch nachfragenden Therapeuten" quasi im Alltag des Patienten verfügbar machen und damit gegebenenfalls helfen, Gefühle von Einsamkeit und Isolation zu reduzieren – dies ist aber Zukunftsmusik und könnte Gegenstand entsprechender zukünftiger empirischer Untersuchungen werden.

10.3 Nutzung von Apps und Web-Applikationen zum Suizidalitätsassessment

Primäres Ziel von Apps: Suizidprävention

Auch über die Erhebung von ESM-Daten hinaus ist zu beobachten, dass Smartphone-Apps und Web-Applikationen zur Erfassung von Suizidalität immer mehr zum Einsatz kommen (Mishara & Kerkhof, 2013). Dabei ist das Assessment häufig in umfassendere Präventions- und Interventionskonzepte eingebettet. International existiert inzwischen eine ganze Reihe von Apps zum Thema „Suizidalität", die im Google Play Store (für Android-Systeme) oder bei iTunes (iOS-Systeme) verfügbar sind. Apps wie *TalkLife*, *Suicide Safety Plan*, *Ask & Prevent Suicide*, *Suicide? Help!* oder *Stay Alive* haben dabei vor allem zum Ziel, Prävention zu leisten, indem Informationen zum Thema Suizidalität, Kontaktdaten von Ansprechpartnern vor Ort, aber auch Anleitungen zur Erstellung eines Notfallplans oder „Hope-Kit", in dem auch Fotos und Musik, die als Ressource gegen suizidale Gedanken für den Betroffenen nutzbar sind, gespeichert werden können, bereitgestellt werden. Alle genannten Apps sind in Englisch verfügbar und wurden teils durch Stiftungsmittel oder auch öffentliche Fördergelder (z. B. des Texas Departments of State Health Services) finanziert. Auch entsprechende Websites sind inzwischen verfügbar.

Beispiel: belgische App „on track again“

Die App *on Track again*, die in Belgien im Rahmen des „Flemish Suicide Prevention Action Plan“ entwickelt und im Februar 2014 veröffentlicht wurde, berücksichtigt den Assessment-Aspekt noch stärker als die oben genannten Anwendungen (Vanhove, Van Broeckhoven, de Jaegere & Beks, 2014). Diese App richtet sich vor allem an Jugendliche nach einem Suizidversuch. Sie ist Teil eines „Toolkit“, zu dem auch eine Website (www.ontrackagain.be) und eine Broschüre gehören. Die App beinhaltet Informationen zum Thema Suizidalität und Kontaktdaten von entsprechenden Ansprechpartnern und Einrichtungen, die von der App auch selbst angerufen werden können, ein Tagebuch, aufmunternde „Push“-Nachrichten, die von der App gesendet werden, einen Notfallplan und Videos sogenannter Lifesavers-Personen, die im Video berichten, wie sie ihre Suizidalität über-

BASE 3G 4:20 PM
ON TRACK AGAIN
Hoe gaat het nu met jou?
Ik voel me goed
Het wordt wat moeilijker
Ik denk aan zelfmoord
BASE 3G 4:20 PM
Ik voel me goed
Wat helpt jou om je weer beter te voelen? Van welke activiteiten kan jij ontspannen?
Joggen
Voetbal
Basketbal
Volleybal
Bij wie kan jij altijd terecht?
Mama: 0468 34 67 90
Pierre: 0776 56 89 01
Mijn huisarts is:
Dr. Karel VandenEerden: 0566 51 83 01
Dagboek
Lifesavers
Vragen
Berichten
BASE 3G 4:20 PM
Lifesavers
Premuziek_gitaar
Premuziek_gitaar

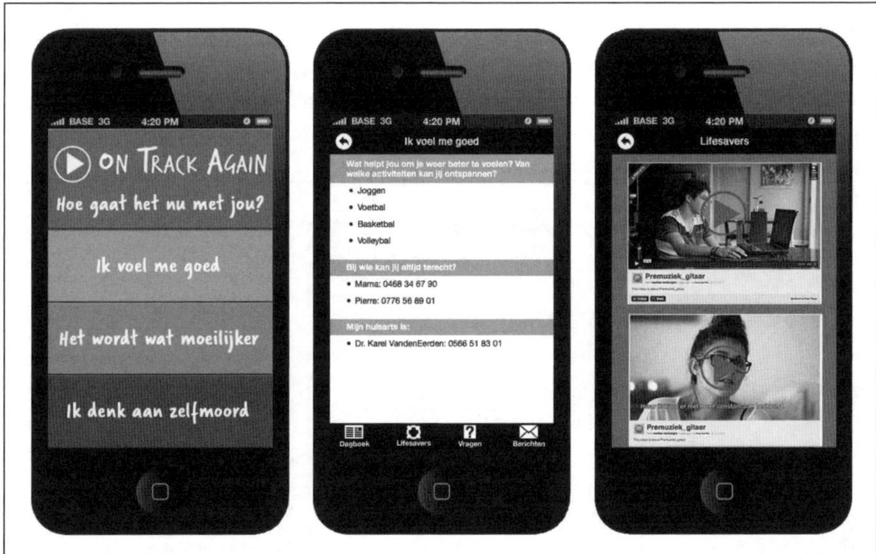

Abbildung 10: Beispielansichten aus der App *on Track again* (von links nach rechts): Selbstbeurteilungsmodul, individualisierte Nachfrage zur Selbsteinschätzung („Was hilft dir, dich gut zu fühlen?“; „Wodurch kannst du dich entspannen?“), „Lifesaver“-Videos (Bilder wurden von Rita Vanhove bereitgestellt, Koordinatorin der Organisation „Care for suicide attempters“, Flemish Action Plan for Suicide Prevention, Dienst Ambulante Geestelijke Gezondheidszorg – DAGG, Abdruck erfolgt mit freundlicher Genehmigung).

wunden haben. Außerdem beinhaltet die App ein Self-Monitoring Tool, in dem die Betroffenen eine Reihe von Items zur Einschätzung der Intensität ihrer suizidalen Gedanken, Wünsche und Impulse auf einer Rating-Skala beantworten und in Abhängigkeit des Ergebnisses direkte Handlungsempfehlungen von der App präsentiert bekommen (vgl. Abb. 10; Vanhove et al., 2014).

Über die beschriebenen Anwendungen hinaus sind Smartphones in der Lage, eine Vielzahl von Daten ihrer Nutzer zu registrieren und zum Zwecke der Suizidprävention zu nutzen. Apple geht mit dem Ziel der Suizidprävention soweit, dass die systemeigene Sprachassistenzsoftware Siri bei entsprechenden Äußerungen mit passenden Vorschlägen reagiert. Registriert die Software Aussagen wie „Ich töte mich", so reagiert sie umgehend mit einer passenden Nummer der US-amerikanischen National Suicide Prevention Lifeline, die man dann durch einmaliges Klicken direkt anrufen kann (http://www.apfelpage.de/2013/06/18/siri-reagiert-auf-selbstmordgedanken-mit-hilfe/).

Beispiel: dänische App „MYPLAN"

Eine App aus Dänemark mit dem Namen *MYPLAN* (www.minplan.org) nutzt Geo-Mapping-Daten, um für den Nutzer die aktuell jeweils nächstgelegenen Notfallinstitutionen zu ermitteln (Erlangsen, Skovgaard Larsen & Frandsen, 2014). Darüber hinaus wären diese Daten aber auch nutzbar, um Angehörige oder entsprechende Einrichtungen über den Standort des Betroffenen zu informieren, wenn er sich auf Anrufe nicht meldet oder die Sorge besteht, dass er sich z. B. in der Nähe gefährlicher Orte (Brücken, Hochhäuser etc.) aufhalten könnte (Erlangsen et al., 2014; vgl. Abb. 11).

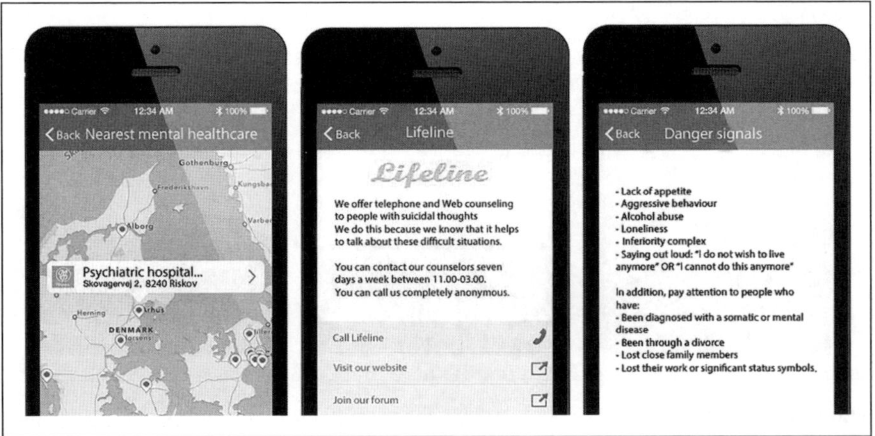

Abbildung 11: Beispielansichten aus der App *MINPLAN* (von links nach rechts): Geo-Mapping-Funktion, Bereitstellung von Notfallnummern, Liste von Warnzeichen im Rahmen eines Notfallplans (Bilder wurden von Dr. Anette Erlangsen bereitgestellt, Mental Health Center Copenhagen; © JLS Larsen, Abdruck erfolgt mit freundlicher Genehmigung)

Ähnliche Funktionen hält die iPhone App *@PSY ASSISTENCE* bereit (Labelle, Bidaud-De Serres & Leblanc, 2013). Auch bei dieser Anwendung könnten Geo-Mapping-Daten genutzt werden, um den Aufenthaltsort des Betroffenen zu bestimmen. Außerdem unterstützt die App sogenannte *call blasts*. Als Notfallstrategie im Rahmen eines Sicherheitsplans kann die App fünf Angehörige, deren Nummern in der App hinterlegt wurden, gleichzeitig anrufen. Die ersten zwei Personen, die erreicht werden, werden dann in einer Telefonkonferenz dem Betroffenen zugeschaltet und er kann mit beiden gleichzeitig sprechen. Diese Funktion wird im Rahmen des Sicherheitsplans ausgelöst, wenn aufgrund starker akuter Belastung dringende sofortige Hilfe nötig ist. Auch diese App beinhaltet ein Selbstbeurteilungsmodul, mit dem der Betroffene seine aktuelle Stimmung einschätzen und entsprechende Schwankungen registrieren kann (Labelle et al., 2013).

Zielgruppe vor allem Jugendliche und Erwachsene

Insgesamt zeigt sich, dass Apps und Websites noch relativ neue, aber sehr vielversprechende Möglichkeiten sind, Maßnahmen zur Suizidprävention zu verbreiten. Insbesondere Jugendliche und junge Erwachsene könnten mit diesen Medien eventuell eher erreicht werden, als mit herkömmlichen Methoden (z. B. über Flyer, Informationsveranstaltungen oder Zeitungsartikel). Suizidalitätsdiagnostik im Sinne einer Selbstbeurteilung sind bei diesen Anwendungen häufig integraler Bestandteil. Darüber hinaus bieten das Internet und moderne Kommunikationstechnologien eine Vielzahl weiterer Möglichkeiten, die Hilfe für Suizidenten und ihre Angehörige zu verbessern, wie z. B. Online-Foren, internetbasierte Therapieangebote und E-Learning-Module für Mitarbeiter im Gesundheitssystem, Chats oder auch die Einbindung von Avataren (für einen Überblick siehe Mishara & Kerkhof, 2013). Mishara und Kerkhof (2013) werfen die schwierige Frage auf, ob bei vorliegenden Informationen über das emotionale Befinden und den Aufenthaltsort einer Person, die über eine App übermittelt wurde, eine proaktive Intervention im Sinne des Grundsatzes, dass das Retten eines Lebens stets mehr wert ist als das Schützen der Privatsphäre, gerechtfertigt ist (siehe auch Mishara & Weisstub, 2005, 2007, 2010, 2013). Die genannten Beispiele illustrieren die Vielfalt an Möglichkeiten, die mittels Apps und Smartphones registrierbaren personenbezogenen Daten für Präventionszwecke zu nutzen, und machen dabei deutlich, wie wichtig es ist, sich aufmerksam und kritisch mit dieser Frage, den zugehörigen ethischen Erwägungen und den Regeln des Datenschutzes auseinanderzusetzen.

10.4 Implizite Tests

Üblicherweise werden bei der Erfassung von Suizidalität und assoziierten Konstrukten Fragebögen und klinische Interviews verwendet – Instrumente, die sich auf die explizite Selbstauskunft des Patienten stützen. Obwohl diese

Mögliche Einschränkungen *expliziter* Erfassung von Suizidalität

Vorgehensweise recht praktikabel ist und in vielerlei Hinsicht nützliche Informationen liefert, gibt es doch Einschränkungen. So besteht grundsätzlich die Gefahr, dass der Patient seine wahren inneren Zustände, Motive und Wünsche nicht gänzlich offenbart, etwa um einer nicht erwünschten Hospitalisierung oder sogar jedweder Behandlung zu entgehen, die ihn von seinen Suizidplänen abhalten könnte, oder auch, weil ihm seine suizidalen Gedanken gegebenenfalls nicht gänzlich bewusst sind (Nock & Banaji, 2007b; Steffens, 2004). Zudem gibt es Hinweise darauf, dass Selbstbeurteilungsinstrumente generell nicht gut in der Lage sind, implizite Gedanken und Bewertungen, die gegebenenfalls dem Betroffenen nicht gänzlich bewusst zugänglich sind, angemessen zu erfassen (Greenwald & Banaji, 1995).

Objektive, leistungsbasierte Tests als denkbare Alternative

Eine vielversprechende Alternative bzw. Ergänzung zu Selbstbeurteilungsinstrumenten ist die Verwendung von objektiven, leistungsbasierten Tests wie dem Impliziten Assoziationstest (IAT). Der IAT ist eine computerbasierte Reaktionszeitaufgabe, bei der Stimuli unterschiedlicher Kategorien so schnell wie möglich zwei zumeist konträren Konstrukten zugeordnet werden müssen (Gawronski & Conrey, 2004; Greenwald & Banaji, 1995; Greenwald, Mcghee & Schwartz, 1998). Die Arbeitsgruppe um Matthew Nock an der Harvard University hat eine Reihe von IAT-Versionen zur Vorhersage von selbstverletzendem und suizidalem Verhalten entwickelt (Nock & Banaji, 2007a, 2007b; Nock et al., 2010; Price, Nock, Charney & Mathew, 2009; Randall, Rowe, Dong, Nock & Colman, 2013). In diesen sind die Betroffenen zum Beispiel aufgefordert, Stimuli (wie Wörter und Bilder), die in der Mitte eines Computerbildschirms gezeigt werden, den Konstrukten „Leben" oder „Tod" zuzuordnen, die am linken und rechten Rand des Bildschirms präsentiert werden. In einer parallelen Aufgabe sollen sie in der Mitte des Bildschirms gezeigte Stimuli den Kategorien „ich" und „nicht ich" zuordnen, die ebenfalls am linken und rechten Rand des Bildschirms präsentiert werden. Die Zuordnung der Stimuli soll so schnell wie möglich durch den Druck einer von zwei Tasten (links und rechts) erfolgen. Der IAT wird in zwei Durchgängen durchgeführt, wobei einmal „Tod" und „ich" und „Leben" und „nicht ich", und einmal „Tod" und „nicht ich" und „Leben" und „ich" jeweils mit derselben Taste belegt sind (Randall et al., 2013). Es wird nun erwartet, dass Personen, die schneller reagieren, wenn die Konstrukte „Tod" und „ich" mit den gleichen Tasten belegt sind, als wenn „Leben" und „ich" mit der gleichen Taste belegt sind, ein höheres Risiko für Selbstverletzung und suizidales Verhalten in sich tragen (Randall et al., 2013).

Suizid- und Selbstverletzungs-IATs liefern hochvalide Ergebnisse

Untersuchungen mit in dieser Form konstruierten IATs lieferten eine Reihe von vielversprechenden Befunden. So konnten Nock und Banaji (2007a) zeigen, dass Jugendliche, die selbstverletzendes Verhalten zeigten, in einem IAT signifikant stärkere Assoziationen (ermittelt auf Basis von Reaktionszeitunterschieden) zwischen den Konstrukten „ich" und „schneiden" aufwiesen, als Jugendliche, die sich nicht selbst verletzten. Vergleichbare Ergebnisse fanden die Autoren in einer zweiten Studie beim Vergleich nicht suizidaler Patienten mit Patienten mit suizidalen Gedanken oder Suizidversuchen (Nock & Banaji, 2007b). Die Reaktionszeiten im IAT konnten zudem Suizidgedanken in einem sechsmonatigen Follow-up-Zeitraum vorhersagen (Nock & Banaji, 2007b). Eine adaptierte Version des beschriebenen IAT, die statt der Konstrukte „schneiden" und „nicht schneiden" die Konstrukte „Leben" und „Tod" verwendete, zeigte sogar noch bessere Ergebnisse. Auch hier konnten Selbstverletzung und suizidales Verhalten im Follow-up-Zeitraum vorhergesagt werden (Randall et al., 2013). Ein regressionsanalytisches Vorhersagemodell, das auch das Vorkommen von Selbstverletzung in der Vorgeschichte, Bildungsstand und komorbide depressive Symptome oder eine psychotische Störung mit einbezog, verbesserte die Vorhersagekraft noch deutlich (Randall et al., 2013). Auch zeigte sich, dass das Einbeziehen der IAT-Ergebnisse in entsprechende Vorhersagemodelle generell inkrementelle prädiktive Validität besitzt (Nock & Banaji, 2007b; Randall et al., 2013). Interessant ist, dass eine signifikante Vorhersage in der Studie von Randall und Kollegen (2013) nur dann möglich war, wenn die Stimuli beiden Kategorien, „Tod" und „Leben", zugeordnet werden mussten, und nicht, wenn sich die Zuordnungsaufgabe nur auf die Kategorie „Tod" beschränkte. Es scheint für die Abschätzung des Suizid- bzw. Selbstverletzungsrisikos also wichtig zu sein, die impliziten (und expliziten) Einstellungen und Überzeugungen sowohl zum Tod als auch zum Leben mit zu erfassen.

Suizidale Gedanken und Verhaltensweisen können vorhergesagt werden

Es kann zusammengefasst werden, dass implizite Tests einen Mehrwert bei der Abschätzung des Suizidrisikos bieten können. Sie eröffnen die Möglichkeit, un- oder teilbewusste Suizidgedanken zu erfassen und Verschleierungstendenzen, wie sie in Selbstbeurteilungsverfahren auftreten können, aufzudecken. Sie sind mit relativ wenig Aufwand einsetzbar und versprechen eine inkrementelle Validität im Hinblick auf die Vorhersage von nicht suizidaler Selbstverletzung und suizidalem Verhalten. Ob sich die Hoffnung einiger Autoren bewahrheitet, in IATs einen „objektiven behavioralen Marker" von Suizidalität zur Verfügung zu haben (Nock et al., 2010), muss weitere Forschung zeigen.

10.5 Zusammenfassung

Eine Reihe von neueren Entwicklungen in der klinisch-psychologischen Diagnostik, die auch zur Erfassung von Suizidalität zum Einsatz kommen können, haben in bisherigen Untersuchungen vielversprechende Ergebnisse geliefert. Die dargestellten Entwicklungen lassen allesamt hoffen, dass das Assessment von Suizidalität durch diese Neuerungen ökonomischer und präziser werden kann. Auch ist zu erwarten, dass eine Kombination der hier vorgestellten diagnostischen Zugänge (Selbstbeurteilungs- und Fremdbeurteilungsinstrumente, objektive behaviorale Daten, implizite Tests, ambulatorische Assessments) die Risikoabschätzung und Prognose suizidalen Verhaltens deutlich verbessern könnte. Diesbezügliche weitere Forschung und Entwicklung ist allerdings noch nötig, bevor alle hier vorgestellten Ansätze bezüglich Aufwand, Kosten und Umsetzbarkeit für den diagnostischen Einzelfall jenseits größer angelegter Forschungsstudien realistisch in Betracht gezogen werden können.

Literatur

Abberger, B., Haschke, A., Krense, C., Wirtz, M., Bengel, J. & Baumeister, H. (2013a). The calibrated, unidimensional anxiety item bank for cardiovascular patients provided the basis for anxiety assessment in cardiovascular rehabilitation patients. *Journal of Clinical Epidemiology, 66,* 919–927. http://doi.org/10.1016/j.jclinepi.2012.08.009

Abberger, B., Haschke, A., Wirtz, M., Kroehne, U., Bengel, J. & Baumeister, H. (2013b). Development and evaluation of a computer adaptive test to assess anxiety in cardiovascular rehabilitation patients. *Archives of Physical Medicine and Rehabilitation, 94,* 2433–2439. http://doi.org/10.1016/j.apmr.2013.07.009

Abderhalden, C., Grieser, M., Kozel, B., Seifritz, E. & Rieder, P. (2005). Wie kann der pflegerische Beitrag zur Einschätzung der Suizidalität systematisiert werden? *Psychiatrische Pflege, 11,* 160–164. http://doi.org/10.1055/s-2005-858213

Achenbach, T. (1991). *Integrative Guide for the 1991 CBCL/4*-18, *YSR & TRF profiles*. Burlington, VT: University of Vermont, Department of Psychiatry.

Aish, A. M. & Wasserman, D. (2001). Does Beck's Hopelessness Scale really measure several components? *Psychological Medicine, 31,* 367–372.

Ambrosini, P. J. (2000). Historical development and present status of the Schedule for Affective Disorders and Schizophrenia for School-Age Children (K-SADS). *Journal of the American Academy of Child and Adolescent Psychiatry, 39,* 49–58. http://doi.org/10.1097/00004583-200001000-00016

American Psychiatric Association (APA) (2013). *Diagnostic and Statistical Manual of Mental Disorders* – DSM-5. Arlington: American Psychiatric Association. http://doi.org/10.1176/appi.books.9780890425596

American Psychological Association (APA) (2015). *Diagnostisches und Statistisches Manual Psychischer Störungen DSM-5®* (deutsche Ausgabe herausgegeben von Peter Falkai und Hans-Ulrich Wittchen, mitherausgegeben von Manfred Döpfner, Wolfgang Gaebel, Wolfgang Maier, Winfried Rief, Henning Saß und Michael Zaudig). Göttingen: Hogrefe.

Anderson, A. L., Lester, D. & Rogers, J. R. (2008). A psychometric investigation of the suicide opinion questionnaire. *Death Studies, 32,* 924–936. http://doi.org/10.1080/07481180802440258

Anestis, M. D. & Joiner, T. E. (2011). Examining the role of emotion in suicidality: negative urgency as an amplifier of the relationship between components of the interpersonal-psychological theory of suicidal behavior and lifetime number of suicide attempts. *Journal of Affective Disorders, 129,* 261–269. http://doi.org/10.1016/j.jad.2010.08.006

Angold, A., Prendergast, M., Cox, A., Harrington, R., Simonoff, E. & Rutter, M. (1995). The Child and Adolescent Psychiatric-Assessment (Capa). *Psychological Medicine, 25,* 739–753. http://doi.org/10.1017/S003329170003498X

Antretter, E., Dunkel, D., Haring, C., Corcoran, P., De Leo, D., Fekete, S. et al. (2008). The factorial structure of the Suicide Intent Scale: a comparative study in clinical samples from 11 European regions. *International Journal of Methods in Psychiatric Research, 17,* 63–79. http://doi.org/10.1002/mpr.231

Arsenault-Lapierre, G., Kim, C. & Turecki, G. (2004). Psychiatric diagnoses in 3 275 suicides: a meta-analysis. *BMC Psychiatry, 4,* 37. http://doi.org/10.1186/1471-244X-4-37

Åsberg, M. (1997). Neurotransmitter and suicidal behavior. *Annals of the New York Academy of Sciences, 836,* 158–181. http://doi.org/10.1111/j.1749-6632.1997.tb52359.x

Ayer, D. W., Jayathilake, K. & Meltzer, H. Y. (2008). The InterSePT suicide scale for prediction of imminent suicidal behaviors. *Psychiatry Research, 161,* 87–96. http://doi.org/10.1016/j.psychres.2007.07.029

Ayub, N. (2008). Validation of the Urdu translation of the Beck Scale for Suicide Ideation. *Assessment, 15,* 287–293. http://doi.org/10.1177/1073191107312240

Bagby, R. M., Ryder, A. G., Schuller, D. R. & Marshall, M. B. (2004). The Hamilton Depression Rating Scale: has the gold standard become a lead weight? *American Journal of Psychiatry, 161,* 2163–2177. http://doi.org/10.1176/appi.ajp.161.12.2163

Bagge, C. L., Lamis, D. A., Nadorff, M. & Osman, A. (2013). Relations between hopelessness, depressive symptoms and suicidality: mediation by reasons for living. *Journal of Clinical Psychology, 70,* 18–31. http://doi.org/10.1002/jclp.22005

Barber, M. E., Marzuk, P. M., Leon, A. C. & Portera, L. (1998). Aborted suicide attempts: a new classification of suicidal behavior. *American Journal of Psychiatry, 155,* 385–389. http://doi.org/10.1176/ajp.155.3.385

Baumeister, R. (1990). Suicide as escape from self. *Psychological Review, 97,* 90–113. http://doi.org/10.1037/0033-295X.97.1.90

Beck, A. T. (1993). *Beck Hopelessness Scale (BHS).* San Antonio, TX: Pearson.

Beck, A. T., Brown, G., Berchick, R. J., Stewart, B. L. & Steer, R. A. (1990). Relationship between hopelessness and ultimate suicide – a replication with psychiatric outpatients. *American Journal of Psychiatry, 147,* 190–195. http://doi.org/10.1176/ajp.147.2.190

Beck, A. T., Brown, G. K. & Steer, R. A. (1997). Psychometric characteristics of the Scale for Suicide Ideation with psychiatric outpatients. *Behavior Research and Therapy, 35,* 1039–1046. http://doi.org/10.1016/S0005-7967(97)00073-9

Beck, A. T., Brown, G. K., Steer, R. A., Dahlsgaard, K. K. & Grisham, J. R. (1999). Suicide ideation at its worst point: a predictor of eventual suicide in psychiatric outpatients. *Suicide and Life-Threatening Behavior, 29,* 1–9.

Beck, A. T., Kovacs, M. & Weissman, A. (1979). Assessment of suicidal intention – Scale for Suicide Ideation. *Journal of Consulting and Clinical Psychology, 47,* 343–352. http://doi.org/10.1037/0022-006X.47.2.343

Beck, A. T., Rush, A. J., Shaw, B. F. & Emery, G. (2010). *Kognitive Therapie der Depression* (4., unveränd. Aufl.). Weinheim: Beltz.

Beck, A. T., Schuyler, D. & Herman, I. (1974a). Development of suicidal intent scales. In A. T. Beck, H. L. P. Resnik & D. J. Lettieri (Eds.), *The prediction of suicide* (pp. 45–56). Bowie, MD: Charles Press.

Beck, A. T. & Steer, R. A. (1989). *Manual for the Beck Hopelessness Scale.* San Antonio, TX: Psychological Corporation.

Beck, A. T. & Steer, R. A. (1991). *Manual for the Beck Scale for Suicide Ideation.* San Antonio, TX: Psychological Corporation.

Beck, A. T., Steer, R. A. & Brown, G. K. (1996). *Manual for the Beck Depression Inventory – II.* San Antonio, TX: Psychological Corporation.

Beck, A. T., Steer, R. A. & Ranieri, W. F. (1988). Scale for Suicide Ideation – psychometric properties of a self-report version. *Journal of Clinical Psychology, 44,* 499–505. http://doi.org/10.1002/1097-4679(198807)44:4<499::AID-JCLP2270440404>3.0.CO;2-6

Beck, A. T., Weissman, A., Lester, D. & Trexler, L. (1974c). Measurement of pessimism – Hopelessness Scale. *Journal of Consulting and Clinical Psychology, 42,* 861–865. http://doi.org/10.1037/h0037562

Beck, I. J. (1999). *Praxis der kognitiven Therapie.* Weinheim: Beltz.

Beck, R. W., Morris, J. B. & Beck, A. T. (1974b). Cross-validation of Suicidal-Intent-Scale. *Psychological Reports, 34,* 445–446. http://doi.org/10.2466/pr0.1974.34.2.445

Bender, T. W., Gordon, K. H., Bresin, K. & Joiner, T. E. (2011). Impulsivity and suicidality: the mediating role of painful and provocative experiences. *Journal of Affective Disorders, 129,* 301–307. http://doi.org/10.1016/j.jad.2010.07.023

Bender, T.W., Gordon, K.H. & Joiner, T.E. (2007). *Impulsivity and suicidality: a test of the mediating role of painful experiences.* Unpublished manuscript.

Berman, A.L., Shepherd, G. & Silverman, M.M. (2003). The LSARS-II: Lethality of suicide attempt rating scale-updated. *Suicide and Life-Threatening Behavior, 33,* 261–276. http://doi.org/10.1521/suli.33.3.261.23211

Bohus, M., Limberger, M.F., Frank, U., Chapman, A.L., Kühler, T. & Stieglitz, R.D. (2007). Psychometric properties of the Borderline Symptom List (BSL). *Psychopathology, 40,* 126–132. http://doi.org/10.1159/000098493

Bolton, J.M., Spiwak, R. & Sareen, J. (2011). Predicting suicide attempts with the SAD PERSONS scale: a longitudinal analysis. *Journal of Clinical Psychiatry, 73,* 735–741. http://doi.org/10.4088/JCP.11m07362

Borges, G., Nock, M., Abad, J., Hwang, I., Sampson, N. & Alonso, J. (2010). Twelve-month prevalence of and risk factors for suicide attempts in the World Health Organization World Mental Health Surveys. *Journal of Clinical Psychiatry, 71,* 1617–1628. http://doi.org/10.4088/JCP.08m04967blu

Borschmann, R., Hogg, J., Phillips, R. & Moran, P. (2012). Measuring self-harm in adults: a systematic review. *European Psychiatry, 27,* 176–180. http://doi.org/10.1016/j.eurpsy.2011.04.005

Brent, D. & Mann, J. (2005). Family genetic studies, suicide, and suicidal behavior. *American Journal of Medical Genetics, 133C,* 13–24.

Brodsky, B. & Stanley, B. (2008). Adverse childhood experiences and suicidal behavior. *Psychiatric Clinics of North America, 31,* 223–235. http://doi.org/10.1016/j.psc.2008.02.002

Brown, G.K. (2000). *A review of suicide assessment measures for intervention research with adults and older adults.* Philadelphia, PA: University of Pennsylvania.

Brown, G.K., Beck, A.T., Steer, R.A. & Grisham, J.R. (2000). Risk factors for suicide in psychiatric outpatients: A 20-year prospective study. *Journal of Consulting and Clinical Psychology, 68,* 371–377. http://doi.org/10.1037/0022-006X.68.3.371

Brown, G.K., Henriques, G.R., Sosdjan, D. & Beck, A.T. (2004). Suicide intent and accurate expectations of lethality: predictors of medical lethality of suicide attempts. *Journal of Counseling and Clinical Psychology, 72,* 1170–1174. http://doi.org/10.1037/0022-006X.72.6.1170

Brown, G.K., Steer, R.A., Henriques, G.R. & Beck, A.T. (2005). The internal struggle between the wish to die and the wish to live: a risk factor for suicide. *American Journal of Psychiatry, 162,* 1977–1979. http://doi.org/10.1176/appi.ajp.162.10.1977

Bruffaerts, R., Demyttenaere, K., Andrade, L.H., Borges, G., Chiu, W.T., de Graaf, R. et al. (2014). Childhood adversities as risk factors for onset and persistence of suicidal behavior. In M.K. Nock, G. Borges & Y. Ono (Eds.), *Suicide. Global perspectives from the WHO World Mental Health Survey* (pp. 113–130). Cambridge: Cambridge University Press.

Bryan, C.J., Rudd, M., Wertenberger, E., Etienne, N., Ray-Sannerud, B.N., Morrow, C.E. et al. (2014). Improving the detection and prediction of suicidal behavior among military personnel by measuring suicidal beliefs: An evaluation of the Suicide Cognitions Scale. *Journal of Affective Disorders, 159,* 15–22. http://doi.org/10.1016/j.jad.2014.02.021

Cavanagh, J., Carson, A., Sharpe, M. & Lawrie, S. (2003). Psychological autopsy studies of suicide: a systematic review. *Psychological Medicine, 33,* 395–405. http://doi.org/10.1017/S0033291702006943

Chehil, S. & Kutcher, S. (2012). *Das Suizidrisiko.* Bern: Huber.

Cherpitel, C., Borges, G. & Wilcox, H. (2004). Acute alcohol use and suicidal behavior: a review of the literature. *Alcoholism: Clinical and Experimental Research, 28,* 6–17. http://doi.org/10.1097/01.ALC.0000127411.61634.14

Chesin, M. & Stanley, B. (2013). Risk assessment and psychosocial interventions for suicidal patients. *Bipolar Disorders, 15,* 584–593. http://doi.org/10.1111/bdi.12092

Chioqueta, A.P. & Stiles, T.C. (2006). Psychometric properties of the Beck Scale for Suicide Ideation: A Norwegian study with university students. *Nordic Journal of Psychiatry, 60,* 400–404. http://doi.org/10.1080/08039480600937645

Chou, K.-L., Jun, L.W. & Chi, I. (2005). Assessing Chinese older adult's suicidal ideation: Chinese version of the Geriatric Suicide Ideation Scale. *Aging & Mental Health, 9,* 167–171.

Christensen, H., Batterham, P.J., Mackinnon, A.J., Donker, T. & Soubelet, A. (2014). Predictors of the risk factors for suicide identified by the interpersonal-psychological theory of suicidal behaviour. *Psychiatry Research, 219,* 290–297. http://doi.org/10.1016/j.psychres.2014.05.029

Cibis, A., Mergl, R., Bramesfeld, A., Althaus, D., Niklewski, G., Schmidtke, A. & Hegerl, U. (2012). Preference of lethal methods is not the only cause for higher suicide rates in males. *Journal of Affective Disorders, 136,* 9–16. http://doi.org/10.1016/j.jad.2011.08.032

Clum, G.A. & Curtin, L. (1993). Validity and reactivity of a system of self-monitoring suicide ideation. *Journal of Psychopathology and Behavioral Assessment, 15,* 375–385. http://doi.org/10.1007/BF00965039

Clum, G.A. & Yang, B. (1995). Additional support for the reliability and validity of the Modified Scale for Suicide Ideation. *Psychological Assessment, 7,* 122–125. http://doi.org/10.1037/1040-3590.7.1.122

Collegium Internationale Psychiatriae Scalarum (CIPS) (Hrsg.). (2015). *Internationale Skalen für Psychiatrie* (6., überarb. und erw. Aufl.). Göttingen: Hogrefe.

Comtois, K., Jobes, A., O'Connor, R., Atkins, S., Janis, D. & Chessen, K. (2011). Collaborative assessment and management of suicidality (CAMS): feasibility trial for nextday appointment services. *Depression and Anxiety, 28,* 963–972. http://doi.org/10.1002/da.20895

Conner, K.R., Phillips, M.R. & Meldrum, S.C. (2007). Predictors of low-intent and high-intent suicide attempts in rural China. *American Journal of Public Health, 97,* 1842–1846. http://doi.org/10.2105/AJPH.2005.077420

Conrad, A., Jacoby, A., Jobes, D., Lineberry, T., Shea, C., Arnold-Ewing, T. et al. (2009). A psychometric investigation of the Suicide Status Form II with a psychiatric inpatient sample. *Suicide and Life-Threatening Behavior, 39,* 307–320. http://doi.org/10.1521/suli.2009.39.3.307

Coric, V., Stock, E.G., Pultz, J., Marcus, R. & Sheehan, D.V. (2009). Sheehan Suicidality Tracking Scale (Sheehan-STS): preliminary results from a multicenter clinical trial in generalized anxiety disorder. *Psychiatry (Edgmont (Pa.: Township)), 6,* 26–31.

Cotton, C.R., Peters, D.K. & Range, L.M. (1995). Psychometric properties of the Suicidal Behaviors Questionnaire. *Death Studies, 19,* 391–397. http://doi.org/10.1080/07481189508252740

Crosby, A.E., Ortega, L.A.G. & Melanson, C. (2011). *Self-directed violence surveillance: Uniform definitions and recommended data elements, version 1.0.* Atlanta, GA: Centers for Disease Control and Prevention, National Center for Injury Prevention and Control.

Cukrowicz, K.C., Jahn, D.R., Graham, R.D., Poindexter, E.K. & Williams, R.B. (2013). Suicide risk in older adults: evaluating models of risk and predicting excess zeros in a primary care sample. *Journal of Abnormal Psychology, 122,* 1021–1030. http://doi.org/10.1037/a0034953

Cull, J. & Gill, W. (1988). *Suicide Probability Scale (SPS) Manual.* Los Angeles, CA: Western Psychological Services.

Cutcliffe, J.R. & Barker, P. (2004). The Nurses' Global Assessment of Suicide Risk (NGASR): developing a tool for clinical practice. *Journal of Psychiatric and Mental Health Nursing, 11,* 393–400. http://doi.org/10.1111/j.1365-2850.2003.00721.x

de Beurs, D.P., de Vries, A.L., de Groot, M.H., de Keijser, J. & Kerkhof, A.J. (2014). Applying computer adaptive testing to optimize online assessment of suicidal behavior: a simulation study. *Journal of Medical Internet Research, 16,* e207. http://doi.org/10.2196/jmir.3511

Deisenhammer, E.A., Ing, C.M., Strauss, R., Kemmler, G., Hinterhuber, H. & Weiss, E.M. (2009). The duration of the suicidal process: how much time is left for intervention between consideration and accomplishment of a suicide attempt? *Journal of Clinical Psychiatry, 70,* 19–24. http://doi.org/10.4088/JCP.07m03904

Demyttenaere, K., Desaiah, D., Raskin, J., Cairns, V. & Brecht, S. (2014). Suicidal thoughts and reasons for living in hospitalized patients with severe depression: post-hoc analyses of a double-blind randomized trial of duloxetine. *The Primary Care Companion to CNS Disorders, 16* (3). doi: 10.4088/PCC.13m01591

Derogatis, L.R. (1993). *The Brief Symptom Inventory (BSI): Administration, scoring and procedures manual* (3rd ed.) Mineapolis, MN: National Computer System.

Diekstra, R.F.W. (1981). *Suicide: Self-destruction, self-preservation, and the helping professions.* Brussels: Samson Uitgeverij.

Domino, G. (2005). Cross-cultural attitudes towards suicide: The SOQ and a personal odyssey. *Archives of Suicide Research, 9,* 107–122. http://doi.org/10.1080/13811110590903963

Domino, G., Gibson, L., Poling, S. & Westlake, L. (1980). Students' attitudes toward suicide. *Social Psychiatry, 15,* 127–130. http://doi.org/10.1007/BF00578144

Domino, G., MacGregor, J.C. & Hannah, M.T. (1988). Collegiate attitudes toward suicide: New Zealand and United States. *Omega, 19,* 351–364.

Domino, G., Moore, D., Westlake, L. & Gibson, L. (1982). Attitudes towards suicide: A factor analytic approach. *Journal of Clinical Psychology, 38,* 257–262. http://doi.org/10.1002/1097-4679(198204)38:2<257::AID-JCLP2270380205>3.0.CO;2-I

Domino, G., Su, A. & Johnson, S.L. (2000). Psychosocial correlates of suicide ideation. *Omega, 44,* 371–389.

Duberstein, P.R., Conwell, Y., Seidlitz, L., Lyness, J.M., Cox, C. & Caine, E.D. (1999). Age and suicidal ideation in older depressed inpatients. *American Journal of Geriatric Psychiatry, 7,* 289–296. http://doi.org/10.1097/00019442-199911000-00003

Ebner-Priemer, U.W. & Trull, T.J. (2009a). Ambulatory assessment. An innovative and promising approach for clinical psychology. *European Psychologist, 14,* 109–119. http://doi.org/10.1027/1016-9040.14.2.109

Ebner-Priemer, U.W. & Trull, T.J. (2009b). Ecological momentary assessment of mood disorders and mood dysregulation. *Psychological Assessment, 21,* 463–475. http://doi.org/10.1037/a0017075

Edelstein, B.A., Heisel, M.J., McKee, D.R., Martin, R.R., Koven, L.P., Duberstein, P.R. & Britton, P.C. (2009). Development and psychometric evaluation of the reasons for living – older adults scale: a suicide risk assessment inventory. *The Gerontologist, 49,* 736–745. http://doi.org/10.1093/geront/gnp052

Ellis, T., Green, K., Allen, J., Jobes, D. & Nadorff, M. (2012). Collaborative assessment and management of suicidality in an inpatient setting: results of a pilot study. *Psychotherapy, 49,* 72–80. http://doi.org/10.1037/a0026746

Embretson, S.E. & Reise, S.P. (2000). *Item response theory for psychologists.* Mahwah, NJ: Erlbaum.

Emmelkamp, P.M.G. (2005). Technological innovations in clinical assessment and psychotherapy. *Psychotherapy and Psychosomatics, 74,* 336–343. http://doi.org/10.1159/000087780

Erlangsen, A., Skovgaard Larsen, J.L. & Frandsen, H. (2014). MYPLAN: A mobile application (App) for people in suicidal crisis. In A.Värnik, M. Sisask & P. Värnik (Eds.), *15th European Symposium on Suicide and Suicidal Behavior. Abstract Book* (p. 110). Tallinn: Estonian-Swedish Mental Health and Suicidology Institute (ERSI).

Evans, E., Hawton, K., Rodham, K. & Deeks, J. (2005). The prevalence of suicidal phenomena in adolescents: a systematic review of population-based studies. *Suicide and Life-Threatening Behavior, 35,* 239–249. http://doi.org/10.1521/suli.2005.35.3.239

Fischer, G., Ameis, N., Parzer, P., Plener, P.L., Groschwitz, R., Vonderlin, E. et al. (2014). The German version of the Self-Injurious Thoughts and Behaviors Interview (SITBI-G): a tool to assess non-suicidal self-injury and suicidal behavior disorder. *BMC Psychiatry, 14,* 265. http://doi.org/10.1186/s12888-014-0265-0

Fliege, H., Becker, J., Walter, O.B., Bjorner, J.B., Klapp, B.F. & Rose, M. (2005). Development of a computer-adaptive test for depression (D-CAT). *Quality of Life Research, 14,* 2277–2291. http://doi.org/10.1007/s11136-005-6651-9

Fliege, H., Becker, J., Walter, O.B., Rose, M., Bjorner, J.B. & Klapp, B.F. (2009). Evaluation of a computer-adaptive test for the assessment of depression (D-CAT) in clinical application. *International Journal of Methods in Psychiatric Research, 18,* 23–36. http://doi.org/10.1002/mpr.274

Fliege, H., Kocalevent, R.D., Walter, O.B., Beck, S., Gratz, K.L., Gutierrez, P.M. et al. (2006). Three assessment tools for deliberate self-harm and suicide behavior: evaluation and psychopathological correlates. *Journal of Psychosomatic Research, 61,* 113–121. http://doi.org/10.1016/j.jpsychores.2005.10.006

Forkmann, T. (2011). Was ist adaptives Testen? *Psychotherapie,Psychosomatik, Medizinische Psychologie, 61,* 182–183. http://doi.org/10.1055/s-0030-1265954

Forkmann, T., Böcker, M., Wirtz, M., Gauggel, S. & Norra, C. (2011). *Das Rasch-basierte Depressionsscreening. Manual.* Zugriff am 09.02.2015. Verfügbar unter www.psychometrikon.de, doi: 10.6099/1000057.

Forkmann, T., Boecker, M., Wirtz, M., Eberle, N., Westhofen, M., Schauerte, P. et al. (2009). Development and validation of the Rasch-based Depression Screening (DESC) using Rasch analysis and structural equation modelling. *Journal of Behavior Therapy and Experimental Psychiatry, 40,* 468–478. http://doi.org/10.1016/j.jbtep.2009.06.003

Forkmann, T., Boecker, M., Wirtz, M., Frey, C., Norra, C. & Gauggel, S. (2010). Adaptives Testen in der Psychotherapie: Das Rasch-basierte Depressionsscreening (A-DESC). *Klinische Diagnostik und Evaluation, 3,* 59–75.

Forkmann, T., Brähler, E., Gauggel, S. & Glaesmer, H. (2012). Prevalence of suicidal ideation and related risk factors in the German general population. *Journal of Nervous and Mental Disease, 200,* 401–405. http://doi.org/10.1097/NMD.0b013e31825322cf

Forkmann, T. & Gauggel, S. (2013). Freier Zugang zu psychodiagnostischen Instrumenten! *Psychiatrische Praxis, 40,* 102. http://doi.org/10.1055/s-0032-1321470

Forkmann, T., Kroehne, U., Wirtz, M., Norra, C., Baumeister, H., Gauggel, S. et al. (2013). Adaptive screening for depression – recalibration of an item bank for the assessment of depression in persons with mental and somatic diseases and evaluation in a simulated computer-adaptive test environment. *Journal of Psychosomatic Research, 75,* 437–443. http://doi.org/10.1016/j.jpsychores.2013.08.022

Forkmann, T., Wichers, M., Geschwind, N., Peeters, F., van Os, J., Mainz, V. et al. (2014). Effects of mindfulness-based cognitive therapy on self-reported suicidal ideation: results from a randomised-controlled trial in patients with residual depressive symptoms. *Comprehensive Psychiatry, 55,* 1883–1890. http://doi.org/10.1016/j.comppsych.2014.08.043

Franklin, J.C., Hessel, E.T. & Prinstein, M.J. (2011). Clarifying the role of pain tolerance in suicidal capability. *Psychiatry Research, 189,* 362–367. http://doi.org/10.1016/j.psychres.2011.08.001

Freedenthal, S. (2007). Challenges in assessing intent to die: can suicide attempters be trusted? *Omega, 55,* 57–70.

Frey, A. (2007). Adaptives Testen. In H. Moosbrugger & A. Kelava (Hrsg.), *Testtheorie und Fragebogenkonstruktion* (S. 261–278). Berlin: Springer.

Galynker, I.I., Mojtabai, R. & Cohen, L. (2006, May). *Panic attacks with psychotic features: are they „non-affective acute remitting psychosis?".* Symposium S7 5 presented at the 159th Annual Meeting of the American Psychiatric Association, Toronto, Canada.

Gardner, W., Shear, K., Kelleher, K.J., Pajer, K.A., Mammen, O., Buysse, D. et al. (2004). Computerized adaptive measurement of depression: a simulation study. *BMC Psychiatry, 4,* 13–23. http://doi.org/10.1186/1471-244X-4-13

Garlow, S.J., Kinkead, B., Thase, M.E., Judd, L.L., Rush, A.J., Yonkers, K.A. et al. (2013). Fluoxetine increases suicide ideation less than placebo during treatment of adults with minor depressive disorder. *Journal of Psychiatric Research, 47,* 1199–1203. http://doi.org/10.1016/j.jpsychires.2013.05.025

Gawronski, B. & Conrey, F.R. (2004). Der Implizite Assoziationstest als Maß automatisch aktivierter Assoziationen: Reichweite und Grenzen. *Psychologische Rundschau, 55,* 118–126. http://doi.org/10.1026/0033-3042.55.3.118

Gibb, B. E., Andover, M.S. & Beach, R.H. (2006). Suicidal ideation and attitudes toward suicide. *Suicide and Life-Threatening Behavior, 36,* 12–18. http://doi.org/10.1521/suli.2006.36.1.12

Gibb, S., Beautrais, A. & Fergusson, D. (2005). Mortality and further suicidal behavior after an index suicide attempt: a 10-year study. *Australian and New Zealand Journal of Psychiatry, 39,* 95–100. http://doi.org/10.1080/j.1440-1614.2005.01514.x

Gibbs, D. (2010). Assessing suicidal cognitions in adolescents: establishing the reliability and validity of the Suicide Cognitions Scale. *Theses and dissertations.* Paper 846. Toledo, OH: University of Toledo.

Gilbert, P. & Allan, S. (1998). The role of defeat and entrapment in depression: an exploration of an evolutionary view. *Psychological Medicine, 28,* 585–598. http://doi.org/10.1017/S0033291798006710

Glaesmer, H., Spangenberg, L., Scherer, A. & Forkmann, T. (2014). Die Erfassung von Suizidwünschen: Erste psychometrische Befunde zur deutschen Version des Interpersonal Needs Questionnaire (INQ). *Psychiatrische Praxis, 41,* 250–256.

Glischinski, M. von, Teismann, T., Prinz, S., Gebauer, J. & Hirschfeld, G. (in Vorb.). *Depressive Symptom Inventory – Suicidality Subscale: psychometric properties and cutpoints for clinical and nonclinical samples.*

Goldston, D.B. (2000). *Assessment of Suicidal Behaviours and Risk Among Children and Adolescents.* Zugriff am 10.02.2015. Verfügbar unter http://www.vidyya.com/pdfs/0822childmental.pdf

Gottfried, E., Bodell, L., Carbonell, J. & Joiner, T. (2014). The clinical utility of the MMPI-2-RF Suicidal/Death Ideation Scale. *Psychological Assessment, 26* (4), 1205–1211. http://doi.org/10.1037/pas0000017

Gratz, K.L. (2001). Measurement of deliberate self-harm: Preliminary data on the deliberate self-harm inventory. *Journal of Psychopathology and Behavioral Assessment, 23,* 253–263. http://doi.org/10.1023/A:1012779403943

Gratz, K.L., Latzman, R.D., Young, J., Heiden, L.J., Damon, J., Hight, T. & Tull, M.T. (2012). Deliberate Self-Harm among underserved adolescents: the moderating roles of gender, race and school-level and association with Borderline personality features. *Personality Disorders: Theory, Research, and Treatment, 3,* 39–54. http://doi.org/10.1037/a0022107

Greenwald, A.G. & Banaji, M.R. (1995). Implicit social cognition – attitudes, self-esteem, and stereotypes. *Psychological Review, 102,* 4–27. http://doi.org/10.1037/0033-295X.102.1.4

Greenwald, A.G., Mcghee, D.E. & Schwartz, J.L.K. (1998). Measuring individual differences in implicit cognition: The implicit association test. *Journal of Personality and Social Psychology, 74,* 1464–1480. http://doi.org/10.1037/0022-3514.74.6.1464

Gutierrez, P.M., Freedenthal, S., Wong, J.L., Osman, A. & Norizuki, T. (2012). Validation of the Suicide Resilience Inventory-25 (SRI-25) in adolescent psychiatric inpatient samples. *Journal of Personality Assessment, 94,* 53–61. http://doi.org/10.1080/00223891.2011.608755

Gutierrez, P.M., Osman, A., Barrios, F.X. & Kopper, B.A. (2001). Development and initial validation of the Self-Harm Behavior Questionnaire. *Journal of Personality Assessment, 77,* 475–490. http://doi.org/10.1207/S15327752JPA7703_08

Gutierrez, P.M., Osman, A., Barrios, F.X., Kopper, B.A., Baker, M.T. & Haraburda, C.M. (2002). Development of the Reasons for Living Inventory for Young Adults. *Journal of Clinical Psychology, 58,* 339–357. http://doi.org/10.1002/jclp.1147

Guy, W. (1976). *Early Clinical Drug Evaluation (ECDEU) – Assessment Manual.* Rockville, MD: National Institute of Mental Health.

Gysin-Maillart, A. & Michel, K. (2013). *Kurztherapie nach Suizidversuch.* Bern: Huber.

Hagstrom, A.H. & Gutierrez, P.M. (1998). Confirmatory factor analysis of the multi-attitude suicide tendency scale. *Journal of Psychopathology and Behavioral Assessment, 20,* 173–186. http://doi.org/10.1023/A:1023078314714

Hamilton, M. (1960). A rating scale for depression. *Journal of Neurology, Neurosurgery and Psychiatry, 23,* 56–62. http://doi.org/10.1136/jnnp.23.1.56

Hamilton, M. (1967). Development of a rating scale for primary depressive illness. *British Journal of Social and Clinical Psychology, 6,* 278–296. http://doi.org/10.1111/j.2044-8260.1967.tb00530.x

Harriss, L. & Hawton, K. (2005). Suicidal intent in deliberate self-harm and the risk of suicide: The predictive power of the Suicide Intent Scale. *Journal of Affective Disorders, 86,* 225–233. http://doi.org/10.1016/j.jad.2005.02.009

Hautzinger, M., Bailer, M. & Hellgard, W. (1995). *Beck-Depressions-Inventar: Testhandbuch* (2. Aufl.). Bern: Huber.

Hautzinger, M., Keller, F. & Kühner, C. (2006). *Beck Depressions-Inventar Revision: Manual.* Frankfurt/Main: Harcourt.

Hawton, K., Appleby, L., Platt, S., Foster, T., Cooper, J., Malmberg, A. & Simkin, S. (1998). The psychological autopsy approach to studying suicide: a review of methodological issues. *Journal of Affective Disorders, 50,* 269–276.

Hawton, K., Comabella, C., Haw, C. & Saunders, K. (2013). Risk factors for suicide in individuals with depression: a systematic review. *Journal of Affective Disorders, 147,* 17–28. http://doi.org/10.1016/j.jad.2013.01.004

Heikkinen, M., Aro, H. & Lönqvist, J. (1994). Recent life events, social support and suicide. *Acta Psychiatrica Scandinavica, 89,* 62–72. http://doi.org/10.1111/j.1600-0447.1994.tb05805.x

Heisel, M.J. & Flett, G.L. (2006). The development and initial validation of the Geriatric Suicide Ideation Scale. *American Journal Geriatric Psychiatry, 14,* 742–751. http://doi.org/10.1097/01.JGP.0000218699.27899.f9

Heisel, M.J., Flett, G.L. & Besser, A. (2002). Cognitive functioning and geriatric suicide ideation. *American Journal of Geriatric Psychiatry, 10,* 428–436. http://doi.org/10.1176/appi.ajgp.10.4.428

Hendin, H., Al Jurdi, R.K., Houck, P.R., Hughes, S. & Turner, J.B. (2010). Role of intense affects in predicting short-term risk for suicidal behavior: a prospective study. *Journal of Nervous and Mental Disease, 198,* 220–225. http://doi.org/10.1097/NMD.0b013e3181d13d14

Hendin, H., Maltsberger, J.T., Haas, A.P., Szanto, K. & Rabinowicz, H. (2004). Desperation and other affective states in suicidal patients. *Suicide and Life-Threatening Behavior, 34,* 386–394. http://doi.org/10.1521/suli.34.4.386.53734

Hendin, H., Maltsberger, J.T. & Szanto, K. (2007). The role of intense affective states in signaling a suicide crisis. *Journal of Nervous and Mental Disease, 195,* 363–368.

Henrich, G. & Herschbach, P. (2000). Questions on life satisfaction (FLZ-M) – a short questionnaire for assessing subjective quality of life. *European Journal of Psychological Assessment, 16,* 150–159. http://doi.org/10.1027//1015-5759.16.3.150

Herman, S. M. (2006). Is the SADPERSONS scale accurate for the veteran affairs population? *Psychological Services, 3,* 137–141. http://doi.org/10.1037/1541-1559.3.2.137

Hesdorffer, D.C., French, J.A., Posner, K., Diventura, B., Pollard, J.R., Sperling, M.R. et al. (2013). Suicidal ideation and behavior screening in intractable focal epilepsy eligible for drug trials. *Epilepsia, 54,* 879–887. http://doi.org/10.1111/epi.12128

Hockberger, R.S. & Rothstein, R.J. (1988). Assessment of suicide potential by nonpsychiatrists using the SAD PERSONS score. *Journal of Emergency Medicine, 6,* 99–107. http://doi.org/10.1016/0736-4679(88)90147-3

Holden, R. & DeLisle, M. (2005). Factor analysis of the Beck Scale for Suicide Ideation with female suicide attempters. *Assessment, 12,* 231–238. http://doi.org/10.1177/1073191105274925

Hughes, D. & Kleespies, P. (2001). Suicide in the medically ill. *Suicide and Life-Threatening Behavior, 31,* 48–59. http://doi.org/10.1521/suli.31.1.5.48.24226

Innamorati, M., Lester, D., Balsamo, M., Erbuto, D., Ricci, F., Amore, M. et al. (2014). Factor validity of the Beck Hopelessness Scale in Italian medical patients. *Journal of Psychopathology and Behavioral Assessment, 36,* 300–307. http://doi.org/10.1007/s10862-013-9380-3

Ivanoff, A., Jang, S.J., Smyth, N.J. & Linehan, M.M. (1994). Fewer reasons for staying alive when you are thinking of killing yourself: the Brief Reasons for Living Inventory. *Journal of Psychopathology and Behavioral Assessment, 16,* 1–13. http://doi.org/10.1007/BF02229062

Jackson, J.L. (1999). Psychometric considerations in self-monitoring assessment. *Psychological Assessment, 11,* 439–447. http://doi.org/10.1037/1040-3590.11.4.439

Jahn, D.R. & Cukrowicz, K.C. (2011). The impact of the nature of relationships on perceived burdensomeness and suicide ideation in a community sample of older adults. *Suicide and Life-Threatening Behavior, 41,* 635–649. http://doi.org/10.1111/j.1943-278X.2011.00060.x

Jendreyschak, J., Vocks, S., Juckel, G. & Illes, F. (in Vorb.). *Reasons for Living Questionnaire – Deutsche Version.*

Jobes, D. (2006). *Managing suicidal risk: a collaborative approach.* New York: Guilford Press.

Jobes, D., Eyman, J.R. & Yufit, R.I. (1995). How clinicians assess suicide risk in adolescents and adults. *Crisis Intervention, 2,* 1–12.

Jobes, D., Jacoby, A., Cimbolic, P. & Hustead, L. (1997). Assessment and treatment of suicidal clients in a university counseling center. *Journal of Counseling Psychology, 44,* 368–377. http://doi.org/10.1037/0022-0167.44.4.368

Jobes, D., Kahn-Greene, E., Greene, J.A. & Goeke-Morey, M. (2009). Clinical improvements of suicidal outpatients: Examining suicide status form responses as predictors and moderators. *Archives of Suicide Research, 13,* 147–159. http://doi.org/10.1080/13811110902835080

Johnson, J., Wood, A.M., Gooding, P., Taylor, P.J. & Tarrier, N. (2011). Resilience to suicidality: the buffering hypothesis. *Clinical Psychology Review, 31,* 563–591. http://doi.org/10.1016/j.cpr.2010.12.007

Joiner, T. (2005). *Why people die by suicide.* Cambridge, MA: Harvard University Press.

Joiner, T.E., Conwell, Y., Fitzpatrick, K., Witte, T., Schmidt, N., Berlim, M. et al. (2005). Four studies on how past and current suicidality relate even when „everything but the kitchen sink“ is covaried. *Journal of Abnormal Psychology, 114,* 291–303. http://doi.org/10.1037/0021-843X.114.2.291

Joiner, T.E., Pfaff, J.J. & Acres, J.G. (2002). A brief screening tool for suicidal symptoms in adolescents and young adults in general health settings: reliability and validity data from the Australian National General Practice Youth Suicide Prevention Project. *Behavior Research and Therapy, 40,* 471–481. http://doi.org/10.1016/S0005-7967(01)00017-1

Joiner, T.E. & Rudd, M.D. (1995). Negative attributional style for interpersonal events and the occurrence of severe interpersonal disruptions as predictors of self-reported suicidal ideation. *Suicide and Life-Threatening Behavior, 25,* 297–304.

Joiner, T.E. & Rudd, M.D. (1996). Disentangling the interrelations between hopelessness, loneliness, and suicidal ideation. *Suicide and Life-Threatening Behavior, 26,* 19–26.

Joiner, T.E. Jr., Rudd, M.D. & Rajab, M.H. (1997). The Modified Scale for Suicidal Ideation: Factors of suicidality and their relation to clinical and diagnostic variables. *Journal of Abnormal Psychology, 106,* 260–265. http://doi.org/10.1037/0021-843X.106.2.260

Joiner, T.E., Van Orden, K.A., Witte, T.K. & Rudd, M.D. (2009). *The interpersonal theory of suicide: Guidance for working with suicidal clients.* Washington, DC: American Psychological Association. http://doi.org/10.1037/11869-000

Jones, M. & Johnston, D. (2011). Understanding phenomena in the real world: the case for real time data collection in health services research. *Journal of Health Services Research & Policy, 16,* 172–176. http://doi.org/10.1258/jhsrp.2010.010016

Juhnke, G. (1996). The adapted-SAD PERSONS: a suicide assessment scale designed for use with children. *Elementary School Guidance & Counseling, 30,* 252–257.

Juurlink, D.N., Herrmann, N., Szalai, J.P., Kopp, A. & Redelmeier, D.A. (2004). Medical illness and the risk of suicide in the elderly. *Archives of Internal Medicine, 164,* 1179–1184. http://doi.org/10.1001/archinte.164.11.1179

Kellermann, A. L. & Reay, D. T. (1986). Protection or peril? An analysis of firearm-related deaths in the home. *New England Journal of Medicine, 327,* 1557–1560.

Kene-Allampalli, P., Hovey, J.D.H., Meyer, G.J. & Mihuara, J.L. (2010). Evaluation of the reliability of two clinician-judgment suicide risk assessment instruments. *Crisis, 31,* 76–85.

Kleiman, E.M., Law, K.C. & Anestis, M.D. (2014a). Do theories of suicide play well together? Integrating components of the hopelessness and interpersonal psychological theories of suicide. *Comprehensive Psychiatry, 55,* 431–438. http://doi.org/10.1016/j.comppsych.2013.10.015

Kleiman, E.M., Liu, R.T. & Riskind, J.H. (2014b). Integrating the interpersonal psychological theory of suicide into the depression/suicidal ideation relationship: a short-term prospective study. *Behavior Therapy, 45,* 212–221. http://doi.org/10.1016/j.beth.2013.10.007

Kliem, S. & Brähler, E. (2015a). *Beck Hopelessness Scale (Beck Hoffnungslosigkeitsskala) (BHS).* Frankfurt/Main: Pearson Assessment.

Kliem, S. & Brähler, E. (2015b). *Beck-Suizidgedanken-Skala (BSS).* Frankfurt/Main: Pearson Assessment.

Klonsky, E.D., May, A.M. & Glenn, C.R. (2013). The relationship between nonsuicidal self-injury and attempted suicide: converging evidence from four samples. *Journal of Abnormal Psychology, 122,* 231–237. http://doi.org/10.1037/a0030278

Kodaka, M., Postuvan, V., Inagaki, M. & Yamada, M. (2010). A systematic review of scales that measure attitudes toward suicide. *International Journal of Social Psychiatry, 57,* 338–361. http://doi.org/10.1177/0020764009357399

Korotitsch, W.J. & Nelson-Gray, R.O. (1999). An overview of self-monitoring research in assessment and treatment. *Psychological Assessment, 11,* 415–425. http://doi.org/10.1037/1040-3590.11.4.415

Kozel, B. (2014). *Professionelle Pflege bei Suizidalität.* Köln: Psychiatrie-Verlag.

Kozel, B., Grieser, M., Rieder, P., Seifritz, E. & Abderhalden, C. (2007). Nurses' Global Assessment of Suicide Risk-Skala (NGASR): Die Interrater-Reliabilität eines Instrumentes zur systematisierten pflegerischen Einschätzung der Suizidalität. *Zeitschrift für Pflegewissenschaft und psychische Gesundheit, 1,* 17–26.

Krampen, G. (1994). *Skalen zur Erfassung von Hoffnungslosigkeit (H-Skalen). Deutsche Bearbeitung und Weiterentwicklung der H-Skala von Aaron T. Beck.* Göttingen: Hogrefe.

Kriston, L. & Wolff, A. von (2011). Not as golden as standards should be: interpretation of the Hamilton Rating Scale for Depression. *Journal of Affective Disorders, 128,* 175–177. http://doi.org/10.1016/j.jad.2010.07.011

Kroenke, K., Spitzer, R.L. & Williams, J.B.W. (2003). The Patient Health Questionnaire-2: validity of a two-item depression screener. *Medical Care, 41,* 1284–1292. http://doi.org/10.1097/01.MLR.0000093487.78664.3C

Kröger, C., Holdstein, D., Lombe, A., Schweiger, S. & Kosfelder, J. (2007). Konstruktion eines störungsspezifischen Instruments zur Erfassung der Impulsivität der Borderline-Persönlichkeitsstörung. *Zeitschrift für Klinische Psychologie und Psychotherapie, 36,* 290–297. http://doi.org/10.1026/1616-3443.36.4.290

Kröger, C. & Kosfelder, J. (2011). *Skala zur Erfassung der Impulsivität und emotionalen Dysregulation der Borderline-Persönlichkeitsstörung.* Göttingen: Hogrefe.

Kröger, C., Theysohn, S., Hartung, D., Vonau, M., Lammers, C.-H. & Kosfelder, J. (2010). Die Skala zur Erfassung der Impulsivität der Borderline-Persönlichkeitsstörung (IS-27). *Diagnostica, 56,* 178–189. http://doi.org/10.1026/0012-1924/a000022

Kuntsche, E. & Labhart, F. (2013). Using personal cell phones for ecological momentary assessment. An overview of current developments. *European Psychologist, 18,* 3–11. http://doi.org/10.1027/1016-9040/a000127

Labelle, R., Bidaud-De Serres, A. & Leblanc, F.-O. (2013). Innovating to treat depression and prevent suicide: the IPhone @PSY ASSISTENCE application. In B. L. Mishara & A. J. F. M. Kerkhof (Eds.), *Suicide prevention and new technologies* (pp. 166–180). New York: Palgrave.

Larsson, B., Melin, L., Breitholtz, E. & Andersson, G. (1991). Short-term stability of depressive symptoms and suicide attempts in Swedish adolescents. *Acta Psychiatrica Scandinavica, 83,* 385–390. http://doi.org/10.1111/j.1600-0447.1991.tb05561.x

Latimer, S., Covic, T. & Tennant, A. (2012). Co-calibration of deliberate self harm (DSH) behaviours: towards a common measurement metric. *Psychiatry Research, 200,* 26–34. http://doi.org/10.1016/j.psychres.2012.05.019

Latimer, S., Meade, T. & Tennant, A. (2013). Measuring engagement in deliberate self-harm behaviours: psychometric evaluation of six scales. *BMC Psychiatry, 13,* 4. http://doi.org/10.1186/1471-244X-13-4

Lester, D. (1995). The concentration of neurotransmitter metabolites in the cerebrospinal fluid of suicidal individuals: a meta-analysis. *Pharmacopsychiatry, 28,* 45–50. http://doi.org/10.1055/s-2007-979587

Lester, D., McIntosh, J. & Rogers, J. R. (2005). Myths about suicide on the Suicide Opinion Questionnaire: an attempt to derive a scale. *Psychological Reports, 96,* 899–900. http://doi.org/10.2466/PR0.96.3.899-900

Lewinsohn, P. M., Rohde, P. & Seeley, J. R. (1993). Psychosocial characteristics of adolescents with a history of suicide attempt. *Journal of the American Academy of Child and Adolescent Psychiatry, 32,* 60–68. http://doi.org/10.1097/00004583-199301000-00009

Lindenmayer, J., Czobor, P., Alphs, L., Anand, R., Islam, Z. & Pestreich, L. (2001). The Intersept Scale for Suicidal Thinking (ISST): A new assessment instrument for suicidal patients with schizophrenia. *Schizophrenia Research, 49,* 5.

Lindenmayer, J. P., Czobor, P., Alphs, L., Nathan, A. M., Anand, R., Islam, Z. et al. (2003). The InterSePT scale for suicidal thinking reliability and validity. *Schizophrenia Research, 63,* 161–170. http://doi.org/10.1016/S0920-9964(02)00335-3

Linehan, M. (1996). *Dialektisch-Behaviorale Therapie der Borderline-Persönlichkeitsstörung*. München: CIP-Medien.

Linehan, M., Comtois, K. A., Brown, M. Z., Heard, H. L. & Wagner, A. (2006a). Suicide Attempt Self-injury Interview (SASII): development, reliability, and validity of a scale to assess suicide attempts and intentional self-injury. *Psychological Assessment, 18,* 303–312. http://doi.org/10.1037/1040-3590.18.3.303

Linehan, M., Comtois, K., Murray, A., Brown, M., Gallop, R., Heard, H. et al. (2006b). Two-year randomized controlled trial and follow-up of dialectical behavior therapy vs. therapy by experts for suicidal behaviors and borderline personality disorder. *Archives of General Psychiatry, 63,* 757–766. http://doi.org/10.1001/archpsyc.63.7.757

Linehan, M., Goodstein, J., Nielson, S. & Chiles, J. (1983). Reasons for staying alive when you are thinking of killing yourself: the Reasons for Living Inventory. *Journal of Counseling and Clinical Psychology, 51,* 276–286. http://doi.org/10.1037/0022-006X.51.2.276

Lohner, J., Pragst, F. & Konrad, N. (2008). German adaptation of the Lethality of Suicide Attempt Rating Scale-II. *Rechtsmedizin, 18,* 85–89. http://doi.org/10.1007/s00194-008-0511-1

Maine, S., Shute, R. & Martin, G. (2001). Educating parents about youth suicide. *Suicide and Life-Threatening Behavior, 31,* 320–322. http://doi.org/10.1521/suli.31.3.320.24248

Malone, K. M., Oquendo, M. A., Haas, G. L., Elis, S. P., Li, S. & Mann, J. J. (2000). Protective factors against suicidal acts in major depression: reasons for living. *American Journal of Psychiatry, 157,* 1084–1088. http://doi.org/10.1176/appi.ajp.157.7.1084

Mann, J.J. & Currier, D. (2011). Relationships of genes and early-life experience to the neurobiology of suicidal behavior. In R. O'Connor, S. Platt & J. Gordon (Eds.), *International handbook of suicide prevention: Research policy and practice* (pp. 133–150). Oxford: Wiley.

Mann, J.J., Currier, D., Stanley, B., Oquendo, M.A., Amsel, L.A. & Ellis, S.P. (2006). Can biological tests assist prediction of suicide in mood disorders? *International Journal of Neuropsychopharmakology, 9,* 465–474. http://doi.org/10.1017/S1461145705005687

Margraf, J. & Schneider, S. (in Vorb.). *Diagnostisches Interview für Psychische Störungen zu DSM 5 (DIPS).* Berlin: Springer.

Martin, J., Cloutier, P.F., Levesque, C., Bureau, J.F., Lafontaine, M.F. & Nixon, M.K. (2013). Psychometric properties of the functions and addictive features scales of the Ottawa Self-Injury Inventory: a preliminary investigation using a university sample. *Psychological Assessment, 25,* 1013–1018. http://doi.org/10.1037/a0032575

Marty, M.A., Segal, D.L., Coolidge, F.L. & Klebe, K.J. (2012). Analysis of the psychometric properties of the Interpersonal Needs Questionnaire (INQ) among community-dwelling older adults. *Journal of Clinical Psychology, 68,* 1008–1018. http://doi.org/10.1002/jclp.21877

Marzuk, P. (1994). Suicide and terminal illness. *Death Studies, 18,* 497–512. http://doi.org/10.1080/07481189408252695

Maust, D.T., Mavandadi, S., Eakin, A., Streim, J.E., Difillipo, S., Snedden, T. et al. (2011). Telephone-based behavioral health assessment for older adults starting a new psychiatric medication. *American Journal of Geriatric Psychiatry, 19,* 851–858. http://doi.org/10.1097/JGP.0b013e318202c1dc

McMillan, D., Gilbody, S., Beresford, E. & Neilly, L. (2007). Can we predict suicide and non-fatal self-harm with the Beck Hopelessness Scale? A meta-analysis. *Psychological Medicine, 37,* 769–778. http://doi.org/10.1017/S0033291706009664

Meltzer, H.Y., Alphs, L., Green, A.I., Altamura, A.C., Anand, R., Bertoldi, A. et al. (2003). Clozapine treatment for suicidality in schizophrenia – International Suicide Prevention Trial (InterSePT). *Archives of General Psychiatry, 60,* 82–91. http://doi.org/10.1001/archpsyc.60.1.82

Meneese, W.B. & Yutrzenka, B.A. (1990). Correlates of suicidal ideation among rural adolescents. *Suicide and Life-Threatening Behavior, 20,* 206–212.

Metalsky, G.I. & Joiner, T.E. (1997). The Hopelessness Depression Symptom Questionnaire. *Cognitive Therapy and Research, 21,* 359–384. http://doi.org/10.1023/A:1021882717784

Miller, I.W., Norman, W.H., Bishop, S.B. & Dow, M.G. (1986). The Modified Scale for Suicidal Ideation – reliability and validity. *Journal of Consulting and Clinical Psychology, 54,* 724–725. http://doi.org/10.1037/0022-006X.54.5.724

Miller, K.E., King, C.A., Shain, B.N. & Naylor, M.W. (1992). Suicidal adolescents perceptions of their family environment. *Suicide and Life-Threatening Behavior, 22,* 226–239.

Mishara, B.L. & Kerkhof, A.J.F.M. (2013). *Suicide prevention and new technologies. Evidence based practice.* New York: Palgrave. http://doi.org/10.1057/9781137351692

Mishara, B.L. & Weisstub, D.N. (2005). Ethical and legal issues in suicide research. *International Journal of Law and Psychiatry, 28,* 23–41. http://doi.org/10.1016/j.ijlp.2004.12.006

Mishara, B.L. & Weisstub, D.N. (2007). Ethical, legal, and practical issues in the control and regulation of suicide promotion and assistance over the Internet. *Suicide and Life-Threatening Behavior, 37,* 58–65. http://doi.org/10.1521/suli.2007.37.1.58

Mishara, B.L. & Weisstub, D.N. (2010). Resolving ethical dilemmas in suicide prevention: the case of telephone helpline rescue policies. *Suicide and Life-Threatening Behavior, 40,* 159–169. http://doi.org/10.1521/suli.2010.40.2.159

Mishara, B.L. & Weisstub, D.N. (2013). Challenges in the control and regulation of suicide promotion and assistence over the internet. In B.L. Mishara & A.J.F.M. Kerkhof (Eds.),

Suicide prevention and new technologies. Evidence based practice (pp. 63–75). New York: Palgrave.

Misson, H., Mathieu, F., Jollant, F., Yon, L., Guillaume, S., Parmentier, C. et al. (2010). Factor analyses of the Suicidal Intent Scale (SIS) and the Risk-Rescue Rating Scale (RRRS): toward the identification of homogeneous subgroups of suicidal behaviors. *Journal of Affective Disorders, 121,* 80–87. http://doi.org/10.1016/j.jad.2009.05.012

Montgomery, S.A. & Åsberg, M. (1979). A new depression scale designed to be sensitive to change. *British Journal of Psychiatry, 134,* 382–389. http://doi.org/10.1192/bjp.134.4.382

Moscicki, E.K. (2014). Suicidal behaviors among adults. In M. Nock (Ed.), *The Oxford handbook of suicide and self-injury* (pp. 82–112). Oxford: Oxford University Press.

Muehlenkamp, J.J., Gutierrez, P.M., Osman, A. & Barrios, F.X. (2005). Validation of the Positive and Negative Suicide Ideation (PANSI) inventory in a diverse sample of young adults. *Journal of Clinical Psychology, 61,* 431–445. http://doi.org/10.1002/jclp.20051

Muehlenkamp, J.J., Cowles, M.L. & Gutierrez, P.M. (2010). Validity of the Self-Harm Behavior Questionnaire with diverse adolescents. *Journal of Psychopathology and Behavioral Assessment, 32,* 236–245.

Mundt, J.C., Greist, J.H., Gelenberg, A.J., Katzelnick, D.J., Jefferson, J.W. & Model, J.G. (2010). Feasibility and validation of a computer-automated Columbia-Suicide Severity Rating Scale using interactive voice response technology. *Journal of Psychiatric Research, 44,* 1224–1228. http://doi.org/10.1016/j.jpsychires.2010.04.025

Myin-Germeys, I., Oorschot, M., Collip, D., Lataster, J., Delespaul, P. & van Os, J. (2009). Experience sampling research in psychopathology: opening the black box of daily life. *Psychologial Medicine, 39,* 1533–1547. http://doi.org/10.1017/S0033291708004947

Nasser, E.H. & Overholser, J.C. (1999). Assessing varying degrees of lethality in depressed adolescent suicide attempters. *Acta Psychiatrica Scandinavica, 99,* 423–431. http://doi.org/10.1111/j.1600-0447.1999.tb00988.x

Nazem, S., Siderowf, A.D., Duda, J.E., Brown, G.K., Ten, H.T., Stern, M.B. et al. (2008). Suicidal and death ideation in Parkinson's disease. *Movement Disorders, 23,* 1573–1579. http://doi.org/10.1002/mds.22130

Neufeld, E., O'Rourke, N. & Donnelly, M. (2010). Enhanced measurement sensitivity of hopeless ideation among older adults at risk of self-harm: reliability and validity of Likert-type responses to the Beck Hopelessness Scale. *Aging & Mental Health, 14,* 752–756. http://doi.org/10.1080/13607860903421052

Nock, M.K. & Banaji, M.R. (2007a). Assessment of self-injurious thoughts using a behavioral test. *American Journal Psychiatry, 164,* 820–823. http://doi.org/10.1176/appi.ajp.164.5.820

Nock, M.K. & Banaji, M.R. (2007b). Prediction of suicide ideation and attempts among adolescents using a brief performance-based test. *Journal of Consulting and Clinical Psychology, 75,* 707–715. http://doi.org/10.1037/0022-006X.75.5.707

Nock, M.K., Borges, G., Bromet, E., Cha, C., Kessler, R. & Lee, S. (2008). Suicide and suicidal behavior. *Epidemiologic Review, 30,* 133–154. http://doi.org/10.1093/epirev/mxn002

Nock, M.K., Borges, G. & Ono, Y. (2014). *Suicide. Global perspectives from the WHO World Mental Health Survey*. Cambridge: Cambridge University Press.

Nock, M.K., Holmberg, E.B., Photos, V.L. & Michel, B.D. (2007). Self-Injurious Thoughts and Behaviors Interview: Development, reliability, and validity in an adolescent sample. *Psychological Assessment, 19,* 309–317. http://doi.org/10.1037/1040-3590.19.3.309

Nock, M.K., Hwang, I., Sampson, N., Kessler, R., Angermeyer, M., Beautrais, A. et al. (2009). Cross-national analysis of the associations among mental disorders and suicidal behavior: findings from the WHO World Mental Health Surveys. *PLoS Medicine, 6,* e1000123.

Nock, M.K. & Kessler, R. (2006). Prevalence of and risk factors for suicide attempts versus suicide gestures: analysis of the National Comorbidity Survey. *Journal of Abnormal Psychology, 115,* 616–623. http://doi.org/10.1037/0021-843X.115.3.616

Nock, M.K., Park, J.M., Finn, C.T., Deliberto, T.L., Dour, H.J. & Banaji, M.R. (2010). Measuring the suicidal mind: implicit cognition predicts suicidal behavior. *Psychological Science, 21,* 511–517. http://doi.org/10.1177/0956797610364762

Norheim, A.B., Grimholt, T.K. & Ekeberg, O. (2013). Attitudes toward suicidal behaviour in outpatient clinics among mental health professionals in Oslo. *BMC Psychiatry, 13,* 90. http://doi.org/10.1186/1471-244X-13-90

O'Connor, R.C. (2011). Towards an integrated motivational-volitional model of suicide behavior. In R.C. O'Connor, S. Platt & J. Gordon (Eds.), *International handbook of suicide prevention: esearch policy and practice* (pp. 181–198). Oxford: Wiley.

O'Connor, R.C. & Nock, M.K. (2014). The psychology of suicidal behavior. *The Lancet Psychiatry, 1,* 73–85. http://doi.org/10.1016/S2215-0366(14)70222-6

O'Connor, R.C., Smyth, R., Ferguson, E., Ryan, C. & Williams, J.M.G. (2013). Psychological processes and repeat suicidal behavior: a four-year prospective study. *Journal of Consulting and Clinical Psychology, 81,* 1137–1143. http://doi.org/10.1037/a0033751

Ofek, H., Weizman, T. & Apter, A. (1998). The Child Suicide Potential Scale: Inter-rater reliability and validity in Israeli in-patient adolescents. *Israel Journal of Psychiatry and Related Sciences, 35,* 253–261.

Oldham, J., Clarkin, J., Applebaum, A., Carr, A., Kernberg, P., Lotterman, A. et al. (1985). A self report instrument for borderline personality organization. In T.H. McGlashan (Ed.), *The borderline: Current empirical research* (pp. 1–18). Washington, DC: American Psychiatric Press.

Osman, A., Bagge, C.L., Gutierrez, P.M., Konick, L.C., Kopper, B.A. & Barrios, F.X. (2001). The Suicidal Behaviors Questionnaire-Revised (SBQ-R): validation with clinical and nonclinical samples. *Assessment, 8,* 443–454. http://doi.org/10.1177/107319110100800409

Osman, A., Barrios, F.X., Gutierrez, P.M., Wrangham, J.J., Kopper, B.A.,Truelove, R.S. et al. (2002). The Positive and Negative Suicide Ideation (PANSI) inventory: psychometric evaluation with adolescent psychiatric inpatient samples. *Journal of Personality Assessment, 79,* 512–530. http://doi.org/10.1207/S15327752JPA7903_07

Osman, A., Downs, W.R., Kopper, B.A., Barrios, F.X., Baker, M.T. & Osman, J.R. (1998). The Reasons for Living Inventory for adolescents (RFL-A): development and psychometric properties. *Journal of Clinical Psychology, 54,* 1063–1078. http://doi.org/10.1002/(SICI)1097-4679(199812)54:8<1063::AID-JCLP6>3.3.CO;2-Q

Osman, A., Gifford, J., Jones, T., Lickiss, L., Osman, J. & Wenzel, R. (1993). Psychometric evaluation of the Reasons for Living Inventory. *Psychological Assessment, 5,* 154–158. http://doi.org/10.1037/1040-3590.5.2.154

Osman, A., Gregg, C.L., Osman, J.R. & Jones, K. (1992). Factor structure and reliability of the Reasons for Living Inventory. *Psychological Reports, 70,* 107–112. http://doi.org/10.2466/pr0.1992.70.1.107

Osman, A., Gutierrez, P.M., Jiandani, J., Kopper, B.A., Barrios, F.X., Linden, S.C. et al. (2003). A preliminary validation of the Positive and Negative Suicide Ideation (PANSI) inventory with normal adolescent samples. *Journal of Clinical Psychology, 59,* 493–512. http://doi.org/10.1002/jclp.10154

Osman, A., Gutierrez, P.M., Kopper, B.A., Barrios, F.X. & Chiros, C.E. (1998). The Positive and Negative Suicide Ideation Inventory: development and validation. *Psychological Reports, 82,* 783–793. http://doi.org/10.2466/pr0.1998.82.3.783

Osman, A., Gutierrez, P.M., Muehlenkamp, J.J., Dix-Richardson, F., Barrios, F.X. & Kopper, B.A. (2004). Suicide Resiliency Inventory-25: development and preliminary psychometric properties. *Psychological Reports, 94,* 1349–1360. http://doi.org/10.2466/PR0.94.3.1349-1360

Osman, A., Jones, K. & Osman, J.R. (1991). The Reasons for Living Inventory: psychometric properties. *Psychological Reports, 69,* 271–278. http://doi.org/10.2466/pr0.1991.69.1.271

Osman, A., Kopper, B.A., Linehan, M.M., Barrios, F.X., Gutierrez, P.M. & Bagge, C.L. (1999). Validation of the Adult Suicidal Ideation Questionnaire and the Reasons for Liv-

ing Inventory in an adult psychiatric inpatient sample. *Psychological Assessment, 11,* 115–123. http://doi.org/10.1037/1040-3590.11.2.115
Pallant, J.F. & Tennant, A. (2007). An introduction to the Rasch measurement model: an example using the Hospital Anxiety and Depression Scale (HADS). *British Journal of Clinical Psychology, 46,* 1–18. http://doi.org/10.1348/014466506X96931
Panagioti, M., Gooding, P., Taylor, P.J. & Tarrier, N. (2013). A model of suicidal behavior in posttraumatic stress disorder (PTSD): the mediating role of defeat and entrapment. *Psychiatry Research, 209,* 55–59. http://doi.org/10.1016/j.psychres.2013.02.018
Patsiokas, A.T. & Clum, G.A. (1985). Effects of psychotherapeutic strategies in the treatment of suicide attempters. *Psychotherapy, 22,* 281–290. http://doi.org/10.1037/h0085507
Patterson, W.M., Dohn, H.H., Bird, J. & Patterson, G.A. (1983). Evaluation of suicidal patients: the SAD PERSONS Scale. *Psychosomatics, 24,* 343–345. http://doi.org/10.1016/S0033-3182(83)73213-5
Patton, J.H., Stanfort, M.S. & Barrat, E.S. (1995). Factor structure of the Barrat Impulsiveness Scale. *Journal of Clinical Psychology, 51,* 768–774. http://doi.org/10.1002/1097-4679(199511)51:6<768::AID-JCLP2270510607>3.0.CO;2-1
Paykel, E.S., Myers, J.K., Lindenthal, J.J. & Tanner, J. (1974). Suicidal feelings in the general population: a prevalence study. *British Journal of Psychiatry, 124,* 460–469. http://doi.org/10.1192/bjp.124.5.460
Perczel Forintos, D., Rozsa, S., Pilling, J. & Kopp, M. (2013). Proposal for a short version of the Beck Hopelessness Scale based on a national representative survey in Hungary. *Community Mental Health Journal, 49,* 822–830. http://doi.org/10.1007/s10597-013-9619-1
Pettit, J.W., Garza, M.J., Grover, K.E., Schatte, D.J., Morgan, S.T., Harper, A. et al. (2009). Factor structure and psychometric properties of the Modified Scale for Suicidal Ideation among suicidal youth. *Depression and Anxiety, 26,* 769–774. http://doi.org/10.1002/da.20575
Pfeffer, C.R., Conte, H.R., Plutchik, R. & Jerrett, I. (1979). Suicidal-behavior in latency-age children – empirical-study. *Journal of the American Academy of Child and Adolescent Psychiatry, 18,* 679–692. http://doi.org/10.1016/S0002-7138(09)62215-9
Pfeffer, C.R., Jiang, H. & Kakuma, T. (2000). Child-Adolescent Suicidal Potential Index (CASPI): a screen for risk for early onset suicidal behavior. *Psychological Assessment, 12,* 304–318. http://doi.org/10.1037/1040-3590.12.3.304
Pfeffer, C.R., Klerman, G.L., Hurt, S.W., Kakuma, T., Peskin, J.R. & Siefker, C.A. (1993). Suicidal children grow up – rates and psychosocial risk-factors for suicide attempts during follow-up. *Journal of the American Academy of Child and Adolescent Psychiatry, 32,* 106–113. http://doi.org/10.1097/00004583-199301000-00016
Pfeffer, C.R., Zuckerman, S., Plutchik, R. & Mizruchi, M.S. (1984). Suicidal-behavior in normal school-children – a comparison with child psychiatric-inpatients. *Journal of the American Academy of Child and Adolescent Psychiatry, 23,* 416–423. http://doi.org/10.1016/S0002-7138(09)60319-8
Pinto, A., Whisman, M.A. & McCoy, K.J.M. (1997). Suicidal ideation in adolescents: psychometric properties of the suicidal ideation questionnaire in a clinical sample. *Psychological Assessment, 9,* 63–66. http://doi.org/10.1037/1040-3590.9.1.63
Plener, P.L., Straub, J., Kapusta, N.D., Fegert, J.M. & Spröber, N. (2012). Assessment of suicidal ideation in adolescents: comparison of two instruments. *Praxis der Kinderpsychologie und Kinderpsychiatrie, 61,* 4–15.
Pöldinger, W. (1968). *Zur Abschätzung der Suizidalität.* Bern: Huber.
Posner, K., Brodsky, B., Yershova, K., Buchanan, J. & Mann, J. (2014). The classification of suicidal behavior. In M. Nock (Ed.), *The Oxford handbook of suicide and self-injury* (pp. 7–22). Oxford: Oxford University Press.
Posner, K., Brown, G.K., Stanley, B., Brent, D.A., Yershova, K.V., Oquendo, M.A. et al. (2011). The Columbia-Suicide Severity Rating Scale: initial validity and internal consistency findings from three multisite studies with adolescents and adults. *The Ameri-*

can Journal of Psychiatry, 168, 1266–1267. http://doi.org/10.1176/appi.ajp.2011.1011 1704

Posner, K., Oquendo, M.A., Gould, M., Stanley, B. & Davies, M. (2007). Columbia Classification Algorithm of Suicide Assessment (C-CASA): classification of suicidal events in the FDA's pediatric suicidal risk analysis of antidepressants. *American Journal of Psychiatry, 164,* 1035–1043. http://doi.org/10.1176/ajp.2007.164.7.1035

Potter, L.B., Kresnow, M.J., Powell, K.E., O'Carroll, P.W., Lee, R.K., Frankowski, R.F. et al. (1998). Identification of nearly fatal suicide attempts: self-inflicted injury severity form. *Suicide and Life-Threatening Behavior, 28,* 174–186.

Pouliot, L. & DeLeo, D. (2006). Critical issues in psychological autopsy studies. *Suicide and Life-Threatening Behavior, 36,* 491–510. http://doi.org/10.1521/suli.2006.36.5.491

Preti, A., Sheehan, D.V., Coric, V., Distinto, M., Pitanti, M., Vacca, I. et al. (2013). Sheehan Suicidality Tracking Scale (S-STS): reliability, convergent and discriminative validity in young Italian adults. *Comprehensive Psychiatry, 54,* 842–849. http://doi.org/10.1016/j.comppsych.2013.03.012

Preuss, U.W., Rujescu, D., Giegling, I., Watzke, S., Koller, G., Zetzsche, T. et al. (2008). Psychometrische Evaluation der deutschsprachigen Version der Barratt-Impulsiveness-Skala. *Nervenarzt, 79,* 305–319. http://doi.org/10.1007/s00115-007-2360-7

Price, R.B., Nock, M.K., Charney, D.S. & Mathew, S.J. (2009). Effects of intravenous ketamine on explicit and implicit measures of suicidality in treatment-resistant depression. *Biological Psychiatry, 66,* 522–526. http://doi.org/10.1016/j.biopsych.2009.04.029

Qin, P. & Mortensen, P. (2003). The impact of parental status on the risk of completed suicide. *Archives of General Psychiatry, 60,* 797. http://doi.org/10.1001/archpsyc.60.8.797

Qin, P. & Nordentoft, M. (2005). Suicide risk in relation to psychiatric hospitalization: evidence based on longitudinal registers. *Archives of General Psychiatry, 62,* 427–432. http://doi.org/10.1001/archpsyc.62.4.427

Randall, J.R., Rowe, B.H., Dong, K.A., Nock, M.K. & Colman, I. (2013). Assessment of self-harm risk using implicit thoughts. *Psychological Assessment, 25,* 714–721. http://doi.org/10.1037/a0032391

Range, L.M. (2005). The family of instruments that assess suicide risk. *Journal of Psychopathology and Behavioral Assessment, 27,* 133–140. http://doi.org/10.1007/s10862-005-5387-8

Range, L.M. & Knott, E.C. (1997). Twenty suicide assessment instruments: evaluation and recommendations. *Death Studies, 21,* 25–58. http://doi.org/10.1080/074811897202128

Rasmussen, S.A., Fraser, L., Gotz, M., MacHale, S., Mackie, R., Masterton, G. et al. (2010). Elaborating the cry of pain model of suicidality: testing a psychological model in a sample of first-time and repeat self-harm patients. *British Journal of Clinical Psychology, 49,* 15–30. http://doi.org/10.1348/014466509X415735

Rehkopf, D.E. & Buka, S.L. (2005). The association between suicide and the socio-economic characteristics of geographical areas: a systematic review. *Psychological Medicine, 36,* 145–157. http://doi.org/10.1017/S003329170500588X

Renberg, E.S., Hjelmeland, H. & Koposov, R. (2008). Building models for the relationship between attitudes toward suicide and suicidal behavior: based on data from general population surveys in Sweden, Norway, and Russia. *Suicide and Life-Threatening Behavior, 38,* 661–675.

Renberg, E.S. & Jacobsson, L. (2003). Development of a Questionnaire on Attitudes Towards Suicide (ATTS) and its application in a Swedish population. *Suicide and Life-Threatening Behavior, 33,* 52–64. http://doi.org/10.1521/suli.33.1.52.22784

Reynolds, W.M. (1988). *Suicidal Ideation Questionnaire – professional manual.* Odessa, FL: Psychological Assessment Resources.

Reynolds, W.M. (1991). *Adult Suicidal Ideation Questionnaire (ASIQ) – professional Manual.* Odessa, FL: Psychological Assessment Resources.

Reynolds, W.M. & Mazza, J.J. (1999). Assessment of suicidal ideation in inner-city children and young adolescents: Reliability and validity of the suicidal ideation questionnaire-JR. *School Psychology Review, 28,* 17–30.
Ribeiro, J.D., Bender, T., Selby, E., Hames, J. & Joiner, T. (2011). Development and validation of a brief self-report measure of agitation: the Brief Agitation Measure. *Journal of Personality Assessment, 93,* 597–604. http://doi.org/10.1080/00223891.2011.608758
Ribeiro, J.D., Braithwaite, S.R., Pfaff, J.J. & Joiner, T.E. (2012a). Examining a brief suicide screening tool in older adults engaging in risky alcohol use. *Suicide and Life-Threatening Behavior, 42,* 405–415. http://doi.org/10.1111/j.1943-278X.2012.00099.x
Ribeiro, J.D., Pease, J.L., Gutierrez, P.M., Silva, C., Bernert, R.A., Rudd, M.D. et al. (2012b). Sleep problems outperform depression and hopelessness as cross-sectional and longitudinal predictors of suicide ideation in young adults in the military. *Journal of Affective Disorders, 136,* 743–750. http://doi.org/10.1016/j.jad.2011.09.049
Ribeiro, J.D., Witte, T.K., Van Orden, K.A., Selby, E.A., Gordon, K.H., Bender, T.W. et al. (2014). Fearlessness about death: the psychometric properties and construct validity of the revision to the Acquired Capability for Suicide Scale. *Psychological Assessment, 26,* 115–126. http://doi.org/10.1037/a0034858
Rogers, J.R. & Alexander, R.A. (1989). Crisis Line Suicide Risk Scale. In D. Lester (Ed.), *Suicide '89: Proceedings of the 23rd annual meeting of the American Association of Suicidology* (pp. 167–169). Denver, CO: American Association of Suicidology.
Rogers, J.R. & Alexander, R.A. (1994). Development and psychometric analysis of the Suicide Assessment Checklist. *Journal of Mental Health Counseling, 16,* 352–358.
Rogers, J.R. & DeShon, R.P. (1992). A reliability investigation of the eight clinical scales of the Suicide Opinion Questionnaire. *Suicide and Life-Threatening Behavior, 22,* 428–441.
Rogers, J.R. & DeShon, R.P. (1995). Cross-validation of the five-factor interpretive model of the Suicide Opinion Questionnaire. *Suicide and Life-Threatening Behavior, 25,* 305–309.
Rogers, J.R., Lewis, M.M. & Subich, L.M. (2002). Validity of the Suicide Assessment Checklist in an emergency crisis center. *Journal of Counselling and Development, 80,* 493–502. http://doi.org/10.1002/j.1556-6678.2002.tb00216.x
Rogers, J.R. & Oney, K.M. (2005). Clinical use of suicide assessment scales: Enhancing reliability and validity through the therapeutic relationship. In R.I. Yufit & D. Lester (Eds.), *Assessment, treatment, and prevention of suicidal behavior* (pp. 7–27). Hoboken, NJ: Wiley.
Rohde, P., Seeley, J.R. & Mace, D.E. (1997). Correlates of suicidal behavior in a juvenile detention population. *Suicide and Life-Threatening Behavior, 27,* 164–175.
Rosenfeld, B., Gibson, C., Kramer, M. & Breitbart, W. (2004). Hopelessness and terminal illness: the construct of hopelessness in patients with advanced AIDS. *Palliative & Supportive Care, 2,* 43–53.
Rucci, P., Frank, E., Scocco, P., Calugi, S., Miniati, M., Fagiolini, A. et al. (2011). Treatment-emergent suicidal ideation during 4 months of acute management of unipolar major depression with SSRI pharmacotherapy or interpersonal psychotherapy in a randomized clinical trial. *Depression & Anxiety, 28,* 303–309. http://doi.org/10.1002/da.20758
Rudd, M.D. (2006). Fluid vulnerability theory: a cognitive approach of understanding the process of acute and chronic suicide risk. In T.E. Ellis (Ed.), *Cognition and Suicide: Theory, Research and Therapy* (pp. 355–368). Washington, DC: American Psychological Association.
Rudd, M.D., Berman, A.L., Joiner, T.E., Nock, M.K., Silverman, M.M., Mandrusiak, M. et al. (2006). Warning signs for suicide: theory, research, and clinical applications. *Suicide and Life-Threatening Behavior, 36,* 255–262. http://doi.org/10.1521/suli.2006.36.3.255
Rudd, M.D., Joiner, T.E. & Rajab, M.H. (2000). *Treating suicidal behavior: an effective time-limited approach.* New York: Guilford.

Rudd, M. D. & Rajab, M. H. (1995). Use of the Modified Scale for Suicidal Ideation with suicide ideators and attempters. *Journal of Clinical Psychology, 51,* 632–635. http://doi.org/10.1002/1097-4679(199509)51:5<632::AID-JCLP2270510508>3.0.CO;2-N

Rush, A. J., Gullion, C. M., Basco, M. R., Jarrett, R. B. & Trivedi, M. H. (1996). The Inventory of Depressive Symptomatology (IDS): psychometric properties. *Psychological Medicine, 26,* 477–486. http://doi.org/10.1017/S0033291700035558

Rutter, P. A., Freedenthal, S. & Osman, A. (2008). Assessing protection from suicidal risk: psychometric properties of the Suicide Resiliency Inventory. *Death Studies, 32,* 142–153. http://doi.org/10.1080/07481180701801295

Saß, H., Wittchen, H. U., Zaudig, M. & Houben, I. (Hrsg.). (2003). *Diagnostisches und Statistisches Manual Psychischer Störungen – Textrevision – DSM-IV-TR*. Göttingen: Hogrefe.

Saunders, K., Brand, F., Lascelles, K. & Hawton, K. (2014). The sad truth about the SADPERSONS scale: an evaluation of its clinical utility in self-harm patients. *Journal of Emergency Medicine, 31,* 796–798. http://doi.org/10.1136/emermed-2013-202781

Scott, K. M., Chiu, W. T., Hwang, I., Borges, G., Florescu, S., Levinsohn, D. et al. (2014). Chronic physical conditions and the onset of suicidal behavior. In M. K. Nock, G. Borges & Y. Ono (Eds.), *Suicide. Global perspectives from the WHO World Mental Health Survey* (pp. 164–178). Cambridge: Cambridge University Press.

Segal, D. L., Mincic, M. S., Coolidge, F. L. & O'Riley, A. (2004). Attitudes toward suicide and suicidal risk among younger and older persons. *Death Studies, 28,* 671–678. http://doi.org/10.1080/07481180490476524

Seguin, M., Lynch, J., Labelle, R. & Gagnon, A. (2004). Personal and family risk factors for adolescent suicidal ideation and attempts. *Archives of Suicide Research, 8,* 227–238. http://doi.org/10.1080/13811110490444379

Selby, E., Joiner, T. E. & Ribeiro, J. (2014). Comprehensive theories of suicidal behaviors. In M. Nock (Ed.), *The Oxford handbook of suicide and self-injury* (pp. 286–307). Oxford: Oxford University Press.

Sharpe, J. P. & Gilbert, D. G. (1998). Effects of repeated administration of the Beck Depression Inventory and other measures of negative mood states. *Personality and Individual Differences, 24,* 457–463. http://doi.org/10.1016/S0191-8869(97)00193-1

Sheehan, D. V., Giddens, J. M. & Sheehan, I. V. (2014). Status update on the Sheehan-Suicidality Tracking Scale (S-STS). *Innovations in Clinical Neuroscience, 11* (9–10), 93–140.

Sheehan, D. V., Janavs, J., Baker, R., Harnett-Sheehan, K., Knapp, E., Sheehan, M. et al. (1998). MINI – Mini International Neuropsychiatric Interview – English Version 5.0.0 – DSM-IV. *Journal of Clinical Psychiatry, 59,* 34–57.

Sherman, R. M., D'Orio, B., Rhodes, M. N., Johnson, S. G. & Kaslow, N. J. (2014). Racial/ethnic, spiritual/religious and sexual orientation influences on suicidal behaviors. In M. Nock (Ed.), *The Oxford handbook of suicide and self-injury* (pp. 286–307). Oxford: Oxford University Press.

Shin, H. Y., Shin, Y. S., Ju, J. H., Jang, H. S., Hong, J. Y., Jeon, H. J. & Yu, B. H. (2012). A study on reliability and validity of the Nurses' Global Assessment of Suicide Risk (NGASR) for psychiatric inpatients. *Journal of Korean Academy of Psychiatric and Mental Health Nursing, 1,* 21–29. http://doi.org/10.12934/jkpmhn.2012.21.1.21

Shneidman, E. S. (1981). The psychological autopsy. *Suicide and Life-Threatening Behavior, 11,* 325–340.

Shneidman, E. S. (1985). *The definition of suicide*. New York: Wiley.

Silverman, M., Berman, A., Sanddal, N., O'Carroll, P. & Joiner, T. (2007). Rebuilding the Tower of Babel: a revised nomenclature for the study of suicide and suicidal behavior: Part 2: suicide-related ideations, communications, and behaviors. *Suicide and Life-Threatening Behavior, 37,* 264–277. http://doi.org/10.1521/suli.2007.37.3.264

Simon, O. R., Swann, A. C., Powell, K. E., Potter, L. B., Kresnow, M. J. & O'Carroll, P. W. (2001). Characteristics of impulsive suicide attempts and attempters. *Suicide and Life-Threatening Behavior, 32,* 49–59. http://doi.org/10.1521/suli.32.1.5.49.24212

Simon, R.L. (2006). Imminent suicide: the illusion of short-term prediction. *Suicide and Life-Threatening Behavior, 36,* 296–301. http://doi.org/10.1521/suli.2006.36.3.296
Skoog, I., Aevarsson, O., Beskow, J., Larsson, L., Palsson, S., Waern, M. et al. (1996). Suicidal feelings in a population sample of nondemented 85-year-olds. *American Journal of Psychiatry, 153,* 1015–1020. http://doi.org/10.1176/ajp.153.8.1015
Slade, K., Edelmann, R., Worrall, M. & Bray, D. (2012). Applying the cry of pain model as a predictor of deliberate self-harm in an early-stage adult male prison population. *Legal and Criminological Psychology, 19,* 131–146. http://doi.org/10.1111/j.2044-8333.2012.02065.x
Slee, N., Garnefski, N., van der Leeden, R., Arensman, E. & Spinhoven, P. (2008a). Cognitive-behavioural intervention for self-harm: randomised controlled trial. *British Journal of Psychiatry, 192,* 202–211. http://doi.org/10.1192/bjp.bp.107.037564
Slee, N., Spinhoven, P., Garnefski, N. & Arensman, E. (2008b). Emotion regulation as mediator of treatment outcome in therapy for deliberate self-harm. *Clinical Psychology & Psychotherapy, 15,* 205–216. http://doi.org/10.1002/cpp.577
Smith, K., Conroy, R.W. & Ehler, B.D. (1984). Lethality of Suicide Attempt Rating-Scale. *Suicide and Life-Threatening Behavior, 14,* 215–242.
Smith, P.N., Wolford-Clevenger, C., Mandracchia, J.T. & Jahn, D.R. (2013). An exploratory factor analysis of the Acquired Capability for Suicide Scale in male prison inmates. *Psychological Services, 10,* 97–105. http://doi.org/10.1037/a0030817
Spangenberg, L., Forkmann, T. & Glaesmer, H. (in press). Investigating dynamics and predictors of suicidal behaviors using ambulatory assessment. *Neuropsychiatrie.*
Spangenberg, L., Forkmann, T. & Glaesmer, H. (2014b). „Mit Computern kenne ich mich eigentlich nicht aus ...“ – Benutzerfreundlichkeit und Akzeptanz tabletbasierter Depressionsdiagnostik im Vergleich mit Papier-Bleistift-Erhebungen in einer Stichprobe ab 60-jähriger Hausarztpatienten. *Nervenheilkunde, 33* (9), 631–637.
Spangenberg, L., Glaesmer, H., Scherer, A., Gecht, J., Barke, A., Mainz, V. et al. (2014a). *Furchlosigkeit vor dem Tod: Die deutsche Version der revidierten Acquired Capability for Suicide Scale (ACSS-FAD).* doi: 10.6099/1000148, Zugriff am 10.02.2015. Verfügbar unter www.psychometrikon.de
Spirito, A., Brown, L., Overholser, J.C., Fritz, G. & Bond, A. (2007). Use of risk-rescue rating scale with adolescent suicide attempters: a cautionary note. *Death Studies, 15,* 269–280. http://doi.org/10.1080/07481189108252430
Statistisches Bundesamt (2014). *Todesursachenstatistik.* Zugriff am 10.02.2015. Verfügbar unter https://www.destatis.de/DE/Startseite.html
Steer, R.A., Beck, A.T., Garrison, B. & Lester, D. (1988). Eventual suicide in interrupted and uninterrupted attempters: a challenge for the cry-for-help hypothesis. *Suicide and Life-Threatening Behavior, 18,* 119–128.
Steer, R.A., Rissmiller, D.J., Ranieri, W.F. & Beck, A.T. (1993). Dimensions of suicidal ideation in psychiatric-inpatients. *Behaviour Research and Therapy, 31,* 229–236. http://doi.org/10.1016/0005-7967(93)90090-H
Stefansson, J., Nordstrom, P. & Jokinen, J. (2012). Suicide Intent Scale in the prediction of suicide. *Journal of Affective Disorders, 136,* 167–171. http://doi.org/10.1016/j.jad.2010.11.016
Steffens, M.C. (2004). Is the implicit association test immune to faking? *Experimental Psychology, 51,* 165–179. http://doi.org/10.1027/1618-3169.51.3.165
Stiensmeier-Pelster, J., Braune-Krickau, M., Schürmann, M. & Duda, K. (2014). *Depressionsinventar für Kinder und Jugendliche (DIKJ)* (3. Aufl.). Göttingen: Hogrefe.
Strohsal, K., Chiles, J.A. & Linehan, M. (1992). Prediction of suicide intent in hospitalized parasuicides: Reasons for living, hopelessness, and depression. *Comprehensive Psychiatry, 33,* 366–373. http://doi.org/10.1016/0010-440X(92)90057-W
Tarrier, N., Gooding, P., Pratt, D., Kelly, J., Awenat, Y. & Maxwell, J. (2013). *Cognitive-behavioural prevention of suicide in psychosis.* London: Routledge.
Taylor, P.J., Gooding, P., Wood, A.M., Johnson, J., Pratt, D. & Tarrier, N. (2010). Defeat and entrapment in schizophrenia: The relationship with suicidal ideation and positive

psychotic symptoms. *Psychiatry Research, 178,* 244–248. http://doi.org/10.1016/j.psychres.2009.10.015

Taylor, P.J., Gooding, P., Wood, A.M., Johnson, J. & Tarrier, N. (2009). Are defeat and entrapment best defined as a single construct? *Personality and Individual Differences, 47,* 795–797. http://doi.org/10.1016/j.paid.2009.06.011

Taylor, P.J., Gooding, P., Wood, A.M., Johnson, J. & Tarrier, N. (2011b). Prospective predictors of suicidality: defeat and entrapment lead to changes in suicidal ideation over time. *Suicide and Life-Threatening Behavior, 41,* 297–306. http://doi.org/10.1111/j.1943-278X.2011.00029.x

Taylor, P.J., Gooding, P., Wood, A.M. & Tarrier, N. (2011a). The role of defeat and entrapment in depression, anxiety, and suicide. *Psychological Bulletin, 137,* 391–420. http://doi.org/10.1037/a0022935

Teismann, T. & Dorrmann, W. (2014). *Suizidalität.* Göttingen: Hogrefe.

Teismann, T., Forkmann, T., Wachtel, S., Edel, M.A., Nyhuis, P. & Glaesmer, H. (2015). The German version of the Painful and Provocative Events Scale: a psychometric investigation. *Psychiatry Research, 226,* 264–272.

Trachsel, M., Krieger, T., Gilbert, P. & Grosse-Holtforth, M. (2010). Testing a German adaption of the entrapment scale and assessing the relation to depression. *Depression Research and Treatment, 2010,* 1–9. http://doi.org/10.1155/2010/501782

Trull, T.J. & Ebner-Priemer, U.W. (2009). Using experience sampling methods/ecological momentary assessment (ESM/EMA) in clinical assessment and clinical research: introduction to the special section. *Psychological Assessment, 21,* 457–462. http://doi.org/10.1037/a0017653

van der Linden, W.J. & Pashley, P.J. (2000). Item selection and ability estimation in adaptive testing. In W.J. van der Linden & C.A.W. Glas (Eds.), *Computerized adaptive testing: theory and practice* (pp. 1–26). Dordrecht: Kluwer.

Vanhove, R., Van Broeckhoven, M., de Jaegere, E. & Beks, P. (2014). App OnTrackAgain. In A. Värnik, M. Sisask & P. Värnik (Eds.), *15th European Symposium on Suicide and Suicidal Behavior. Abstract Book* (pp. 327). Tallinn: Enstonian-Swedish Mental Health and Suicidology Institute (ERSI).

Van Orden, K.A., Cukrowicz, K.C., Witte, T.K. & Joiner, T.E. (2012). Thwarted belongingness and perceived burdensomeness: construct validity and psychometric properties of the Interpersonal Needs Questionnaire. *Psychological Assessment, 24,* 197–215. http://doi.org/10.1037/a0025358

Van Orden, K.A., O'Riley, A.A., Simning, A., Podgorski, C., Richardson, T.M. & Conwell, Y. (2014). Passive suicide ideation: An indicator of risk among older adults seeking aging services? *Gerontologist* [Epub ahead of print]. doi: 10.1093/geront/gnu026

Van Orden, K.A., Simning, A., Conwell, Y., Skoog, I. & Waern, M. (2013). Characteristics and comorbid symptoms of older adults reporting death ideation. *American Journal of Geriatric Psychiatry, 21,* 803–810. http://doi.org/10.1016/j.jagp.2013.01.015

Van Orden, K.A., Stone, D.M., Rowe, J., McIntosh, W.L., Podgorski, C. & Conwell, Y. (2013). The senior connection: design and rationale of a randomised trial of peer companionship to reduce suicide risk in late life. *Contemporary Clinical Trials, 35,* 117–126. http://doi.org/10.1016/j.cct.2013.03.003

Van Orden, K.A., Witte, T.K., Cukrowicz, K.C., Braithwaite, S.R., Selby, E.A. & Joiner, T.E. (2010). The interpersonal theory of suicide. *Psychological Review, 117,* 575–600. http://doi.org/10.1037/a0018697

Van Orden, K.A., Witte, T.K., Gordon, K.H., Bender, T.W. & Joiner, T.E. (2008). Suicidal desire and the capability for suicide: tests of the interpersonal-psychological theory of suicidal behavior among adults. *Journal of Consulting and Clinical Psychology, 76,* 72–83. http://doi.org/10.1037/0022-006X.76.1.72

van Veen, M., van Weeghel, I., Koekkoek, B. & Braam, A.W. (2014). Structured assessment of suicide risk in a psychiatric emergency service: Psychometric evaluation of the Nurses'

Global Assessment of Suicide Risk scale (NGASR). *International Journal of Social Psychiatry* [Epub ahead of print]. doi: 10.1177/0020764014543311
Wachtel, S., Siegmann, P., Ocklenburg, C., Hebermehl, L. & Teismann, T. (in press). Acquired capability for suicide, pain tolerance and fearlessness of pain – validation of the „Pain Tolerance“-Scale of the German Capability for Suicide Questionnaire. *Suicide and Life-Threatening Behavior.*
Wachtel, S. & Teismann, T. (2013). Die Interpersonale Theorie suizidalen Verhaltens: eine systematische Übersichtsarbeit. *Zeitschrift für Klinische Psychologie und Psychotherapie, 42,* 96–106. http://doi.org/10.1026/1616-3443/a000193
Wachtel, S. & Teismann, T. (2015). *German Capability for Suicide Questionnaire (GCSQ).* Verfügbar unter www.psychometrikon.de
Wachtel, S., Vocks, S., Edel, M.A., Nyhuis, P., Willutzki, U. & Teismann, T. (2014). Validation and psychometric properties of the German Capability for Suicide Questionnaire. *Comprehensive Psychiatry, 55,* 1292–1302. http://doi.org/10.1016/j.comppsych.2014.03.008
Wagner, B., Klinitzke, G., Braehler, E. & Kersting, A. (2013). Extreme obesity is associated with suicidal behavior and suicide attempts in adults: results of a population-based representative sample. *Depression and Anxiety, 30,* 975–981.
Weisman, A.D. & Worden, J.W. (1972). Risk-Rescue Rating in Suicide Assessment. *Archives of General Psychiatry, 26,* 553–560. http://doi.org/10.1001/archpsyc.1972.01750240065010
Weitz, E., Hollon, S.D., Kerkhof, A. & Cuijpers, P. (2014). Do depression treatments reduce suicidal ideation? The effects of CBT, IPT, pharmacotherapy, and placebo on suicidality. *Journal of Affective Disorders, 167,* 98–103. http://doi.org/10.1016/j.jad.2014.05.036
Wenzel, A. & Beck, A. (2008). A cognitive model of suicidal behavior: theory and treatment. *Applied and Preventive Psychology, 12,* 189–201. http://doi.org/10.1016/j.appsy.2008.05.001
Wenzel, A., Berchick, E.R., Tenhave, T., Halberstadt, S., Brown, G.K. & Beck, A.T. (2011). Predictors of suicide relative to other deaths in patients with suicide attempts and suicide ideation: a 30-year prospective study. *Journal of Affective Disorders, 132,* 375–382. http://doi.org/10.1016/j.jad.2011.03.006
Wenzel, A., Brown, G. & Beck, A. (2009). *Cognitive therapy for suicidal patients: scientific and clinical applications.* Washington, DC: American Psychological Association. http://doi.org/10.1037/11862-000
Wenzel, A. & Spokas, M. (2014). Cognitive and information processing approaches to understanding suicidal behaviors. In M. Nock (Ed.), *The Oxford handbook of suicide and self-injury* (pp. 235–254). Oxford: Oxford University Press.
Westefeld, J.S., Cardin, D. & Deaton, W.L. (1992). Development of the College Student Reasons for Living Inventory. *Suicide and Life-Threatening Behavior, 22,* 442–452.
Wichers, M., Simons, C., Kramer, I., Hartmann, J., Lothmann, C., Myin-Germeys, I. et al. (2011). Momentary assessment technology as a tool to help patients with depression help themselves. *Acta Psychiatrica Scandinavica, 124,* 262–272. http://doi.org/10.1111/j.1600-0447.2011.01749.x
Wild, D., Grove, A., Martin, M., Eremenco, S., McElroy, S., Verjee-Lorenz, A. et al. (2005). Principles of good practice for the translation and cultural adaptation process for patient-reported outcomes (PRO) measures: report of the ISPOR task force for translation and cultural adaptation. *Value in Health, 8,* 94–104. http://doi.org/10.1111/j.1524-4733.2005.04054.x
Williams, J.B. (1988). A structured interview guide for the Hamilton Depression Rating Scale. *Archives of General Psychiatry, 45,* 742–747. http://doi.org/10.1001/archpsyc.1988.01800320058007
Williams, J.M.G. (2001). *Suicide and attempted suicide.* London: Penguin Books.

Williams, J. M. G., Barnhofer, T., Crane, C. & Beck, A. T. (2005). Problem solving deteriorates following mood challenge in formerly depressed patients with a history of suicidal ideation. *Journal of Abnormal Psychology, 114,* 421–431. http://doi.org/10.1037/0021-843X.114.3.421

Winters, N. C., Myers, K. & Proud, L. (2002). Ten-year review of rating scales. III: scales assessing suicidality, cognitive style, and self-esteem. *Journal of the American Academy of Child and Adolescent Psychiatry, 41,* 1150–1181. http://doi.org/10.1097/00004583-200210000-00006

Witte, T. K., Fitzpatrick, K. K., Joiner, T. E. & Schmidt, N. B. (2005). Variability in suicidal ideation: A better predictor of suicide attempts than intensity or duration of ideation? *Journal of Affective Disorders, 88,* 131–136. http://doi.org/10.1016/j.jad.2005.05.019

Wolfersdorf, M., Klinkisch, M., Franke, C., Keller, F., Wurst, F. M. & Dobmeier, M. (2003). Patientensuizid – Ein Kontrollgruppenvergleich Suizidenten versus nach Behandlungszeitraum parallelisierte Patienten eines psychiatrischen Fachkrankenhauses. *Psychiatrische Praxis, 30,* 14–20. http://doi.org/10.1055/s-2003-36628

World Health Organization (WHO). (2014). *Preventing suicide. A global imperative*. Genf: WHO Press.

Yaseen, Z. S., Gilmer, E., Modi, J., Cohen, L. J. & Galynker, I. I. (2012). Emergency room validation of the revised Suicide Trigger Scale (STS-3): a measure of a hypothesized suicide trigger state. *PLoS One, 7,* e45157. http://doi.org/10.1371/annotation/dde14551-be58-4b7d-85e4-164563707b62

Yaseen, Z. S., Katz, C., Johnson, M. S., Eisenberg, D., Cohen, L. J. & Galynker, I. I. (2010). Construct development: The Suicide Trigger Scale (STS-2), a measure of a hypothesized suicide trigger state. *BMC Psychiatry, 10,* 110. http://doi.org/10.1186/1471-244X-10-110

Yaseen, Z. S., Kopeykina, I., Gutkovich, Z., Bassirnia, A., Cohen, L. J. & Galynker, I. I. (2014). Predictive validity of the Suicide Trigger Scale (STS-3) for post-discharge suicide attempt in high-risk psychiatric inpatients. *PLoS One, 9,* e86768. http://doi.org/10.1371/journal.pone.0086768

Yousaf, U., Christensen, M. L. M., Engholm, G. & Storm, H. H. (2005). Suicides among Danish cancer patients 1971–1999. *British Journal of Cancer, 92,* 995–1000. http://doi.org/10.1038/sj.bjc.6602424

Zimmerman, M., Posternak, M. A. & Chelminski, I. (2005). Is it time to replace the Hamilton Depresson Rating Scale as the primary ourcome measure in treatment studies of depression? *Journal of Clinical Psychopharmacology, 25,* 105–110. http://doi.org/10.1097/01.jcp.0000155824.59585.46